精神分析と
乳幼児精神保健の
フロンティア

ロバート・エムディ——著
Robert N. Emde

中久喜雅文,高橋豊,生地新——監訳

［解題］渡辺久子

金剛出版

日本語版への序

　このたび，私の論文の中から人生早期の情緒に関するものが選ばれて訳され，日本の皆さまにお読みいただけることになりとてもうれしく思います。訳された論文に共通するテーマは，情緒というものの臨床における使い方，つまり社会的存在として人が発達する時に，何が肝心なことであるかを私たちが理解するための用い方です。すでに多くが研究され，今も研究は続いています。このテーマを私が個人的に興味をもつにいたった経緯の歴史を述べることは，編集者の要望に応えることにもなるでしょう。特にフロイトとルネ・スピッツ博士に関する話が中心となります。ここからまずお話ししましょう。
　まずスピッツ先生です。スピッツ先生は私の人生を変えた恩師で，私が研究生活をはじめた頃には，ちょうど50歳年上でした。私がコロラド大学医学部精神科研修医の時，幸運にもスピッツ先生は私の「赤ちゃん観察」のスーパーバイザーでした。その後スピッツ先生はスイスから帰国し晩年までずっと，私たち研究チームの「おじいちゃんアドバイザー」を務めて下さり，私たちの研究テーマも先生の研究に触発されたものになりました。当時のことを書いているといろいろな気持ちがこみあげてきます。ルネ・スピッツ先生が亡くなる前の最後の海外旅行先が日本でした。スピッツ先生は日本の思い出をこよなく愛され，私に浴衣のお土産を下さいました。その後その着物を私はいろいろな特別の機会に着ました。スピッツ先生は鋭い観察者で，臨床家として研究者として，新たな発見をするために自分の情緒を駆使しました。先生は相手の痛みや寂しさと響き合う自分自身の感情を大切に扱いました。

同時に，興味や喜びや驚きを伴いながら，わいてくる肯定的な感情も，とても大切にされました。（スピッツ先生の"古典的研究"には乳幼児の抑うつや母親の愛情遮断だけでなく，乳児微笑や楽しく遊ぶことも含まれていることに注目すべきでしょう）スピッツ先生はよくユーモアたっぷりにご自分を語りました。たとえば，僕は，後に「訓練精神分析」と呼ばれるようになった分析を世界で初めて受けた者だ，それもジグムント・フロイトからね，と。なぜそうなったのでしょう？　スピッツ先生は若きオーストリア人学生である頃，医学心理学に興味をもち，サンドラ・フェレンツィ先生を口説き，フロイトのもとに連れて行ってもらいました。そしてフロイトにむかって「精神分析が神経症の人に効果があるなら，僕みたいなまともな人間にも効果があるはずです」と説得し，フロイトの精神分析を受けることになったのです。このセリフを思い出して話す時のスピッツ先生は皮肉を浮かべた笑顔でした。そこでそんな先生に当時の私たちは，精神分析研修生であったので，「スピッツ先生のせいで，ただでさえ長い精神分析訓練が，さらにこの個人訓練分析が必須項目になったおかげで，長たらしくなってしまった」と冗談まじりのカウンターパンチで応じたものです。スピッツ先生は，実際ずいぶん長いことフロイトの寝椅子で分析を受けられ，折にふれてフロイトとの逸話を私たちにも話して下さいました。その一つがかの有名な「狼男」です。スピッツ先生がフロイトの分析を受けていた1910年に，彼はスピッツ先生の分析の後の時間に，時々フロイトに分析を受けにきていたそうです（これらの逸話は，感情ぬきの中立的に描かれた精神分析論文からは，到底えられない話であると思います）。

　今日広く「乳幼児精神保健運動」として知られるようになったことがらの中心にいたパイオニアは，おそらくいろいろな点でスピッツ先生ではないかと思います。乳児が実際に苦しむということを初めて世の中に現実に示したのが先生です。詳細な観察記録と映像により，先生は乳児や幼児が抑うつ状態や対象喪失に陥り，母親や他の養育者から分離させられると悲嘆にくれることを示しました。乳児はつらい状況で不安に陥ることも示しました。

スピッツ先生は乳幼児の苦しみの映像を公開し，人の心を揺さぶらずにはいられない観察記録を出版しました。しかし実際に乳幼児抑うつが診断項目として採択されたのはほぼその20年後になります。これは特記すべきことです。なぜでしょうか？　私が考えるには，当時の臨床の世界では，相手がこちらに伝えようとする感情がありながら，こちらがそれを感じ取ることをせず，ただ相手の行動の外側だけに焦点を当てていたからでしょう。

　スピッツ先生は母親から切り離された乳児の寂しさを感じとりました。おそらく母親の心の痛みも感じとったのです。先生は母子が再会しほっとする気持ちも感じとりました。そのことがあったからこそスピッツ先生は「依託抑うつ anaclitic depression」や，関係性の引き起こす障がいをきちんと評価することができたのです。おそらく「神経症ではないふつうの人」としてフロイトの先駆的な教育分析を体験したことをもとに，他の人にはできない，赤ちゃんとお母さんの間の感情のコミュニケーションを感じとることができたのです。

　もちろんこの論文選集の一つのテーマは，臨床において私たち自身の情緒を用いることがいかに大切かということです。若い頃私はしばしば自分の仕事において次のことを話しました。「いたいたしいまでに明らかなことは，ともかくきちんととらえよう」と。"きちんととらえる coming to grips" という英語は，"取っ手をしっかりつかむ getting a handle on" つまり解決を必要とする困難な問題を，認識し理解することを意味します。"いたいたしいまでにあきらか（painfully obvious）" という英語は，乳幼児精神保健のパラドックスを指しています。私たちは，赤ちゃんや幼児が苦しむことを認めたくありません。特に私たちが，赤ちゃんや幼児のように無力感を感じる時，つまりどうやって助けたらよいかわからない時にほどそう思うのです。1960年〜1970年にかけて，私はこの言い方を，何度も繰り返し小児科や他の保健関係グループで話しました。もっと気持ちについて知る必要があるし，自分の気持ちを気づかないようにさせるものについて知る必要があることを指摘したのです。やがて保健関係の人々が，そういうことがあることに気づ

き，このまま放置しては後にとりかえしのつかないことがおきると認識し始めました。特に乳幼児の苦しむ姿を，繰り返し映像で見たり，治療場面や乳幼児のおかれた逆境を目のあたりにした人ほどそうでした。私たちは乳幼児の苦しみを前に，それを認めることがあまりにもつらいため臨床でも理論でもそれをいまだ過小評価するのです。

　この論文選集のもう一つのテーマは，情緒が組織的で適応的な過程であることです。その歴史的な脈絡を話すべきでしょう。論文を書いたその当時，今ではあたり前とされることはまだ見えていませんでした。当時の主流は──学習心理学，古典的精神分析と情報処理であり──情緒とは基本的には有害なものであるとみなされていました。情緒は日常の精神機能の邪魔になるとみなされたのです。つまり精神機能とは，フロイトの描いた図のピケを張った柵から放出されるエネルギーであり，入力から出力，刺激から反応へと流れるものとされました。思考と行動のいずれの精神過程にとっても情緒は邪魔者扱いにされたのです。すでにチャールス・ダーウィンはその理論において，情緒が適応にとって欠かせないものであることを洞察していたのに，それは無視されたのです。でもこの時代は，ダーウィンの理論を再びとりあげ蘇らせる新しい研究者も出現してきて，情緒はただ反応的，断片的な妨害作用をもつものではないどころか，情緒は能動的で，継続的な適応的なプロセスであることを実証データと研究論文により，私たちとともに明らかにしていった面白い時代でした。

　さらにこの論文選集に関連するもう一つのテーマは，情緒の関係性です。つまり情緒は，乳幼児の精神衛生にも治療にも重要です。情緒の中核的適応機能は，そのコミュニケーションプロセスと動因にもとづく効力にあります。乳幼児期には社会的参照ソーシャルレファレンシング，情緒的応答性と共感性につながる，適応能力という形で始まります。これに対応して，親の側からも直観的につながりあう情緒的能力があります。情緒は乳幼児期にも臨床においても，意識や自己体験に，まとまりの実感をもたらします。生涯にわたる発達だけでなく，精神分析治療における発達においてもそうなのです。

もう少し広く言うなら，すべてのメンタルヘルスの領域における治療では，関係性が他の関係性におよぼす影響，つまり私たちの視点の変化が，職域や文化の差異をこえて意味をもつのです。

　本選集の最初の論文は情緒的コミュニケーション，乳幼児精神保健，そして発達のプロセスについての対話です。土居健郎先生の業績とその「甘え」理論の考察と親密な情緒的関係性の発達が，今後の研究の方向性と共に大きくとりあげられています。乳幼児精神保健と人生早期の発達の重要性は一層明らかになり，赤ちゃんにとってだけでなく，私たちすべての人，そして人の未来のために，人は協力しあう存在であるとの見方が生まれています。世界乳幼児精神保健学会横浜大会では，土居健郎先生の栄誉を讃え，人においてはその人の気持ちのがすべての中心であることや，気持ちの分かちあい，そして今，世界的に理解されはじめた土居先生の「甘え」，「甘え」の概念がこれからの世界に貢献する可能性について検討しました。横浜大会では，私たちが過去数十年にわたり，乳幼児の体験と苦悩から学びえたことに限らず，これから私たちは何をなすべきか，何を学ぶべきかについても，深めることができました。

　最後に精神分析について触れます。本論文選集で選ばれた論文の多くは，精神分析家を対象とし，臨床的発達的理論を扱っています。精神分析は肯定的情緒と否定的情緒を扱います。精神分析は情動的意識と，転移と逆転移におけるまとまりを活用します。全体として今や精神分析と精神力動的精神療法の見解は移り変わっていることを述べるべきでしょう。精神分析は今や関係性と発達的視点をもつ二人称心理学として認識されています。今では当時フロイトが考えた無意識精神機能を越えた広がりをもつことが知られています。そして以下の領域を含むものです。力動的な抑圧された無意識に加えて，今では暗黙の了解と呼ばれるようになった，非意識記憶や非意識知識の領域を扱うものです。さらに精神分析は今や統合的心理学，他の領域で新たに生まれる知識をつなげ，基礎と応用，生物学と脳神経科学と発達プロセスの形をとることを目指しています。そこには私たち自身が，細胞レベルから社会

的レベルにいたる自分自身の世界についても多面的に学ぶことをも含むものです。

　再びスピッツ先生に戻ります。スピッツ先生は，チャールス・ダーウィンの進化論の意味における深い発達論者でした。先生が亡くなられる時に私たちに遺された銘記すべき言葉は「サバイバル，適応，進化」です。それは単に乳幼児精神保健，乳幼児ひとりひとりの生涯の発達における意義を述べたものではありません。そうではなく，ますます複雑で暴力的で思考することのなくなりつつあるこの時代において，私たち，そう，私もあなたも他の多くの人も，お互いをケアしあい，地球を大切にしていくモラルというものが，どのように何世代にもわたり，広い人類進化のプロセスに影響をおよぼすかについてふれる言葉なのです。

　2018年7月

ロバート・エムディ

目　　次

　　日本語版への序　*3*

乳幼児精神保健に潜在する力
　　——学会のテーマと道徳性発達——　*13*

甘え，親密性，および早期の道徳的自己　*37*

終わりある発達と終わりなき発達 I
　　——乳幼児期からの生得的，動機づけ的要因——　*51*

終わりある発達と終わりなき発達 II
　　——最近の精神分析的理論と治療的考察——　*93*

精神分析理論のための肯定的情緒
　　——乳幼児研究からの驚くべき事実と新たな方向性——　*121*

情動的自己：乳幼児期からの連続性と変容　*163*

前進へ向けて
　　——発達と精神分析に対する情動過程の統合的影響——　*201*

発達の基本的様式の動員
　　——共感的な応答性と治療的行為——　*245*

情緒応答性の研究における次のステップ　*279*

　　解題　ロバート・エムディの世界　*289*
　　あとがき　*295*

精神分析と乳幼児精神保健の
フロンティア

乳幼児精神保健に潜在する力

――学会のテーマと道徳性発達――

　学会のテーマは，スピッツ（Rene Spitz）と土居健郎による先駆的な貢献をさらに発展させることであった。乳幼児精神保健への貢献は以下のような内容を含んでいた。それらは，(a) 関わり，(b) 乳幼児の肯定的報酬，(c) 関わりの混乱と報酬，(d) 評価，(e) 介入，などを取り扱うことである。乳幼児精神保健による貢献と未来への架け橋は，(a) 予防，(b) 政策，(c) 科学と実践への前進と関係していた。乳幼児精神保健からの知識は，現状の道徳性論議のギャップを埋めてくれるようである。相互作用と共感性による普遍的な道徳性の過程は，生物学的に基礎づけられており，乳幼児期に育児によって調節されながら発達する。育児は，剥奪や不幸な事態のもとで被害をこうむるが，それとともに育児行為に対する肯定的な結果を促進するように計画された介入によって恩恵を得ることができる。その潜在的意義は，世界的な必要性へのより広い関心から生じている。多くのことから示された一つの解決策は，われわれの支援を必要とする分野へのコンサルテーションを提供すること，そして活動を導くために，乳幼児の権利宣言を作成することである。

　スペイン語，フランス語，ドイツ語，日本語に訳された要旨は，Wiley Online Library の http://wileyonlinelibrary.com/journal/imhj にて，それぞれの論文の要旨のページで見ることができる。

　私は今年の学会においてスピッツ（Rene Spitz）の講演を依頼されるという栄誉を得た[注1]。皆さんの中でご存じの方もいらっしゃるかもしれないが，ス

注1）　2008年の世界大会に関する引用は，大会プログラム，http://www.waimh.org にて利用可

ピッツは，彼の晩年，専門職に就き始めた頃の私の指導教授であり，発想の源であった。そして彼とその研究によって，私は乳幼児精神保健のキャリアに専念することとなった（Emde, 1983, 1992）。

私はまた，ここ日本で講演することを光栄に思う。なぜなら，日本はわれわれ世界乳幼児精神保健学会（WAIMH），そしてその先駆となる世界乳幼児精神医学会にとって，インスピレーション，エネルギー，そしてリーダーシップを与えてくれる場所だからだ。そうした貢献の数々は，渡辺久子，小此木啓吾，三宅和夫，狩野力八郎ら多くの研究者によってもたらされた。そして，いまだ影響力を持ち続けている土居健郎を祝し，その名誉をたたえることはこの学会において特にふさわしいことであると思う。この論文における私の目標はひかえめなものだ。私は学会のいくつかの主要なテーマについて，乳幼児精神保健への，そしてそこからの貢献を反映しながら説明していくつもりである。そして道徳性発達に対して私たちの分野が貢献できる可能性のあるいくつかの考えを付け加え，学会討論によって始動しようとしている活動への呼びかけをもって結論付けたいと思う[注2]。

スピッツ，土居，そして関連性

まずスピッツから始める。彼は自分の最後の不朽の言葉として「生存，適応，そして進化」という言葉を思い出して欲しいと言った。そこで，私たちの分野の進化とその可能性を問うことでこの講演を始めることが適当であるように思う。一分野として，われわれはある程度一定の生存と適応を行ってきたといえるかもしれない。しかし，われわれの努力をどこに向けていけばよいのだろうか？　このことについて考えるに当たり，われわれはこう問うことができるかもしれない。変化する世界の中で科学はわれわれをどこに導こうとしているのだろうか？　確かに，学会のプレゼンテーションによって

注2）この論文は，日本の横浜で開催された第11回WAIMH世界大会でのルネ・スピッツ Distinguished Lecture の一部に基づいたものである。

関心を集めるような新しい知識の数々やカテゴリーが再考察された。しかし，われわれがカテゴリーを作る際に，何が起こるのかについて少しの間考えてみようではないか。そうすることには多大なるメリットがあるが，またデメリットもある。カテゴリーを作ることによって，われわれは伝達し合うことができるようになる。なぜなら，言語は特定の意味を持つ専門用語を構築するからだ。規模を拡大し，カテゴリー化はそれによって科学が進歩するための一つの過程となる。カテゴリー化すること，分類すること，境界設定をすることにより，わかっていることの集積を用いながら別の一歩一歩を進むことができる。しかし，カテゴリー化することには否定的側面もある。カテゴリー化するとき，われわれはある特定の領域に「何が含まれているのか」ということを思考し，伝達するが，そのことは同時にその領域のカテゴリーに「何が含まれていないか」ということを排除している。そして，カテゴリーに「含まれていないもの」の中に，これまで広い範囲で無視してきたことが大抵含まれているのだ。ステレオタイプや偏見は，疑わしいカテゴリー化の結果によって生じる例である。従って，科学の課題は不知からくる隠された仮説をその中に持つようなカテゴリーを打破することに積極的になることなのだ。[注3] われわれが話題にしている不知についてのこのようなカテゴリー化された領域には，しばしばわれわれが理解していない文化的側面が含まれているというのが適切である。そのため，文化的側面への理解を深めることと適応的な価値の多様性を正しく理解することは，学会の副次的テーマとなっている。

　土居健郎の考えはこの学会でわれわれに対して大きな存在感をもっており，彼の叡智についていつも思い起こされるのはこの点である。この学会で

注3）　Arnold Sameroff（2008）が最近警告したように，カテゴリー化することによって，問題を抱える側面について熟考しなくなったり，誤解を招くことになりかねず，これは発達について考える人々が特に慎重になっているようなことがらである。たとえば「生得的」「組み込まれた」「固着した」「決定された」さらに「成熟」「特質」あるいは「タイムテーブル」といったカテゴリーを用いることによって，われわれはしばしば誤って静的，あるいは非力動的，非過程的な方法で考えてしまう。

土居の甘え理論は学会の議論に影響を与えてきた。甘えは対人関係の心理学であり，早期母子関係の経験を起源としている。彼の独自の研究（土居，1971）は，日本においてこの心理学が文化的に埋め込まれているものであることを強調し，日本で甘えは，内在化された影響力を継続的に持ち，生涯を通じて関係性における相互依存の感覚を与えるものであると評されている。土居（1992）はまたその後の研究で，甘えが日本の範囲を越えて普遍的なものであるという側面を強調し，人類生物学や人類の環境の中に現れてくるということを考察した。私にとって，土居理論の概念は，簡単にいくつかのカテゴリーの中に包含されるものではないように思われるし，特に「依存」との関連において，甘えが別の方法で解釈され理解されるようになっていると思う人もいるであろう（土居，2005）。土居の考えは文脈によって多元的で，複雑で，多様性がある。さらに，彼の考えは人類学者が文化について考えるような方法で主な変化に対応している。人類学者によって東洋文化は「相互依存」の発達を価値付け，支持するものとして分類されていた。それとは対照的に，西洋文化は「個体性」の発達を価値付け，支持するものとして特徴付けられていた。東洋と西洋の中の個人的変数をわれわれが学んできたことは言うまでも無く，文化的変数についても学んできたことを考慮すると，こうした分類はもはや有効であるとは考えられない（Emde & Spicer, 2000）。加えて，土居がわれわれに教え，この学会で繰り返されたように，相互依存には文化によって特定されるものがあるのと同様に，普遍的な側面もあるのだ。さらに，この学会で反響を呼んでいるように，早期発達を理解することにより，文化をカテゴリー化するこのような方法は誤解を生じやすいのだということが強く理由付けられる。結合性と自律性の発達が乳幼児期に共に始まり，同時に起こりうるということがわかっている（Emde & Buchsbaum, 1989）。自己を発達させることが社会的自己であり，相互関係のスキルを発達させることによって個体性と自己調節がもたらされる。乳幼児は間主観的世界に浸っており（Stern, 1985; Trevarthen, 1979），そのことは今や認知神経科学の分野で根拠が示されている（Gallese, Eagle & Migone, 2007;

Iacoboni, 2008 参照)。土居が示唆したように，相互性と相互依存からもたらされる甘い感覚は，日本では特有の質を持っているが，一方でそれは他のどこの場所においても非常に影響力を持つものとして評価され得るものなのだ。

さて，学会のいくつかのテーマに戻ることにしよう。それらは特に本学会の基調講演者，教育講演，議論などから引用したテーマの数々である。

乳幼児精神保健への貢献

関わり

関わりは，乳幼児精神保健でのわれわれの仕事の核となっている。われわれは思いやりのある共同体であり，関わりに関心を持っている。その多様性と同様に愛着と甘えに関係する親密な育児経過についての知見が，ボリス (Neil Boris)，フォナギー (Peter Fonagy)，バーギン (Dieter Bürgin)，渡辺久子（本論文）らの学会発表で議論された。渡辺（本論文）により「赤ちゃんが母親との親密な関係からもつに至った共感と調和の日本的文化的感情」(p.20) と記述された甘えには，愛着のもたらす安全性の概念との，二者間の情緒応答性や，乳幼児に内在化されていくことになる相互依存の適応的概念と重なる側面がある。ある意味で，われわれが当初から養育，愛すること，相互依存に関わっているということを，赤ちゃんは教えているのだ。われわれは，生物学が進化的適応を通じてどの程度親密な関わりへの準備をしてきたのかを詳細に学んできた。理解の共有と共に模倣と同調のプロセスは，「間主観性」と呼ぶようになってきたものを強調している。これは，スターン (Daniel Stern)，トレヴァーセン (Colwyn Trevarthan)，ブラゼルトン (T. Berry Brazelton) らの素晴らしい研究と観察が学会で示してきた通りである。脳画像を用いた「ミラーニューロン」に関する新たな研究は，他者の観察された意図的で意味のある活動の自動記銘を示しているが，それはまた間

主観性について、そして私が「われわれの内なる他者の生物学」として考えるようになったものについても、一つの劇的な生物学的根拠を与えてくれる。またこの考え方によって、パプセク（Hanus Papousek）とパプセク（Mechthild Papousek；1979, 1982）の研究に、注意を向けるようになった。それはメヒティルトが学会で再検討を行ったように、直観的な育児行動についての知識を引き出すものでもある。これらの育児行動は、無意識的であり、比較的自動的であり、おそらく進化により人類生態に備わっているため、さまざまな文化を超えて乳幼児によって誘発されるものである。スピッツは、われわれがそのような知識を持つようになったことに満足することだろう。

乳幼児の肯定的報酬

　メヒティルト・パプセク（Mechthild Papousek）もまた、学会の発表で、乳幼児に出現する自己調節能力についての知識を詳細にしてくれた。それは、両親が直観的に育児をする際に影響を与える乳幼児の役割や、そうした相互作用が生物学的に基礎づけられた相互的報酬システムの文脈の中でどのように起こるのかということなどである。赤ちゃんとともにいることは、人を惹き付けることであり報酬を受けることでもあるが、育児中に活性化する脳内の報酬システムは、今や神経科学によってマッピングされている。これはフォナギーが学会で再考察したことである。

　渡辺久子とプログラム委員会は、学会開催に先立つ時点そして学会期間中にわたり、「赤ちゃんに乾杯！　赤ちゃんと家族と文化に祝福を」というテーマを打ち出した。学会で何が検討されたのかを考えれば、われわれはこの宣言に同意できるものと確信している。赤ちゃんにはたくさんの祝福があり、早期の育児には肯定的な報酬がもたらされる。このテーマに沿って、学会ではさまざまな報酬について議論された。それらは、父親への報酬（Hiram Fitzgerald）、一緒にいる家族への報酬（Elizabeth Fivaz-Depeursinge; Tuula Tamminen）、乳幼児精神保健において働く人たちへの報酬、そして一般的な社会への報酬について（Peter De Chateau）などであった。

関わりの混乱と報酬

　われわれ乳幼児精神保健の分野は発達の力を強調し，肯定的関わりや来るべき報酬の活性化を促進してきた一方で，当然のことながら混乱に関心を抱いた。そのためわれわれの学会は，さまざまな混乱にも注意を向けている。これらの混乱には，貧困状態，無秩序，現代生活の複雑さや市場の要請により起こったストレスなどから生じる関わりの混乱といったより一般的な原因があるものと同様に，入院による分離（Campbell Paul），トラウマと喪失（Joy Osofsky, Karl Heinz-Brisch），HIVエイズ（Campbell Paul, Astrid Berg, Neil Boris），児童虐待（渡辺久子），食行動の障害（Miri Karen）などに関係する混乱が含まれている。学会はまた，ローザンヌ三者対話プレイ（Elizabeth Fivaz-Depeursinge）で明らかにされたような家族レベルに起こる関係性の混乱や，その他の環境にある家族の観察（シンポジウムでの討論と同様に Elizabeth Tuters, Dieter Bürgin, Kai von Klitzing）などを論じている。

　フォナギーは，愛着の脳媒介過程の報酬回路が，有害な初期経験によってどのように混乱させられるのかということのみならず，それがどのように後々の境界性パーソナリティ障害を引き起こす大きな原因になり得るのかを示した。フォナギーによれば，後年の障害を特徴付ける愛着システムの過活性化は，早期の混乱した愛着経験から生じる恐怖と不安定さからくる可能性があるようだ。ボーンスタイン（Marc Bornstein）は，混乱を理解するために重要な差異となるであろう，乳幼児とともにいる養育者の情緒応答性についての文化的，生態学的な変数に注目した。そしてプレゼンテーションではローザンヌ三者対話プレイや他の観察された家族葛藤の中で，家族レベルの関係性の混乱がどの程度表れるかが示された。

　日本における甘えの混乱が討論された。たとえば渡辺久子は，甘えが上手くいかないことによる問題が，児童期青年期の摂食障害や，社会から退避した日本では「ひきこもり」といわれる症候群の背景にあることを示し

た (Zeilenziger, 2006)。相互依存や間主観性の障害は，家族的外傷や戦後日本の競争的生活の結果生じえたものである。フライバーグ，シャピロー，アデルソン（Fraiberg, Shapiro, Adelson, 1975）らが「赤ちゃん部屋のお化け」という典型的な呼びおこしで示したように，葛藤と外傷の世代間伝達は，重大な問題を引き起こす影響力をもっている。しかし，パプセク，タミネン（Tamminen），渡辺が学会で述べたように，家族は葛藤の源を与えるのと同様に強さも与える。赤ちゃん部屋には「お化け」もいるが「天使」や「神様」もいるのだ。われわれは文化的価値や促進を伴って有効な先行研究を前に進めていく。われわれの乳幼児精神保健研究では，ただ悪魔やお化けのみを伴って前に進むわけではない。

評価

　学会中に共有された多くの知識は，評価に関連していた。われわれの分野での評価は，治療を導いたり，個々の乳幼児とその家族がもつさまざまな強さや問題を理解するために用いられるだけではなく，治療開始のためにも用いられる。一連の教育講演の中で，乳幼児のひきこもり行動の評価（Antoine Guedeneyの苦痛警告赤ちゃん尺度：Guedeney & Fermanian, 2001を参照），妊娠中の内的表象の評価（Massimo Ammaniti），児童の情緒経験に対する母親の洞察力の評価（David Oppenheim），幼児とその家族における外傷に対する反応の評価（Joy Osofsky），愛着の評価（Neil Boris），乳幼児・父・母の三者間コミュニケーションの評価（Elizabeth Fivaz-Depeursinge），家族力動システムの評価（Elizabeth Tutors）などにおいて新たな進歩があることを学んだ。

　新生児がもつ能力，および育児での相互作用と親子の関係性に対する新生児の調節的な寄与を評価することは，多くの学会発表のテーマだった。ブラゼルトンの教育講演では，ブラゼルトン新生児行動評価（Brazelton Neonatal Behavioral Assessment Scale：NBAS）の使用の歴史を再考察したが，この評価尺度は，有効な介入過程を開始するためにますます多く使わ

れるようになってきている。この尺度は，親がいる時，乳幼児が親に対する反応としてどのようなことができるかを正しく理解させるとともに，親の自信とスキルを強化するために使われている。この評価戦略を修正することによって，教育講演や他の発表で明らかにされたようなさらなる進歩がもたらされている。乳幼児精神医学の実践では，ブラシュワイラー（Bruschwiler）とスターンが両親と乳幼児のための「出会いのモーメント」を促進し，間主観性を高めるための中心的なコンサルテーションツールとしてNBASを使用している。小児科学においては，ヌージェント（Kevin Nugent）が予防的ケアの関係モデルを強化するためにNBASの修正版を使用し，ゴメス－ペドロ（Joao Gomez-Pedro）は，小児科でのトレーニングに不可欠な部分としてNBASを組み込んだ。他の発表では，日本（秋山富太郎）とカタロニア州立保健センター（Carme Costas-Morgas）での診断的かつ治療的ツールとしてのNBASの使用について述べられた。

介入

学会でのワークショップや発表では，乳幼児精神保健の介入に関する臨床経験や最近の知識について共有した。発表の横断的なテーマは，有効な介入についてであった。それは，（a）観察と評価に両親を含めること，（b）家族を基礎とすること，（c）文化的な価値や実践に配慮することである。すでに述べてきたように，学会の特別講演者であるボーンスタインと同様に，われわれWAIMHの学会長であるタミネン（Tuula Tamminen）は，文化的価値や異なる生態学的状況が育児行動にどのような影響を与えるかについてわれわれに再考察を示してくれた。それはたとえば，養育者の親密さを特徴づけるような母性的感受性，相互作用的構造，情緒応答性の他のさまざまな側面などである。その他の新しい介入もまた再検討された。それらは相互作用ガイダンス（Susan McDonough），母－乳幼児短期心理療法（Bertrand Cramer; Elizabeth Tuters），二者間と三者間における精神力動的ワーク（Kai von Klitzing; Dieter Bürgin），愛着を基礎とした（attachment-based）治療

(Karl Heinz Brisch) などであった。

　学会で特に印象的だった点は，介入目的のための比較文化的で国家横断的な共同発表である。そのいくつかを上げると，日本とフィリピン（青木ら），ラトビアとカナダ（Tuters），南アフリカ，オーストラリア，アメリカ（Paulらのインターフェイスのセッション），イギリス，ロシア，アイスランド（Rheestoneら）そして日本とオーストラリア（渡辺ら）などの乳幼児精神保健介入の共同研究が含まれる。

乳幼児精神保健からの貢献

　学会中の発表では，三つの方法で乳幼児精神保健からの貢献が示唆された。それらはすべて未来につながるもので，(a) 予防への貢献（すなわち，後年の問題と障害の改善），(b) 政策への貢献（すなわち，乳幼児精神保健に影響を与える社会情勢と政府活動の改善），(c) 可能性への貢献（すなわち，科学と実践における進歩を与えること）などである。

予防

　プレコングレスのワークショップでは，オルズ（David Olds）が貧困という生態学的環境での訪問看護および看護－家族パートナーシッププログラムの観点から，予防活動のために説得力のあるケースを発表した。三つの無作為の統制試行によるエビデンスでは，妊娠中と出生後最初の2年間に起こった予防的介入が，後の両親と子どもの問題の予防と明らかに関連していることが示された。アメリカのフィッツジェラルド（Hiram Fitzgerald），南アフリカのトムリンソン（Mark Tomlinson），スウェーデンのシャトー（Peter D. Château），フィンランドのタミネンらの学会講演では，後々の児童期の障害に対するリスクと予防的因子の早期の同定は，文化内かつ横断的な文化的価値と実践を理解することによってもたらされるにちがいないことが強調された。そしてまたカレン（Miri Karen）は，早期の脳発育について知るこ

とは経験の中にある欠損を正し，後の逸脱や障害を予防する上で，より一層重要になるのだということを再考察した。

政策

　学会の多くの発表は，乳幼児の権利に関する論題について行われた。たとえば，遺伝的出自を知る権利，ネグレクトや暴力から乳幼児を保護することに関する人権，公衆衛生システムに適切に組み込まれるという点での乳幼児のための権利についての問題などである。残念なことに「赤ちゃんに乾杯」という学会テーマに準じると，乳幼児の利益は，世界中のさまざまな地域で危うくなっている。政策の観点から，いくつかの重要な問いが提起された。有害だとわかっているさまざまなハイリスクな状況のもとで，健康的に発達するために乳幼児の権利をどのように保証するのだろうか？　乳幼児精神保健の知識が欠如している場所と同様に，非常な困窮，風土病，難民，厳しい経済的格差の状況の中で，乳幼児精神保健をどのように養護したら良いのだろうか？　発達しつつある乳幼児とその家族の健康にとって何が必要なのだろうか？　乳幼児や幼い子どもたちが無視され，価値がないとされる地域でわれわれはどのように活動したら良いのだろうか？　政策については最後にまた触れることにしよう。

展望

　さてそれでは，乳幼児精神保健に関する「展望」に移りたいと思う。展望には，広範にわたる発達心理学や臨床的思考へのわれわれの分野からの貢献が関係している。「乳幼児精神保健学会誌（the Infant Mental Health Journal）」に発表された最近の論文では，パリでのWAIMH学会期間中のレボヴィシ（Lebovici）講演の結果をうけて，スターンが「乳幼児期の臨床的妥当性」として言及していることに従って，展望を再検討した（Stern, 2008, p.177参照）。彼は三つのキーとなる概念によってこのことに言及したが，それは，最近の研究に基づいてわれわれが自分たちの仕事をどのように

考えているのか，そして未開発の分野はどこでわれわれを待っているのか，ということを表すものだった。私は，未来への展望や懸け橋としてこれらのキーとなる概念に賛同しているので，これらを簡単に再考察し，かなりの確信を持って私が付け加えた四つ目の概念についてより多くの時間を費やすことにする。

　スターンの最初のキーとなる概念は，一者心理学から，二者以上の心理学への「移行」を伴っていた。乳幼児研究は，養育者や他者との対人的，間主観的，相互依存的なものとして乳幼児の発達を理解することへの道を開いた。学会で多くの人々が再考察したように，早期乳幼児の相互作用と模倣に関する知識は，最近の脳画像研究によって強化され，生物学的に基礎づけられた能力であることが示されるようになってきた。われわれは，人間というものが，その出発点から，つまり言語獲得以前でさえも対話的であるということを理解し始めている。この分野の創始者の一人であるスピッツに注目して欲しいと思う。彼は，養育者の情動，意図，活動などを含む非言語的なコミュニケーションのやりとりにおける乳幼児の早期没頭を言い表すために「ダイアローグ（対話）」という専門用語を使用した（Spitz, 1963/1983; Emde, 1983 の議論も参照）。スターンの二つ目のキーとなる概念は，「暗黙の知」に関係しており，科学の未研究分野に言及するものであるが，スターンが「関係性をめぐる暗黙の知」と呼んだものによると，他者とともにいることへの乳幼児の期待と同様に，活動と相互作用のルールについての非意識的な学習と知識を伴うものであった。スターンは三つ目のキーとなる概念を「セラピーにおける非特定性要因」と名付けた。それは強力であるにもかかわらず，いまだに理解されていない治療関係要因の重要性に言及するものである。そこでのポイントは，多様な早期介入アプローチが機能すること，そして関係性に基礎づけられた治療では特定性の証拠がほとんどないことを数々の研究結果が示したことである。私はこれらの要因が，乳幼児期に生じる際に母親愛と父親愛という生物的現象に重なっているかもしれないということ，治療学でいわゆる「プラセボ効果」と呼ばれているものとその要素を共有する

可能性があると考えている。後者の考えは強力であり、愛情についてのさまざまな関係性の要素とともに、神経科学において現在益々注目を浴びている（Bartels & Zeki, 2004; Wager et al., 2004）。

このことは私に四つ目のキーとなる概念をもたらす。それは、発達研究における乳幼児精神保健とその背景が、われわれの分野外ではほとんど真価が認められていないということを大いに示すものであり、これは早期の道徳性発達と関係している。その多くが肯定的であり、養育関係の中で乳幼児に育まれた適応のプロセスに関係することから、「赤ちゃんに乾杯」という学会テーマを前進させるものとしても考えることができる。

Gap（ギャップ）を埋める：早期の道徳性発達を評価する

道徳性への関心が復活しつつあり、その関心は生物学的基礎への新たな注目を伴ったものである。道徳理論が再び取り上げられるにつれて、その合理的な側面と比較して、道徳的行動の直観的で一見すると自動的かつ情動的な側面を新たに重視するようになってきている。議論の数々は、その強調点がエマニュエル・カントと対比される、デビット・ヒュームの哲学的伝統への移行を伴っており、脳科学研究、実験心理学、動物行動学からの発見によって触発されるようになってきた（Miller, 2008）。人間の道徳性が、(a) 相互関係、(b) 共感、の核となる感覚を伴うということは、最近の科学論文において広く賛同を得ている（Fry, 2006; Haidt, 2007; Hastings, Zahn-Waxler, C. & McShane, 2006; Hauser, 2006）。エビデンスによると、両者が生物学的に基礎づけられた傾向であることが示されている。つまり、その大部分は進化的適応によって準備され、文化横断的あると共に、合理的でかつ熟慮しながら経験されるというよりも、社会的環境の中でより直観的、自動的に経験されるものであるという傾向である。しかしながら、このような論戦の場は、成人の道徳性が中心となってきた。最近の論文に欠如してきたものは、乳幼児からのエビデンスであり、乳幼児精神保健とみなすものからのエビデンスである。われわれが知っているもののいくつかを再考察してみよう。

学会中にパプセクとボーンスタインによって再検討されたように（Emde, Biringen, Clyman & Oppenheim, 1991 も参照），われわれは道徳性発達の多くは早期に起こり，肯定的な特性のものであり，情緒的に応答可能な養育者との相互作用と学習によって可能になるのだと確信している。ダーウィン（1871/1998）とそれ以降の研究者たち（Fry, 2006）が，人間の道徳性にとって必須かつ普遍的な原則であると見なしてきた「相互関係」は，早期乳幼児期でのターンテイキング（順序交替）の能力や動機づけとして始まる。それはブラゼルトンとアルス（Brazelton & Als, 1979），サンダー（Sander, 1975），スターン（1985），トロニック，アルス，アダムソン（Tronick, Als, & Adamson et al., 1979）が示した通りである。スティルフェイス（静止した顔）のパラダイムや他のさまざまな状況は，相互関係への期待が破られた時の乳幼児の修復努力と苦痛を表す可能性がある。学会中にボーンスタインは，乳幼児と母親との間のターンテイキング行動は文化横断的であり，明らかに普遍的なものであるということを示した。われわれはなぜこのことを早期の道徳性発達として見なすのだろうか？　ちょっと振り返ってみれば，答えはわかるであろう。すべての道徳システムは「黄金律」の何らかの翻案によっている。それはすなわち，あなたが人にしてもらいたいように，ほかの人にしてあげなさいということである。

　「他者への共感と関心」は，道徳性のもう一つの核となる側面として考えられているが，その始まりは生後2年目の期間中の発達において示される。ヘイスティングスら（2006），ツァー-ワクスラーとラドク-ヤロウ（Zahn-Waxler & Radke-Yarrow, 1982），ツァー-ワクスラー，ロビンソン，エムディら（Zahn-Waxler, Robinson, & Emde et al., 1992）は，よちよち歩きの幼児が他者の苦痛に直面した時，その苦痛をはっきり感じるだけではなく，苦しんでいる他者に向けての慰めや，援助，もしくは気遣う行動をすることを明らかにした。加えて，2歳の後半には内在化された道徳規範を犯す苦痛も起こるということが示されている。ケイガン（Jerome Kagan, 1981）が発見し，その後他の研究者たちが確認したように，こうしたことはよちよち歩きの幼

児が，壊れた玩具，傷ついた人形，あるいはある変化した環境状況に直面した時に起こる可能性がある。認知的同化，環境の探索，新しい物に慣れていこうとするなど，乳幼児の基本的な動機づけの中には，早くから世界において何が正しく，かくあるべきだと予測されるものが何であるかについての期待とルールを内在化することで生じた早期の結果が含まれている。このように，早期の道徳規範は内在化される。なぜわれわれは，これらの早期発達の特性を道徳としてみなすのだろうか？　再び，すこし振り返ってもらえば，答えがわかると思う。すべての道徳システムは共感（他者の苦痛を感じ，他者を傷つけずに援助する可能性がある）を頼りにしており，道徳規範とルールをより一般的に内在化し，それらが犯された時に起こる苦痛の感覚に依存しているのである。

　情緒的に応答性のある養育者の存在があれば，早期道徳性発達の他の側面も肯定的なものとなる。たとえばよちよち歩きの幼児が「だめ」の意味に気づくようになり，両親の禁止に対して挑戦する際，交渉する能力が遊びの中で学ばれ，持ち込まれるというような社会的参照を繰り返し経験することが含まれている。よちよち歩きの幼児は何度も何度も「本当にダメ？」と尋ねる。3年目から4年目の期間中，子どもがナラティブ（物語る）能力を発達させるにつれ，肯定的な早期道徳性発達のもう一つ別の側面が見えてくる。ブルーナー（Jerome Bruner, 1986）が大変適切に立証したように，ナラティブ（物語り）を作って語ることには，道徳性発達にとって必須のスキルである別の選択肢を心に描くという能力が伴う。もし，誰かが行動の代替案を思い浮かべることができなければ，道徳的な決定は制限されるであろう。もちろん，幼い子どもの早期の発達しつつある想像力は，早期道徳性発達のもう一つの鍵となる側面であると考えられる。

　これらの発達的な能力を乳幼児精神保健の一部として考えることが，ここでの問題点である。期待可能かつ，敏感で情緒応答的である親密な養育経験がある場合には，学会で議論されたようなやり方で，発達的能力が健康的に発達し得るのだ。

そのほかにも，私を含めた同僚たちは，早期の道徳性発達のそうした肯定的な適応特徴に関する生物学的準備性について書いてきた（Emde, 1990; Emde et al., 1991）。しかしながら，生得的な性質はそれ自体が重要であるとともに，内在化されるべき首尾一貫性とその過程を目指して，育成的な養育的相互作用の中で経験される必要がある。貧困や養育の剥奪という状況の中で育つ乳幼児や小さな子どもたちが苦しむであろうことはわかっている。さらに，そのような状況のもとでは後年に高いリスクがあるということもわかっている。リスクには退学，10代での妊娠，健康問題だけではなく，道徳性発達の問題も含まれている。アメリカで最近注目されているこの問題に取り組む早期介入の研究結果の要約を，いくつか例示させてもらいたい。
　最近のアメリカでは，乳幼児と学童期前の介入に参加した児童の縦断的追跡調査研究に注目が向けられている。これらは主にその後の学校への準備に対する不利な状況を克服するために計画された。表1はこれらの五つの研究を示しており，開始した年次と追跡調査時の年齢が示されている。
　追跡調査の結果は多くの人々にとって，驚くべきものだった。早期介入の長期にわたる影響が進行中だったのだ！　それらの結果によると，10代の妊娠と学校の中退（ペリー幼稚園 Perry Preschool，アベセダリアン研究 Abecedarian Studies）だけでなく，さらに印象的なのは，少年非行と犯罪がより少なかったことだ（ペリー幼稚園，アベセダリアン研究，シカゴ Child-Parent センター Chicago CPC，シラキュースとエルマイラ研究 Syracuse and Elmira NFP 研究）。エコノミストによって行われた費用便益分析は，有害行為の結果を防止するための早期プログラムに投資することの有益さを強調した。これらの中で最も注目すべきなのは，ヘックマン（James Heckman, 2006）だが，彼は，ヘッドスタートや早期のヘッドスタートのような，現在および将来にわたるアメリカのプログラムからもたらされる人間資本への投資に多くの有益さがあることを発見した。
　乳幼児精神保健からの可能性のある貢献として，このことをどのように考えることができるだろうか？　私は，乳幼児精神保健的介入の一つの主要な

表 1　アメリカ合衆国における予防的介入研究：貧困状態で生活する幼児たち[a]

	開始時期	対象年齢	プログラム数	統制群数	技法	追跡年齢
Perry Preschool	1962	就学前	58	65	ランダム化比較試験	27,40
Chicago CPC	1985	就学前	837	444	Neighborhood control	18
Carolina Abecedarian	1972	6〜12週から5歳	47	43	ランダム化比較試験	21
Syracuse	1970年代後半	出生から5歳	65	54	Demographic control	13〜16
NFP Elmira HV	1978	出生から2歳	97	148	ランダム化比較試験	17

注釈）RCT＝ランダム化比較試験
a これらの追跡研究の概要については，Perry Preschool は Schweinhart（2006），Chicago CPC は Reynolds,Temple,Robertson,&Mann（2001），Carolina Abecedarian は Ramey & Ramey（2006），Syracuse Study は Lally,Mangione,&Honing(1988)，NFP Elmira study は Olds(2006)を参照のこと。

目標は，起こりうる早期道徳性発達の肯定的側面を考慮に入れることだと考えている。すなわち，願わくば，より多くの知識を伴う介入が，後の行動についての問題の数々や社会崩壊の防止のために益々貢献できるであろうということである。学会での他の議論によって示唆されたように，このことは私を一つの結論へと促す。

われわれの分野の成熟と活動の要請：「われわれは，支え合うコミュニティである」

　乳幼児精神保健という比較的新しいわれわれの分野の歴史は，示唆に富むものだ。早くも1980年と1983年に，乳幼児精神医学の最初の二つの国際学会がヨーロッパで開催され，ゴメス−ペドロ（Joao Gomez-Pedro）とレボヴィシ（Serge Lebovici）が主催した。それぞれ，いろいろな領域からの情報を議論し，最終的には新しい分野を網羅することを表す「学際的」と

いう考えにまとまる新しい分野のリーダーたちによる講義で成り立っていた（Call, Galenson & Tyson, 1983, 1984 を参照）。私は，一つの組織的な名前を構築するそれらの学会の一部分を占めるという光栄に浴した。すなわち世界乳幼児精神医学会（WAIPAD）である。時を経て，われわれは同じような考えを持つもう一つのグループの出現に出会った。それは国際乳幼児精神保健学会であり，フィッツジェラルドと他の研究者たちのリーダーシップのもとに，われわれの現在の組織名が導かれた。それが「世界乳幼児精神保健学会（WAIMH）」である。そしてまた，われわれの分野での主要な協力的努力には，学会誌（Joy Osofsky の指導の下での『the Infant Mental Health Journal』）の国際的な側面を構築すること，乳幼児精神保健従事者の地域的支部組織を強化すること，定期的な国際学会と地域学会を援助することなどがあった。われわれの分野でその後みられた他の動きとしては，協同で乳幼児精神保健従事者としての権限に関するモデルを設定すること（Deborah Weatherston の指導のもとに），以前は無視されていた早期年齢のための有効な診断，つまり研究に基づいた分類を確立することであり，それは，メルメッド（Matthew Melmed）の指導の下行われ，米国で進められた支援とトレーニングのための行動指針（アジェンダ）である ZERO TO THREE として知られている組織によって行われた。われわれの組織は現在，アメリカのミシガン州イーストランシングから，フィンランドのタンペレへと事務局を移した。われわれは今やより国際的な基盤を有している。概して，かつて未熟で不確実であった乳幼児精神保健の分野は，成熟してきたと言ってもよいと確信している。

　成熟と共に世界的な関心の広がりにより，今や多くの活動の要請がある。学会での討論では，われわれの臨床経験，観察，そして科学は，必要を迫られている世界のあらゆる場所に適用すべき知識を与えてきた，という意見が繰り返し述べられている。学会のメインテーマによれば，赤ちゃんを祝福できるたくさんの肯定的なことが早期発達にはある。しかし，この事実によって，われわれは発達の肯定的能力に欠損があることにも気づかされる。その

欠損は，貧困，知識の欠如，予防可能な病気，社会的混乱や暴力といった環境により，世界のさまざまな場所で起きている。そしてそれは幼い子どもとその親たちの要求をあからさまにネグレクトしている場所でも同様だ。学会での特別シンポジウムでは，科学に基礎づけられた支援を通じて，乳幼児，児童，そして青年期の精神保健を促進することについて，国際的な観点をもたらすために催された。国際児童青年精神医学会，世界乳幼児精神保健学会，国際思春期青年期精神医学・心理学会，世界精神保健連盟，アメリカにおける乳幼児，そして家族のための国立センターである ZERO TO THREE などのすべての指導者たちが，活動を必要としている場においてどのように活動を支援し，促進するかについての考えを共有した。

　学会は，世界人権宣言の 60 周年を印す年に行われた。宣言は，目覚ましい成果を上げた。しかしながら，それは世界中で実施されたということよりも，世界人権宣言が表現していることに対してより多くの敬意が払われた。他の宣言があとに続いたが，乳幼児や幼い子どもの人権については焦点を当てておらず，言うまでもなく精神保健についても焦点を当てていない。そして今や，新たな努力がみられる。学会に先立って行われた理事会の会議中，WAIMH が全世界の乳幼児，児童，青年期精神保健 のための協会宣言に参加すべきであるという議論が起こった。五つの国際機関である協会は，子どものための権利を主張することを目的とするとともに，WHO，UNICEF および他の国際的なサービスや救援機関の精神保健促進や予防活動を世界中で支援することにより，彼らのためのさらなる精神保健政策を主張することも目的としている。WAIMH はまた，乳幼児の権利宣言を作ることを計画しており，その分野からの貢献も求めている。まず手始めとして，学会での議論を基礎として，以下のように提案された。

　乳幼児と児童は以下の権利をもつ。(a) 健康と社会情緒的発達，(b) 肯定的な学習経験，(c)（愛着関係のための特別な権利を伴う）養育的関係，(d) 文化から利益を得ること，(e) 苦しんでいるときに，有効な援助を受けること。

このリストが改善され続け，広がるであろうことは，疑いもない。しかし私は，それらの権利についての承認や養護よりもすべきことがあるということに意見が一致すると信じている。児童発達研究協会（SRCD）は，UNICEFとの協同体制を主導する声明を発表したところである。それは，児童の発達研究を発展途上国の子どもたちの政策に結実させるためのものである（Sherrod, 2008）。乳幼児精神保健の分野に関わっているわれわれは，発展途上国に提供できるものを多く有している。そして同様にこれらの取り組みに加わる方法を見つけるべきであるということを，学会の討論が示唆していると思う。さらに，発展途上国や国際的支援を必要としている他の地域で，われわれの知識を特別に提供できるような常設委員会をWAIMHが設置することには意味があるであろう。

　結論として，私はもう一度いう「われわれは支え合うコミュニティである」と。われわれの分野は成熟してきた。学会が示してきたように，われわれは発達していく乳幼児の肯定的側面についての知識，つまり乳幼児を祝うことができる知識を持っている。そしてそれらは，社会的関係性や道徳性発達のための可能性を含んでいる。どのようであれ，今こそより多くの行動を起こす時なのだ。われわれの知識は，世界中の乳幼児のための権利を宣言するためだけではなく，それを活用すること，つまり剥奪，阻害，障害を防ぐための行動の中に必要とされている。学会中，WAIMHの会長であるタミネンは，世界中の必要性に目を向けることにより，組織はいまや重要な課題を有するという点を強調した。われわれには異なる文化や地域において共有し，学ぶことがまだたくさんある。それは文化的に影響を受けやすい育児や文化的に特有な発達経路，そして乳幼児精神保健の促進と予防についてである。われわれは，生物学，人間的状況，発達的潜在力などに関して，多くを共有している。それと同時に，価値観や慣例の違いを伴う文化の多様性について，経験される豊かさ，そしてそれを学ぶことへの課題がある。日本を訪れたわれわれが，主催国の美しさ，賢さ，温かさ，そしておもてなしによって豊かになり，啓蒙されたことは確かだ。そうなのだ，それはわれわれが優しく感じ

とった甘えに浸ったことにもよるのである。

　学会では，赤ちゃんを祝ってきた。われわれは，このテーマが文化を超えて相互に関連した世界の中にあると共に，時間と場所を超えてしばしばあっという間に互いに一つの世界の中にあるテーマなのだということを理解してきた。私の最終的なイメージは，われわれのテーマに沿って劇的な絵を提供してくれた日本の現代アーティストに由来する。それは世界のさまざまな文化の結合について考える中，デンバーでの特別展示において行き当たったことに関連している。そのアーティストは森村泰昌さんという方で，彼はモナリザを描いた（森村，2006）。皆さんご存じのように，人々は世代を超えてルネッサンスのレオナルド・ダ・ヴィンチの肖像画に驚き，モナリザの謎めいたほほえみについて不思議に思ってきた。彼女は何に微笑んでいるのだろうか？　森村さんは，一連の肖像画の中で，彼のアーティストとしての観点を提示した。彼女は妊娠しているのだ！……と。

　東洋と西洋の伝統を結合させ，われわれは赤ちゃんを祝う。

文　献

Bartels, A., & Zeki, S. (2004). The neural correlates of maternal and romantic love. *Neuro Image, 21*; 1155-1166.

Brazelton, T. B., & Als, H. (1979). Four early stages in the development of mother-infant interaction. *Psychoanalytic Study of the Child*, 34; 349-369.

Bruner, J. (1986). *Actual minds, possible worlds*. Cambridge, MA: Harvard University Press.

Call, J., Galenson, E., & Tyson, R. L. (Eds.). (1983). *Frontiers of infant psychiatry*. New York; Basic Books.

Call, J., Galenson, E., & Tyson, R. L. (Eds.), (1984). *Frontiers of infant psychiatry*. Volume Ⅱ. New York: Basic Books.

Darwin, C. (1998). *The descent of man*. New York: Prometheus Books. (Original work published 1871)

Doi, T. (1971). *Amae No Kozo. Tokyo*: Kobundo Ltd. English: The anatomy of dependence (1973). New York: Harper & Row.

Doi, T. (1992). On the concept of Amae. *Infant Mental Health Journal*, 13 (1); 7-11.

Doi, T. (2005). Understanding Amae: The Japanese concept of need-love. *Collected Papers of Takeo Doi* (pp.1-204). Kent, England: Global Oriental Ltd.

Emde, R. N. (Ed.). (1983). *Rene A, Spitz*: Dialogues from infancy. Selected papers (with commentary). New York: International Universities Press.

Emde, R. N. (1990). Lessons from infancy: New beginnings in a changing world and a morality for health. *Infant Mental Health Journal*, 11 (3); 196-212.

Emde, R. N. (1992). Individual meaning and increasing complexity: Contributions of Sigmund Freud and Rene Spitz to developmental psychology. *Developmental Psychology*, 28 (3); 347-359.

Emde, R. N. (2007). Embodiment and our immersion with others: Commentary on Fonagy and Target. *Journal of the American Psychoanalytic Association*, 55 (2) ; 485-492.

Emde, R. N., Biringen, Z., Clyman, R. B., & Oppenheim, D. (1991). The moral self of infancy: Affective core and procedural knowledge. *Developmental Review*, 11; 251-270.

Emde, R. N., & Buchsbaum, H. K. (1989). "Didn't you hear my mommy?": Autonomy with connectedness in moral self emergence. In D. Cicchetti & M. Beeghly (Eds.), *Development of the self through the transition* (pp. 35-60). Chicago: University of Chicago Press.

Emde, R. N., & Spicer, P. (2000). Experience in the midst of variation: New horizons for development and psychopathology. *Development and Psychopathology*, 12; 313-331.

Fraiberg, S., Adelson, E., & Shapiro, V. (1975). Ghosts in the nursery: A psychoanalytic approach to the problems of impaired infant-mother relationships. *Journal of American Academy of Child Psychiatry*, 14 (3); 387-421.

Fry, D. P. (2006). Reciprocity: The foundation stone of morality. In M. Killen & J. G. Smetana (Eds.), *Handbook of moral development* (pp. 399-422). Mahwah, NJ: Erlbaum.

Gallese, V., Eagle, M. N., & Migone, P. (2007). Intentional attunement: Mirror neurons and the neural underpinnings of interpersonal relations. *Journal of the American Psychoanalytic Association*, 55; 131-176.

Guedeney, A., & Fermanian, J. (2001). A validity and reliability study of assessment and screening for sustained withdrawal reaction in infancy: The Alarm Distress Baby Scale. *Infant Mental Health Journal*, 22; 559-575.

Haidt, J. (2007). The new synthesis in moral psychology. *Science*, 316; 998-1002.

Hastings, P. D., Zahn-Waxler, C., & McShane, K. (2006). We are by nature, moral creatures: Biological bases of concern for others. In M. Killen & J. G. Smetana

(Eds.), *Handbook of moral development* (pp. 483-516). Mahwah, NJ: Erlbaum.

Hauser, M. D. (2006). *Moral minds*: The nature of right and wrong. New York: Harper Collins.

Heckman, J. J. (2006). Skill formation and the economics of investing in disadvantaged children. *Science*, 312; 1900-1902.

Iacoboni, M. (2008). *Mirroring people*: The new science of how we connect with others. New York: Farrar, Straus and Giroux.

Kagan, J. (1981). *The second year*: The emergence of self-awareness. Cambridge, MA: Harvard University Press.

Lally, J. R., Mangione, P. L., & Honig, A. S. (1988). Long-range impact of an early intervention with low-income children & their families. In D. Powell (Ed.), *Parent education as early childhood intervention* (pp. 1-30). Norwood, NJ: Ablex.

Miller, G. (2008), The roots of morality. *Science*, 320; 734-737.

Morimura, Y. (2006). Mona Lisa in its origin, and Mona Lisa in pregnancy. In *Radar*: Selections from the Collection of Vicki and Kent Logan, Denver Art Museum.

Olds, D. L.(2006). The nurse-family partnership. In N. F. Watt, C. Ayoub, & R. H. Bradley (Eds.), *The crisis in youth mental health*; critical issues and effective programs (Vol. 4) : Early intervention programs (pp. 147-180). Westport, CT: Praeger.

Papousek, H., & Papousek, M, (1979). Early ontogeny of human social interaction: Its biological roots and social dimensions. In K. Foppa, W. Lepenies, & D. Ploog (Eds.), *Human ethology*: Claims and limits of a new discipline (pp. 456-489). Cambridge, England: Cambridge University Press.

Papousek, H., & Papousek, M. (1982). Integration into the social world. In P. M. Stratton (Ed.), *Psychobiology of the human newborn* (pp. 367-390). New York: Wiley.

Ramey, C. T., & Ramey, S. L. (2006). Early learning and school readiness: Can early intervention make a difference? In N. F. Watt, C. Ayoub, & R. H. Bradley (Eds.), *The crisis in youth mental health*; critical issues and effective programs (Vol. 4) : Early intervention programs (pp. 291-317). Westport, CT: Praeger.

Reynolds, A. J., Temple, J. A., Robertson, D. L., & Mann, E. A. (2001). Long-term efects of an early childhood intervention on educational achievement and juvenile arrest: A 15 year follow-up of low-income children in public schools. *Journal of the American Medical Association*, 285; 2339-2347.

Sameroff, A. (2008). The develpmentalist's gag reflex. *SRCD Developments*:

Newsletter of the Society for Research in Child Development, 51 (1) ; 3.

Sander, L. (1975). Infant and caretaking environment: Investigation and conceptualization of adaptive behavior in a series of increasing complexity. In E. J. Anthony (Ed.), *Explorations in child psychiatry* (pp. 129-166). New York: Plenum Press.

Schweinhart, L. J. (2006). The high/scope approach: Evidence that participatory learning in early childhood contributes to human development. In N. F. Watt, C. Ayoub, & R. H. Bradley (Eds.), *The crisis in youth mental health*; critical issues and effective programs (Vol. 4) : Early intervention programs (pp. 207-227). Westport, CT: Praeger.

Sherrod, L. (2008). Newsletter of the Society for Research in Child Development. *SRCD Developments*, 51 (2) ; 1-12.

Spitz, R. A. (1983). Life and the dialogue. In R. N. Emde (Ed.), Rene A. Spitz: *Dialogues from infancy. Selected papers with commentary* (pp. 147-160), New York: International Universities Press, (Original work published 1963)

Stern, D. (1985). *The interpersonal world of the infant.* New York: Basic Books.

Stern, D. (2008). The clinical relevance of infancy: A progress report. *Infant Mental Health Journal*, 29 (3) ; 177-188.

Trevarthen, C. (1979). Communication and cooperation in early infancy: A description of primary intersubjectivity. In M. Bullowa (Ed.), *Before speech: The beginning of interpersonal communication* (pp, 231-347). Cambridge, England: Cambridge University Press.

Tronick, E., Als, H., & Adamson, L. (1979). Structure of early face-to-face communicative interactions. In M. Bullowa (Ed.), *Before speech*: The beginning of interpersonal communication (pp. 349-370). Cambridge, England: Cambridge Universlty Press.

Wager, T. D., Rilling, J. K., Smith, E. E., Sokolik, A., Casey, K. L., Davidson, R. J., et al. (2004). Placebo induced changes in fMRI in the anticipation and experience of pain. *Science*, 303; 1162-1167.

Zahn-Waxler, C., & Radke-Yarrow, M. (1982). The development of altruism: Alternative research strategies. In N. Eisenberg (Ed.), *The development of prosocial behavior* (pp. 109-137). New York: Academic Press.

Zahn-Waxler, C., Robinson, J., & Emde, R. N. (1992). The development of empathy in twins. *Developmental Psychology*, 28; 1038-1047.

Zeilenziger, M. (2006). *Shutting out the sun*: How Japan created its own lost generation. New York: Random House.

甘え，親密性，および早期の道徳的自己

　土居健郎の甘えという概念は，日本文化において中心的であると同時に，諸文化を横断しての人間の関係性にあてはまる特徴をもあわせ持つ，親密性の一つの形式にかかわるものである。このシンポジウムへの彼の解明的な寄稿において，土居は，甘えの原型的機能は母－乳幼児関係性に含まれているのだが，他の養育関係の脈絡において，その個人の生涯にわたっての動機づけの役割を果たす体制化の原理に関係していると論評している。甘えは，ふつうでない環境下でない限り，意識をこえて，無言の状況下で機能するものである。甘えは，正しく感じられるという感覚に従って，自分のパートナーの感じや感受性をモニターすることを伴う。そこには依存性，相互性，義務の感覚が存在し，甘えは「心地よく」機能する。甘えは言語的表現に依存せず，言語的なものと同様に，日常の非言語的なやりとりに深く埋め込まれている。甘えは日本語で明確に言葉にすることが難しく思われ，それが容易に翻訳することができない概念である点も驚くべきことではない。

　私は，乳幼児における精神保健ならびにその親密性の諸側面に関するより良い理解のために，甘えという概念の貢献を探求するこのシンポジウムにかかわれることを光栄に思う。甘えという概念がわれわれのコロラドグループが研究中の同様のプロセスに関連していると思われるがゆえに，私は土居のこの概念に引き付けられた。甘えは，相互性に関するわれわれの知識を，その文化的な起源と生物学的に基礎づけられた（つまり普遍的な）起源との両者に関して，拡張するという約束を与えてくれるように思われる。

シンポジウムに対するほかの論者の貢献はすでにわれわれの理解を拡張してくれた。丸田は，関係者双方にとって「相互に快適である」ものにしたがって，人生を通しての異なる関係性のなかで甘えが交渉されるその仕方を強調している。甘えは対人的のみならず，個人内的観点からも理解されなければならない。小此木は，彼の本シンポジウムへの寄稿において，甘えのパターンは，愛着のパターン同様，安定した形式のみならず，不安定な形式にも見いだされるという知見を加えている。さらに，甘えを伴う双方向的な日常のやり取りは肯定的な情緒のみならず否定的な情緒をも含みうるし，またこれらは行動の動機づけ要因として機能するかもしれない。土居の仕事は，甘えは家族及び共同体の脈絡において理解されなければならず，その人自身の属する文化によって意味を与えられると指摘した。このテーマは渡辺によって拡張され，彼は甘えを日本における急激な社会的変化の文脈と，母親業の質に影響を与える世代間制約の文脈のもとで議論している。

甘えという概念のもとで記述されるプロセスの多くは手続き的知識として蓄積されるように思われる。手続き的知識は，認知科学においては，技能を支える情報の種類，しかし技能が行使されるために意識的な気付きにおいて表象される必要のない情報の種類を指し示している（Cohen & Squire, 1980）。そのような知識は，認知や想起といった活動を通して意識的な気付きにもたらされることが可能な宣言的知識と対照をなしている。われわれが信じるところでは，手続き的知識に基づいている非意識的な精神活動は，並列分散処理，あるいはコネクショニズム（Kihlstrom, 1987）として知られている人工知能の新しい形式によって十分にモデル化されるかもしれず，これはそれ以前に概念化されている意識の三つの精神分析学的様式（Emde, Biringen, Clyman, & Oppenheim, 1991）にもう一つの様式を加えるものである。これまでに，意識の様式は精神分析学によって，意識的なもの，前意識的なもの（つまり意識化できる準備が整っておりワーキングメモリ内に位置付けられる），そして防衛的に排除されているもの（すなわち抑圧された記憶や孤立化された情動も含まれる）を含むものとして概念化された。いか

にして手続き的な，非意識的な甘えは意識的な甘えと（日常生活においてそういうことがあればの話だが）相互作用するかはまだ理解されない事柄として残されている。

東洋の実践と思考は発達における相互性と，対人的なものと精神内界的なものとの親密な接点を強調している。西洋の実践と思考は，それとは対照的に，発達における個体性を強調し，対人的なものと精神内界的なものとが独立した領域であるとみなす傾向がある。われわれの乳幼児研究に端を発した最近の概念は，個人性と同様に相互性にも深く関係している。われわれはそれゆえに次第に甘えという概念，またこのシンポジウムで議論されたそれと関連する概念的構築物に引き付けられることになった。早期の道徳的自己とその情動的核に関するわれわれの理論はある程度甘えの理論と重なっているが，後者によって新しい領域が示唆されている。逆説的なことに，相互性に関するわれわれの共通の考察は，個人差に関する研究上の，あるいは臨床的な知識を豊かにすることへとわれわれを導きうるかもしれない。結論において，この点に再び戻るだろう。

このシンポジウムは，甘えと関連付けられるかもしれない早期の情緒発達に関するわれわれの理論のいくつかの側面に言及している。土居は「自己の情動的核」に関するわれわれの概念に言及し，小此木は甘えの異なるタイプに含まれる社会的参照のプロセスに言及している。渡辺は甘えと共通点を多く持つ実行的「我々」の概念に言及している。この論文の残りの部分はわれわれの理論を論評し，われわれの理論との関係における甘えに関する一連の研究上の問いをもって結論とする。

早期の関係性の経験：基本的動機，情動的「核」，そして基本的道徳性

甘えは，早期の母－乳幼児の関係性の経験の内在化に起源を有している。この領域におけるわれわれの最近の研究に基づいた見解は異なる言語を使用しているが，甘えのプロセスにおいて普遍的であるかもしれないものに結び

ついているように思われる。われわれの理論は早期の関係性の経験の多くの諸側面を描出しており、暗黙に土居の理論と強調点を共有している。これらは、（1）関係性のプロセスへの生物学的準備性、（2）日常的な養育経験の内在化された手続きに基礎付けられた、関係性への肯定的貢献、（3）甘えと情緒的に導かれた自己の感覚との両者に貢献する、早期の発達における道徳的プロセス、とを含んでいる。

　他の多くの発達理論家や研究者と同様に（Bowlby, 1969; Emde, Gaensbauer & Harmon, 1976; Spitz, 1965; Stern, 1985）、われわれは次のような結論に達した。関係性のプロセスには強固な生物学的準備性が存在する。われわれの理論は、乳幼児の五つの基本的動機の集合の観点から、これらの性格傾向を要約した。これらは、乳幼児期の初めから存在して、発達において必要とされ、また人生を通じて持続する、重要な適応的理由のために、われわれの種において進化した生得的傾向である（Emde, 1988; Emde, 1990; Emde et al., 1991）。

　活動性、最初の基本的動機は、たいてい明確には表明されないものの、すべての同時代の発達に関する理論家によって前提にされているものである。活動性は、生得的な発達の手引きや期待についてのより最近の研究上の定式化同様、探索、内発的動機付けや支配への基本的傾向に関する定式化を含んでいる。**自己調節**、第二の基本的動機は、生理学同様、行動の調節への生得的性格傾向を指し示している。そのような調節は目的志向的な生命の発達的機能の調節を含んでいる。第三の基本的動機、**社会的適合**は、人間の乳幼児は人間における相互作用――他の人間との相互作用を開始し、維持し、終結させる――に参加するための準備性を備えて世界にやってくるということを示す研究からの帰結である。社会的適合は乳幼児にだけでなく親にも関係する。新生児の適応能力に合致するように視覚的接触を維持し、「赤ちゃん語」を使って乳幼児とコミュニケーションを維持するといったような、自動的に、そして意識せずに行われる多くの養育行動がある（Papousek & Papousek, 1981）。行動的同調についての多くの研究もこの点を例証している（Brazelton

& Als, 1979; Stern, 1977; Tronick & Gianino, 1986)。

情動モニタリング．第四の基本的動機は，乳幼児は初めから，何が快であるかということと何が快でないかということとにしたがって経験をモニターする性格傾向を持っているということを示している。母親の観点からすれば，養育的介入を導くために，乳幼児の情動的表出をモニターすることが役立つ。乳幼児の観点からは，母親が介入するか否かは別として，行動を導くために，他者の情動的表出を次第に利用できるようになる。**認知的同化**は第五の基本的動機である。初めから，乳幼児は環境を探索し，馴染みのあるものとするために新しいものを探し求める。認知的同化は活動性という最初の動機づけと重なる部分を有するが，しかしそれは環境を「正しく理解する」ことへとよりいっそう向けられた傾向を記述しているという理由で，独立に強調するに値する。

　生得的であるにもかかわらず，これらの基本的動機は，一貫したものとなり持続性を確立するためには，乳幼児－養育者関係の脈絡の中で「実行」される必要がある。繰り返される相互作用を通して，日常の手続きは調節され，乳幼児によって内在化される（Emde, 1983; Emde et al., 1991; Stern, 1985）。基本的動機は，今やわれわれはそれを「発達の基本的様式」と呼称するが，人生を通じて持続的に作用する背景的な傾向であるがゆえに，手続き的知識にしたがって体制化される。それらは，乳幼児における異なった発達経路にしたがって時間をかけて体制化されるものであると考えることができる。そのような経路の一つは，乳幼児において「自己の情動的核」が強固になるような養育者との間の情緒交流のパターンの内在化に関係している。情動的核は，自己に関する情緒的一貫性の感覚と，他者との情緒的交流（共感を通じてのものも含む）における自信の感覚との双方へと手続き的知識において基礎を与える。われわれは，甘えの手続きもまた密接に情動的核と結合されていると期待することになる。

　このことは，手続き的知識において体制化され，甘えと関連するだろうとわれわれが信じるにいたったもう一つの発達経路へと導いていく。われわれ

が理解するにいたったように，甘えは親密な関係性における相互性に関連する二者的な構築物である。相互性がなければ甘えもまた存在しない。最も早期の養育関係にあって，母親は養育において信頼でき，愛を伝達し，頼りになる——それに対して今度は乳幼児は，献身的に愛情を捧げ，学習し，従順である。さらに，甘えに関係する手続きを内在化している乳幼児は，日常の社会的相互性についての，また与えられた環境において何をすべきかについての，多くのとらえ難い手続きや規則を内在化し，強固にしつつある。同様の考察が，「基本的道徳性」に関するわれわれの理論へとわれわれを導いていく。早期の自己は道徳的自己であり，通常期待される環境下では，養育関係の経験の脈絡において基本的動機の働きから発達していく，という見解にわれわれは至った。

　よちよち歩きの幼児を観察すると，道徳性は制限や禁止以上のものにかかわっているということをわれわれは思い出す。すべての道徳システムは「するな」と同様「せよ」の側面を有しており，すべきでないことと同様すべきことにもかかわっている。3歳以前の段階において子どもの欲望に背く親の禁止は満ち溢れており，そのことに対応して動機づけ的葛藤が内在化される。しかし同時に，意味のあるルールや道徳的規範が葛藤を伴わずに，日常の経験において内在化されつつある。そのようにして内在化されたルールは，生得的性格傾向と養育関係の経験との両者に二重の起源を持つ，早期の諸動機によって賦活されている。相互性の道徳的動機は，たとえば，社会的適合の基本的動機から育ちあがってくる。いかにしてコミュニケーションを行うか，社会的交流に従事し，それを維持し，それを終結させるか，ということに関するルールは，言語以前に十分に習得されている。それらは養育経験の結果として内在化されている。

　コミュニケーションにおける順序交代の傾向と，この意味での協働への傾向は，持続していくであろう肯定的な道徳性に基礎を与える。肯定的な道徳性のもう一つの特性は，共感にかかわっている。幼児の2年目の終わりに向かって，乳幼児は他者の表出する不快感に苦痛を感じるようになり，助けた

り慰めたりしたいという傾向を示すということを研究は示している（Radke-Yarrow, Zahn-Waxler & Chapman, 1983; Zahn-Waxler & Radke-Yarrow, 1982）。共感とそれに対応する助けたいという傾向は，養育者との類似した経験の質によって影響を受けているということもありそうなことである。社会的相互作用のルールについての乳幼児の学習は，共有された意図と他者の精神状態に関する想定とがそうであるのと同様に，情動調律（Stern, 1985）の繰り返しの経験とかかわっている。

　2年目の終わりに向けて，認知的同化への傾向，つまり基本的道徳性のもう一つの特性が分化してくる。「正しく理解する」ことへと向けられる傾向が新しい情動的な仕方で示される。幼児は内的道徳規範が侵害されたとき，時々不安を示す。傷つけられるか，あるいは汚された，見慣れた対象に直面すると，幼児は苦痛を感じ，期待されるものとの食い違いとして知覚されていることを改善しようとする衝動を持つようになる（Dunn, 1988; Kagan, 1981）。

　この地点で要約をするならば，養育関係の経験の観点から十分な支持が与えられるならば，発達の中で確立され，発達において前へ進んでいく子どもにおける道徳の基本的プロセスが存在するとわれわれの理論は主張する。このことは甘えとどのように関連しているのだろうか？　甘えの普遍的な特性は，西洋の乳幼児に関するわれわれの研究の結果として記述してきた，基本的道徳性へのいっそう一般的な性格傾向の特別な事例として考察することができるだろうか？　甘えの豊富で文化的に特殊な側面に加えて，普遍的で，われわれの現在の理論が包含してはいないであろう甘えの重要な側面がおそらくあるであろうということについて，私は土居に同意する。しかし，次のこともまた事実である。甘えの理論と，早期の道徳的自己に関するわれわれの新生の理論とには，いくつかの重複した重要な領域が存在するという事実である。そのような領域は，われわれの理論から見るならば，相互関係を調節するための，また日常のルール（たとえば，何をすべきかについての，いつそれをすべきかについての，あるいは何がどこに属しているかについて

の），共感，そして道徳規範の内在化のための，内在化された手続を含んでいる。甘えはこれらの領域のすべてに関係している。

養育の脈絡内での情動モニタリングは，甘えとわれわれの理論との両者においての中心的であるいま一つの領域であり，土居が指摘するように，それは典型的には沈黙のうちで作動し，意識的な気付きを伴うことなく活性化された手続きを導く。われわれの理論は情動の役割に関してさらなる事柄を特定すべく前進しており，そしてこれらは甘えにとっての背景的特性であるかもしれない。幼児にとっての基本的な支配の喜び，あるいは正しく理解することにおける快は，幼児の達成に対しての養育者の誇りの表現によって強調点がおかれ，また拡張される。それと対応して，特に禁止された事柄に関して，養育者と一緒にいるときに正しく理解できなかったという恥の経験は，幼児の2年目のあいだに内在化され，道徳的調節に貢献する手続きのネットワークを確立する。

早期の関係性の経験：社会的参照と交渉

社会的参照と交渉のプロセスは，両者とも早期の道徳的自己の発達についてのわれわれの理論において中心的であるが，甘えと潜在的に重なるさらなる領域を例証している。社会的参照は，不確実性によって刺激された内在化された情緒的手続きへと導く，情動モニタリングの一形式である。1年目の中ほどに始まるのだが，乳幼児は不確実な状況に遭遇した時（たとえば，見知らぬ人物の接近，普通のものではないおもちゃ，あるいは新しい環境），その不確実性を解消しそれに従って行動を調節するために（たとえば，接近や探索をしたり，あるいは回避したりするために），親しい養育者からの情緒的情報を探し求める傾向がある。乳幼児の社会的参照は，探索と「安全であるもの」についての内在化された手続きを導くだけでなく，探索と「禁止されたもの」についての内在化された手続きをも導く，繰り返される情緒的コミュニケーションを含んでいる。2年目にわたって，社会的参照は養育者

から与えられた禁止のさなかで繰り返し生じる。よちよち歩きの幼児は母親あるいは父親の方を何度も振り返り，表情と声における情緒的表現を利用し，禁止のメッセージの権威と明確さを検証する。

　このことが，乳幼児の養育者との親密な関係性の脈絡において生じるもう一つの情緒的に導かれたプロセス，つまり交渉へとわれわれを導く。交渉は，社会的相互作用において正しく理解しようとする繰り返される試行に根を持っている。ある関係性の共有された意味は，重要な他者との間での変化する，行きつ戻りつの交換の中で交渉される。乳幼児が次第に，環境と成果，そして情緒的に導かれた内在化された手続きとを結び付ける経験の原型を構築していくのは，社会的参照と他の形式のコミュニケーションを使用した交渉を通じてである。このことは特に，よちよち歩きの幼児の禁止された経験の内在化に関して言えることである。禁止はいかなる単純な仕方によっても内在化されず，その後に生じることの帰結でもない。内在化されるものは，変化する脈絡において特定の他者との間で共有された活動の戦略である。このことはまた甘えにとっても妥当するのではないか？

　そして，今やわれわれは，われわれの理論を拡張するために甘えを参照すべき領域にたどり着いた。社会的参照と交渉は，われわれが次第に理解するにいたった点，つまり社会的相互依存が基本的であるという点を例証する。個人の発達のすべては社会的文脈に埋め込まれており，他者の感覚の発達は自己の感覚の発達に寄り添って生じる（Lewis & Brooks-Gunn, 1979; Stern, 1985）。自己と他者を対置する西洋の思考を支配している伝統的な弁証法的極性は，もはやわれわれの思考の満足できる枠組みであるとは思われない。それゆえわれわれは東洋の思考の導きを参照するのであり，甘え理論の貢献を熱望して求めるのである。

　実行機能の新たな側面はときに3年目近くにおいて出現し，自己と他者を含む相互性についてより多くのことを例証する。われわれはこの発達を子どもの「我々」の実行感覚と呼び，あるいは，ジョージ・クライン（1967）にしたがって「共・自我」と名付ける。どのような事柄が実行的な我々の感覚

の発達を強めるのかについて，また人生を通じての関係性の中での協働の自動的手続きについて，学ぶ必要のあることは多くある。日本の企業組織についての最近の興味は，甘えについて，また仕事場での関係性における機能を何が高めるのかについてわれわれがまだ学んでいない事柄の認識を反映しているかもしれない。われわれの理論においてはいかにおぼろげにしか見通されていないにしても，われわれの中で他者が何を感じ，また他者が何であるかということについて，われわれが通常理解するよりも以上のことが明らかに存在する。早期の道徳的自己における共有された意味の核が存在するのである。

研究の課題：早期の関係性の経験における個人差と甘え

乳幼児の関係性の経験に関する多くの研究上の問い，早期の道徳的自己と甘えの手続きとの相互依存性が存在する。われわれの理論のあいだで重複する領域を，われわれの議論は強調してきた。甘えの普遍的な側面は，早期の道徳的自己の発達の中に含まれるプロセス同様，乳幼児期の生物学的に基礎づけられた動機と，養育関係の適応的な経験とに二重の起源を有しているものとして理解できるとわれわれは論じてきた。養育のために必要な親密さは，社会的相互性，共感，世界が秩序付けられる仕方について「正しく理解する」ためのルールへの，早期の性格傾向として顕在化する，内在化された手続きへと導く。しかしながら甘えは，それ以上のものを扱う。内在化されたものがかかわるのは，依存性と愛着，恒常的な献身の感覚，自信，他者が愛してくれることの喜び，あるいはそのように思われるのだが，養育してくれるであろうもうひとりの人（より権限を持った人物）への服従の感覚である。甘えは経験的概念を扱っており，そしてこれらの概念は，甘えにおける重複していない領域を探索するために研究上操作可能でなければならない。そのような概念を定義するために使用できる観察可能な行動を特定することができたとき，変数や個体差について多くの研究課題を吟味することは，臨床家に

とっては特に価値があると私は信じる。個人差を扱うわれわれの現在の研究のいくつかをわれわれが論評するのは，この脈絡においてである。その時われわれは同様の問いを甘えの研究に対しても提示するだろう。

われわれのグループによって行われた研究の一つでは，環境との相互作用と関連する共感の生物学的基礎における個人差が探求されている（Emde et al., 印刷中 ; Zahn-Waxler, Robinson & Emde, 査読中）。母親と検査者による苦痛のシミュレーションに対する幼児の反応が家庭と研究室の設備でビデオテープに撮影され，共感の異なる構成要素（たとえば，情緒的関心，向社会的行動，認知的探索）が評定された。今もまだ継続中の縦断的研究では，200組近い双子が14カ月と20カ月において観察され，共感の遺伝性に関する，控えめだが明確な証拠が得られた。さらに，ほとんどの指標において男の子より女の子が高い得点を獲得した。

われわれのグループによる他の観察研究は，発達において運動面の変化の期間にわたっての親との相互作用における子どもの相互性とわがままさとの変数を探索している。これらの縦断的研究は，這うこと，歩くこと，多語発話の始まりの言語表現段階，の発達的推移を含んでいる。それに加えられる縦断的研究は，子どもの気質や特定の家族環境によって導入される変数と共に，情緒的な遊びのナラティヴにおいて詳らかにされる未就学児の「我々－感覚」の発達にかかわっている。

もう一つの興味をそそる研究の流れは性差に焦点を当てている。米国での最近の発見は，早期の標準的な母－乳幼児相互作用におけるいくつかの驚くべき性差を示しており，よりいっそうの研究が求められる。母－娘の乳幼児相互作用にたいして，母－息子においては，偶発性（Malatesta, Culver, Tesman, & Shepard, 1989）同様，より程度の大きい同調性と相互性（Tronick & Cohn, 1989）が見いだされた。類似の興味をそそるもう一群の発見においては遊びの中で母親と相互作用する18カ月および24カ月の乳幼児が観察された。両月齢において，男の子の母親における感受性についての高い評点は，より独立に観察された非侵入性と関連していた。しかしながら，期待とは反

対に，このことは女の子に関しては事実ではなかった。他の分析は，母親－息子のペアでは子どもとのかかわりにおいて，母親－娘の相互作用と比べて，感受性がより大きく相互性と関連しているということを示した（Biringen, Robinson & Emde, 1991）。

　われわれは今や注意を甘えに関する同様の研究上の問いに向けることにしよう。甘えの進路に対して子どもの性別が与える影響とは何か？　母親の息子への甘えはよりいっそうの相互性によって特徴づけられ，母親の娘への甘えはそれとは違った種類の相互作用によって特徴づけられるのだろうか？ 気質や出生順位の影響のような，養育者への，子どものそのほかの影響についてはどうだろうか？　性差をこえて，また世代をこえて，これら甘えの葛藤はどこまでの広がりを見せるのだろうか？　たとえば，息子－母の甘えと息子－妻の甘えとの間には，葛藤は存在するのだろうか？　これらは，ひとたび操作可能性が生じたならば甘えについて尋ねられる，興味をそそる研究上の問いのたかだか二,三のものにすぎない。

　甘えの概念と他の発達に関する概念との間の重複する領域において，十分な量の研究が遂行可能だろう。早期の道徳発達と就学前に出現しつつあるナラティヴな自己の調査が事例の中に含まれる。世話をし，慰め，励まし，見守り，批判してくれる，ひとりあるいは複数の重要な他者との，子どもの持続的な内的対話における変数に導くのはいかなる条件なのだろうか？　自信のある確証，義務，権限のよりいっそうの感覚を子どもに与える，「我々の実行感覚」をその下でナラティヴな自己が含んでもいるかもしれないような，そういう条件とはいかなるものなのか？　どのように努力を結集しようとも，次の点は明らかであるように思われる。結果が蓄積され発達プロセスが比較されるならば，日本と西洋の文化の両方において同時に研究が遂行可能であることが，個人差の研究を特別に価値あるものとする。その時われわれは，どのような条件下で何が何を導くか，生物学的な変数と同様，文化がいかに発達に影響してくるか，ということに関してよりいっそうのことを学ぶことができる。その時われわれは甘えの強みを活用することができ，乳幼

児の臨床家として，問題のある変数を防止することができる。

文　献

Biringen, Z., Robinson, J. L., & Emde, R. N.（1991）, *Mother's style of sensitivity and nonirirusiveness during mother-son and mother-daughter interactions.* Unpublished manuscript.

Bowlby, J.（1969）. *Attachment and loss: Vol. 1, Attachment.* New York: Basic Books.

Brazelton, T. B., & Als, H.（1979）. Four early stages in the development of mother-infant interacation. *Psychoanalytic Study of the Child, 34*; 349-369.

Cohen, N. J., & Squire, L. R.（1980）. Preserved learning and retention of pattern-analyzing skill in amnesia: Dissociation of knowing how and knowing that. *Science, 221*; 207-210.

Doi, T.（1992）. On the concept of amae. *Infant Mental Health Journal,* 13; 7-11.

Dunn, J.（1988）. *The beginnings of social understanding.* Cambridge, MA: Harvard University Press.

Emde, R. N.（1983）. The prerepresentational self and its affective core. *The Psychoanlytic Study of the Child, 38*; 165-192.

Emde, R. N.（1988）. Development terminable and interminable: I. Innate and motivational factors from infancy. *The International Journal of Psycho-Analysis, 69*; 23-42.

Emde, R. N.（1990）. Presidential Address: Lessons from infancy: New beginnings in a Changing world and a morality for health. *Infant Mental Health Journal, 11*; 196-212.

Emde, R. N., Biringen, Z., Clyman, R. B., & Oppenheim, D.（1991）. The moral self of infancy: Affective core and procedural knowledge. *Developmental Review, 11*; 251-270.

Emde, R. N., Gaensbauer, T. J., & Harmon, R. J.（1976）. Emotional expression in infancy: A biobehavioral study. *Psychological Issues, A Monograph Series, 10* (37). New York: International Universities Press.

Emde, R. N., Plomin, R., Reznick, J., Campos, J., Corley, R., DeFries, J., Fulker, D. W., Kagan, J., &. Zahn-Waxler, C.（in press）. Temperament, emotion, and cognition at 14 months: The MacArthur Longitudinal Twin Study. *Child Development.*

Kagan, J.（1981）. *The second year: The emergence of self-awareness.* Cambridge,

MA: Harvard University Press.

Kihlstrom, J. F. (1987). The cognitive unconscious. *Science, 237* (4821); 1445-1452.

Klein, G. S. (1967). Peremptory ideation: Structure and force in motivated ideas. In. R.R. Holt (Ed.), *Psychological Issues, 5* (*2-3*), *Monograph 18/19*. New York: International United Press.

Lewis, M. , & Brooks-Gunn, J. (1979). *Social cognition and the acquisition of self.* New York: Plenum.

Malatesta, C. Z., Culver, C., Tesman, J. R., & Shepard, B. (1989). The development of emotion expression during the first two years of life. *Monographs of the Society for Rsearch in Child Development, 54* (1-2, Serial No. 219).

Papousek, H., & Papousek, M. (1981). How human is the human newborn, and what else is to be done? In K. Bloom (Ed.), *Prospective issues in infancy research* (pp. 137-155). Hillsdale, NJ: Lawrence Erlbaum.

Radke-Yarrow, Zahn-Waxler, C., & Chapman, M. (1983). Children's prosocial dispositions and behavior. In P. H. Mussen (Ed.), *Handbook of child psychology* (4th ed., E. M. Hetherington, Ed., Vol. 4, pp.470-545). New York: Wiley.

Spitz, R. A. (1965). *The first year of life.* New York: International Universities Press.

Stern, D. N. (1977). *The first relationship: Mother and infant.* Cambridge, MA: Harvard University Press.

Stern, D. (1985). *The interpersonal world of the infant.* New York: Basic Books.

Tronick, E. Z., & Cohn, J. F. (1989). Infant-mother face-to-face interaction. Age and gender differences in coordination and the occurrence of miscoordination. *Child Development, 60*; 85-92.

Tronick, E. Z., & Gianino, A. (1986). *The trancemission of maternal distutbance to the infant.* In E. Tronick, & T. Field (Eds.), *Maternal depression and infant disturbances* (pp. 5-11). San Francisco: Jossey-Bass.

Zahn-Waxler, C., & Radke-Yarrow, M. (1982). The development of altruism: Alternative research strategies. In N. Eisenberg (Ed.), *The development of prosocial behavior* (pp.109-137). New York: Academic Press.

Zahn-Waxler, C., Robinson, J. L., & Emde, R. N. (under review). *The development of empathy in twins.*

終わりある発達と終わりなき発達 I
――乳幼児期からの生得的，動機づけ的要因――

　この大会は，精神分析の現在の見解と開拓中の新しい領域とを議論するためのプラットフォームとして，フロイト（Freud）の1937年の刺激的な論文「終わりある分析と終わりなき分析」を用いることを選択した。分析的治療の結果を限定するものとして知られている三つの要因と共に，この論文は，精神分析の治療効果についてのフロイトの悲観的な懸念に駆り立てられている。これらには，子ども時代のトラウマの影響，欲動の体質的な強さ，自我の変容が含まれている。

　私に割り当てられた仕事は，欲動の論題の領域中での，理論的な作業である。この知的な冒険を始めるにあたって，私はこのフロイトの歴史的な仕事を読み直して，すぐにある新鮮な印象が湧いた。私の最初の印象は，フロイトは発達の問題に関心があったのだ，というものであった。「リビドーの固着」「循環的な無気力」，古い抑圧の修正やその中で幼少期の体制が新しい体制と並行して存続する発達的変容，における個人差としてそのような問題を考察する中で，フロイトは，生涯に亘り推移してゆく成人について考究している。彼は，より適応的な仕方で発達が継続できるように，いかに神経症的反復を最小化したらよいか，という問題に取り組んでいる。フロイトは分析における個人差を考察するのと同じくらい，発達における個人差について考察している。ここに私のタイトルの最初の部分が由来している。

　論文を再読して得た二つ目の印象は，フロイトは，他の要因を議論することなしに，これらの要因のどの一つをも議論することはできないと考えてい

た，ということであった。フロイトは，欲動の強さについての体質的固定性を議論する際に，分析可能性や，分析の成功が維持される期間に寄与するかもしれない，自我要因の体質的体制をも議論している。フロイトはまた，早期の経験の力についても熟考しており，特に早期幼年期に生じる抑圧の支配について熟考している。分析は，未だ，より早期の発達体制の一部が残存している，「量的要因の支配」（p.227）を終息できるという期待をもち，古い抑圧の修正に着手するための，一層の成熟と強さを自我が獲得することを可能にする。

　この小論での私の方針は，これらの印象に導かれている。この「思考の小旅行」を共に進む際に，われわれは発達の脈絡で精神分析を考え，また乳幼児期からの生得的，動機づけ的要因に注目しながら，治療的有効性の問題を常に心にとどめておくだろう。フロイトが行ったように，三つすべての要因（内発的動機と共に，自我と環境）を考慮に入れることで，われわれはしばしば自らの方向を見出すだろう。

　この小論の戦略に関してさらなる解説が必要である。われわれ自身の理論を前進させるために，私を精神分析学以外の学問分野で獲得された研究の知識を強調することに向かわせるのは，戦略的選択に関わる問題である。人間についての議論の中での進化論的な精神分析では，理論の置かれた位置に関して，今日二つの見解がある。人間的／批判的な見解では，理論は人生におけるその人の活動の見通しを方向づけ，また関連領域の知識を批判することで十分であると考えられている。しかしながら，科学的な見解では，理論は検証可能な一般化できる命題を使って，その個人を超えていく必要がある。さらに，有益な理論は検証可能性だけによって特徴づけられるのではなく，学際的な整合性によっても特徴づけられる。この小論では，私は精神分析理論の科学的な見解を採用したい。精神分析学は，他の学問分野に由来する知識と整合的であるであるべきだし，同様に，それらが精神分析の発展に貢献すると私は信じている。特に，発達生物学と乳幼児研究での最近の知識を考慮に入れることで，いかに一貫性のある，経験に基づく理論を打ち立てるこ

とへの誘因が生じるかを示す目的を持っている。

乳幼児期と連続性のパラドックス

　乳幼児に関する今日の見解は，50年前とはまったく様変わりしている（Haith & Campos, 1983; Osofsky, 1987が編集した最近の権威ある諸論評参照）。発達研究者は，心理学的複雑性を増す方向に進む乳幼児の基本的な活動を理解している。さらに，養育関係の脈絡の中で活性化される，かなり多くの行動のレパートリーを持つ進化による前適応的な形で，乳幼児は世界にやってくる。しかし，現在の発達研究のもう一つの観点は，フロイトの時代とは極めて顕著な歴史的対照をなしている。

連続性と「中心的な発達パラドックス」

　早期の「人格形成」の時からの連続性を発見しようとする精神分析的関心による助勢にもかかわらず，20年以上にわたる縦断的研究はまったく異なった臨床像を示してきた。乳幼児期の行動の中には，後の年齢に向かって予測可能性を示すようなものはほとんど何もないことを発見して，研究者達は落胆している（McCall, 1979; Kagan et al., 1984参照）。同様の脈絡で，初期経験からの払拭し難い影響を想定していた臨床家達は，十分に調査された主要な乳幼児期の欠陥やトラウマの後に続く回復可能な事例によって驚かされた（論評に関しては，Clarke & Clarke, 1976; Emde, 1981; Kagan et al., 1978参照）。乳幼児の発達は，安定性によるのと同じくらい発達的転機によっても特徴づけられるように思われる。

　臨床家は困惑している。結局のところ，私たちは，乳幼児期からの重要な連続性が存在しているという否定しがたい感覚を持っている。発達研究を特徴づける，主要な方法論的制約が存在し，これらの制約のいくつかは乗り越えられたが（Emde & Harmon, 1984; Bornstein & Sigman, 1986, 参照），その一方で，考慮される必要がある乳幼児期について重要な知識が存在する。

乳幼児期からの低い予測可能性という発見を私たちはいかに理解すればよいのだろうか？

「終わりある分析と終わりなき分析」という背景に対して，このことは，私が「中心的な発達パラドックス」と呼ぶものへと導いていく。フロイトは，ステレオタイプの，神経症的な，不適応行動のパターンの，予測されやすく，変えがたい性質について嘆いている。しかしながら，発達研究者たち，特に早期乳幼児期に関する仕事をしている発達研究者たちは，時間を越えた行動の予測不可能性を嘆いている。このとおり，パラドックスなのである。われわれはこの違いをどう理解すればいいのだろうか。それは，主に精神分析家と発達科学者の観点の相違に帰することができるのだろうか？　そうとは考え難い。なぜならば多くの学際的な発達研究者は精神分析的思考を持ち，訓練を受けているからである。調査された集団の違いによるのであろうか？……つまり，病理的な集団と正常な集団との相違である。この問いに対する答えは，フロイトが感じていた，重篤な症候を持つ人たちだけではなく，精神分析の職業に従事する人たちも含む，かなり精神的に安定した人たち，という一群の人々も含めた，精神分析中の硬直性の問題を除いて，われわれを当の相違の説明により近づけてくれるかもしれない。このパラドックスのより広い理解は，発達過程の本質についての考察から得られるだろう。個人の発達における適応は，異なる環境に対して「適合」（マッチング）を起こすことができる，一群の行動や日常の変動性によって特徴づけられる。これは特に，行動が高度の融通性もしくは「可塑性」によって特徴づけられると言われる，乳幼児期においてそうである。発達的方向性は，事実，適応と病理についての特定の見解を示唆している。非適応的であるのは，二者択一の選択や変化に対する戦略を必要とする環境の要請に直面した個人の，変動性の欠如である。行動において限定された変動性しか持たない個人は，ストレスが多くても多くなくても，与えられた環境に対してあまり適応的でない傾向がある。実際，ステレオタイプな行動は不適応の基本的な尺度として選びだされている（Sameroff & Emde, 準備中）

これらすべてのことは非常に重要である。最近の研究の結果として、乳幼児は、主要な変容にしたがって発達する、能動的で、複雑に組織化された存在としてわれわれに知られている。早期の発達は、安定性よりも、変化や可塑性によって一層特徴づけられるように思われる。しかし、初期経験からの連続性は、副次的で些細な重要性しか持たないのだろうか？　初期経験や人格形成期の重要性について蓄積されてきた臨床的な知識を、われわれは無視してもよいのだろうか？　私はそうは思わない。

パラドックスを意味あるものとする発達生物学と生得的なものの理解

パラドックスに意味を持たせるために、今日の発達生物学の見解から始める。現在、閉鎖系の精神力動からの比喩と、エントロピーの観点から枠づけられたメタサイコロジーによって限定されていると発達研究者がみなしている、1937年のフロイトの論文の世界から、われわれがどれほど遠くまで来たかは、注目に値する。

現代の生物学は、次第に組織化されていく複雑性の生物学としての現代の発達生物学と同じ流れで、組織化された複雑性の生物学として特徴づけられている。複雑性と増大する組織化、あるいは（ネゲントロピー）の持つ意味は深遠である。物理学者である、哲学者プラット（Platt, 1966）は、人の高度に進化した複雑性（そこでは、たとえば、人間の脳は10の10乗のニューロンを持っており、そのほとんどのニューロンが数百の接合を持っている）がいくつかの帰結を持つことを指摘している。まず第一に、そこには常に不確定性が存在するだろう。つまり、行動における不確実性と限定された予測可能性が保証されているように思われる。第二に、そのような膨大な程度の複雑性が、個体性と、われわれがお互いに単独の個人であるという事実を保証している。第三に、それは自己決定を保証している。複雑性は発達に亘って増大していき、人は組織化されるだけではなく、組織化していくのである。

生得性についてはどうだろうか？　ここでもまた驚きがあった。分子生物学や細胞生物学は、発達の間に遺伝子が作動したり、しなかったりすること

や一生涯の間に遺伝的影響が変化することを明らかにしてきた。さらに，遺伝子の発現は，部分的には環境との交流によって決定される。このことが，細胞レベルで仕事をしている，ある研究者に，恒久的な心理療法の効果が，究極の共通の経路を持つという解釈に導いた（Kandel, 1983）。

　遺伝の影響は一生涯を通じて続いていく。私が，行動の集団遺伝学と呼びたい，急激に発展している科学から，この事実を示す多くの説得力ある研究が生まれてきた（Plomin, 1986）[注1]。さらに二種類の遺伝的影響が存在する。一つの種類は，種－全体にわたり，正常な環境の下で，集団内の変異性をほとんど示さない。たとえば，人間であることは，二本の足を持つこと，言葉を話せること，一定の情緒を持つこと，そして自己や他者についての意識を持つことである。これらの特徴は，普遍的に遺伝されており，従って，集団遺伝学から推定される遺伝性は，個人がそれらの特徴を持つかどうかを含んでいない。その代わりに，遺伝性はある集団内の個人差の研究で評価される。たとえば，身長，情緒表現の様式やIQは人間の集団で異なる。そして個人差は環境的とは対照的に，変数の遺伝的源泉を妥当性と再現性を持って測定する技法に従って評価することができる。

　人が発達について考え，発達早期の影響と後年の影響とを対照させた場合には，その人は驚くべき臨床像に出会うことになる。発達早期の多くの行動は，個人差の傾向よりも，普遍的な生得性の傾向を明示する「強力な発達的機能」を含むように思われる。そうした機能は，環境もしくは遺伝子の発現のためのいずれかによる，個人的変数に対して保護されているように思われる。

　さらに，多くの科学者たちは，行動的特徴についての遺伝の影響が，環境的衝撃，社会化や教育が行われる前の乳幼児期に最も強いであろうと推定していた。つまり乳幼児期以後は遺伝の影響は減弱するであろうと推定してい

注1)　この節はPlominの最近の論評に多く依拠している。私がここで行動遺伝学または発達遺伝学の代わりに集団遺伝学と呼んでいるのはこれら他の名称が精神分析的な「遺伝的観点」に関する術語と混同されるかもしれないからである（Plomin, 1983参照）。

た。ところが，事実はまったく逆であるように思われる。行動の個人差についての遺伝の影響は，その人の乳幼児期から児童期，思春期を通じて増加していくのである（McCall, 1979; Scarr & Kidd, 1983; Plomin, 1986）。

精神障害と正常発達における個人差についての遺伝的影響

　もし早期の発達と共に，遺伝的影響が増加するならば，それがどの程度に障害もしくは永続的パーソナリティを説明することになるのだろうか？　家族，双生児や養子縁組の研究からの発見はわれわれを興奮させるものであった。それらはまた，われわれを先述のパラドックスにより一層近づけるものである。

　統合失調症や情動精神病からの発見も同様に強い遺伝的影響を指し示している。これらの病気は典型的には思春期後期や青年期に最初に現れる。たとえば，統合失調症の場合，その危険率は1％であるが，一親等（子どもや兄弟）の場合には，危険率は8～10％である。一卵性双生児では，二卵性双生児の危険率が通常の兄弟よりも若干高めであるのに対して，その危険率は50％をやや下回る位である。情動精神病の場合，家族危険率は統合失調症と同じ位の大きさである（Rosenthal, 1970; Plomin, 1986）。また，アルコール依存症（特に男性）については強力な遺伝のエビデンスが存在している。さらに不安障害や犯罪行動についても一定のエビデンスが存在している（Plomin, 1986を参照）。児童期については，人口遺伝学的研究はあまり多くはないが，注意欠陥性障害や読書障害の下位グループに関して遺伝のエビデンスが存在する（Pennington et al., 1986）。

　そうした母集団を基礎とした研究は，障害についての環境の影響をわれわれに語ってくれるのだろうか？　統合失調症に関する発見はわれわれにある指標を与えてくれる。生物学的親族が同じ家族で一緒に生活するのと同じ位，幼少期に養子に出された場合も，その危険率は大きいので，共有された統合失調症の家族環境の影響は無視できる程度のものである。一方，他の種類の環境的影響は極めて重要である。遺伝的に同一の個人（すなわち，一卵性双

生児)でさえ,その一致度は50%以下である。さらに,90%以上の統合失調症患者は,一親等の統合失調症患者を持ってはいない。われわれはさらなる議論の後で,もう一度このテーマに戻ろうと思う。

　正常な個人間では,遺伝的影響のほとんどの研究はIQ(乳幼児期の発達的な認知機能)に関連しているか,または気質に関連しているかである。効率を図るために,私は最近のいくつかの包括的論評(Goldsmith & Campos, 1982; Scarr & Kidd, 1983; Buss & Plomin, 1984; Plomin, 1986)から拾い集めた結論を要約しよう。IQについては,双子と養子の研究の結果は,乳幼児期における個人差への遺伝的影響の弱さ,児童期におけるより強いエビデンス,青年期における,さらにより重要な遺伝的影響という臨床像を示している。気質,行動スタイルあるいは早期に現れる表現特性と考えられる気質もまた遺伝的影響を示している。プロミン(1986)が論評したように,乳幼児期と児童期の多くの双生児研究の結果は,彼が,「情緒性」(恐れ,怒りや苦痛),「社会性と羞恥」や「活動性」と呼ぶ領域に対する重要な遺伝のエビデンスを提供したと解釈することができる。

生涯の展望と可変性の問題

　もし生涯の展望を集団遺伝学研究からの包括的な知識基盤に適用するならば,たくさんの結論が,その多くが驚かせるような結論が生まれてくる(Plomin, 1986)。最初の結論は,行動への遺伝的影響は全生涯を通じて作用しており,異なった年齢段階で異なった影響が存在するというものである。従って,事態が出生時に決定されてしまっており,出生時に予測可能である,と考えることはできない。いくつかの遺伝的影響は,特にIQでの個人差に関する精神機能について,乳幼児期から青年期後期にかけて増大しているように見える。他方,情動の体制化に深くかかわっているように思われる気質は発達の早期に一定の遺伝的影響があるというエビデンスを示すように思われ,そして増大していく遺伝的影響のパターンを持つようには思われない(Goldsmith & Campos, 1982参照)。遺伝子は発達の中でスイッチが入っ

たり切れたりするので，正常行動や障害への遺伝的影響が発達の早期にはなく，後の段階で生じることがあり得るように思われる。

　主なもう一群の結論は，以前述べたように，環境の役割に関連している。発達を通じて不変である事実は，遺伝的影響は環境との交流を必要とすることが明らかだということである。スカーとキッド（Scarr & Kidd, 1983）の言葉に従えば，「遺伝子型の表現型への発達は，細胞レベルから社会性レベルまで，環境の力が表現型の結果に影響する後成的な空間の中で生じる」（p.366）。環境は全生涯を通じて影響を与えるが，研究はやや驚くべき追加的な結論を生みだしている。家族の中での大部分の環境的影響は共有される種類のものではない（Plomin & Daniels, 1987）。言い換えれば，同じ家族の中で育てられたという経験は，精神障害あるいは正規分布した個人差の性格特性の期待度数に影響を与えない。この集団遺伝学的研究からの予想外の発見は，われわれの分野にとって最高度の重要性を持つものだと私は考える。それは，家族内で共有されるものよりも，経験の重要な特異性を指し示している。言い換えれば，つまり，遺伝的に影響を受ける精神障害の病因論についてであろうと，あるいは正規分布する行動の性格特性の個人差の決定についてであろうと，集団遺伝学の発見は，特異的に——経験された環境の最も重要な役割を指し示している。以下で見るように，そのような環境は，乳幼児期に特異的に——経験される養育関係の中に含まれている。

　この遺伝的影響の議論を終わる前に，私は易変性の問題に言及しておきたい。遺伝的決定論についての発見は，よく知られたフェニルケトン尿症の症例が例証しているように，行動の易変性が少ないことを意味しているのではない。後者の障害では，遺伝的決定論と酵素欠損の知識が，特定の環境的治療（フェニルアラニンを含まない食事），その結果として起こる精神遅滞の予防とを指し示している。それゆえ，並行しないわけでもないこととして，集団遺伝学という学問が，精神障害の病因として決定的であるような，特異的に——経験された環境へ，われわれの注意を向けさせると考えてもよいかもしれない。また，連続性の場合と同様に，発達的変化における遺伝子の役

割を評価することは，易変性の問題に関連してくる。これは研究の対象としてまさに端緒に就いたばかりだが（包括的な縦断的研究が必要である），われわれのテーマにとってこれは明らかに重要である。変化それ自体も遺伝的影響を受けるのだろうか？　おそらくそうである。これが事実なら，ある状況が，彼の後の人生で「燃え尽きる」かあるいは抑制される傾向を持つことが知られている，精神障害の自然史に，確かに関係している。より一層の研究が必要であるが，易変性に対する異なる遺伝的影響や制限が一生涯の異なる段階で存在するであろうし，これらは適応にとって否定的な意味と同じ位に，肯定的な意味も含んでいるであろう。

養育者関係と情動

　いくつかの新しい発達的アプローチが，乳幼児期からの連続性のエビデンスを記述することで，連続性のパラドックスに光を投げかけていることを，言っておかなければならない。一つのアプローチは，未知のものに対する行動抑制（あるいは「極端な羞恥」）として知られる，特定の気質特性を持つ正常者の小グループの研究に関連している。縦断的な観察で，ケイガン（Kagan）と同僚たちは乳幼児期から児童期の初期にわたっての，行動と生理学的パターンの連続性を示す劇的なエビデンスを発見している（Reznick et al., 1986）。たとえば，いくつかの下位グループの個人は連続性を示し，他の人たちはそうでなかった。他の新しいアプローチは早期乳幼児期の情報処理技能を慎重に査定し，そして児童期初期まで，同様の技能が連続していることを発見した（Bornstein & Sigman, 1986）。

　発達の初期に関する相互交流的観点が今や研究を導いている。従って，行動発達は，発達していく乳幼児と環境との間の相互的関係の観点から理解される。つまり，この相互性から生じる新しい行動は，今度は，乳幼児と環境の両方に影響を与え，そしてそのような交換プロセスは，発達体制の複雑性が増すのにつれて継続していく。従って，個体性は乳幼児と環境のあいだの「適合」の観点からのみ理解が可能であり，連続性は，有機体−環境の相

互作用の産物における一貫性の観点からのみ理解が可能である。相互交流的見解は特に乳幼児期に有用なものとなっており，さまざまな養育環境での周産期の困難な状況の後に続く行動的結果を説明するために使われている (Sameroff & Chandler, 1976; Sameroff, 1978)。その見解はまた，いかに気質の連続性がしばしば養育環境との「適合の良さ」に依存するかを説明するためにも使われてきた（Chess & Thomas, 1984）。しかし，私は今やより特異化することができると思う。乳幼児の相互交流にとって重大なのは単なる一般的な環境ではない。われわれが行動遺伝学的研究から学んだように，行動的結果と精神障害の危険性を共に決定するのは，一般的な家族環境とは対立するものとしての特異的に――経験された環境である。乳幼児期については，特異的に――経験された環境が乳幼児――養育者関係に関連していると信じる根拠がある。

　私はこの見解から生じるもう一つの意味を説明したい。それは否定的な発見から始まる。発達研究は，乳幼児期の「敏感期」に立証を与えてこなかった。言い換えれば，初期経験は，個人の行動パターンを設定することには特異的ではないように思われる。研究が示すところでは，特定の形の乳幼児の初期経験よりも，環境の連続性の方が行動結果をよりよく予測することが示されている。しかしこれらの発達的事実にとどまったままでは，新しい理論とわれわれの臨床的精神分析作業との橋渡しをする機会を逃がしてしまうことになる。私は古い仮説の新版を提案したい。乳幼児期に経験されるもの，そして発達の間に前進するものは，個人の観点からだけで考えることはできない。乳幼児期の経験に関して形成されるものは，永続する形で確立された乳幼児の行動パターンではなく，永続する形で確立された，乳幼児－養育者関係のパターンである。初期の関係性の様式とパターンは，後に，乳幼児期から早期児童期への前進の間に，個人によって内在化される (Sroufe & Fleeson, 1985; Stern, 1985)。別の言い方をすれば，関係性の側面は個人によって内在化され，児童期の発達の間中強力な影響を維持し，そして人生全般にわたり，同様な関係性の脈絡のもとで活性化される。このような定式化は精

神分析的観点や混乱したマザーリングパターンの悲劇的な連続性を指摘する臨床的研究にもよく一致する（フライバーグらの比喩を使えば，「赤ちゃん部屋のお化け［1975］」）（また，Cramer & Stern, 1986 参照）。同様に，不安定な母-乳幼児の愛着関係の三世代にわたる連続性を示す最近の世代横断的発達研究ともよく一致する（Main et al., 1985; Ricks, 1985; Grossmann et al., 1987）。この定式化はまた，成人の恋愛関係や孤独感は，その人の両親への，知覚されている早期の愛着関係と重要な結びつきを持つことを示す，社会心理学の最近の調査ともよく一致する（Shaver & Hazan, 1985）。

時々，私は次のように考えた。養育者-乳幼児関係の経験に関する乳幼児期の経験をリフレーミングすることは，その経験が幼い子どもによってパターン化され，内在化されるのだが，ウィニコット（Winnicott）のよく知られた言葉，一人の赤ん坊などは存在しない，という言葉と同じ筋道にあるのではないか。つまり，心理学的に言えば，彼が意味したのは，母親と共にいる赤ん坊だけが存在するということである。ある意味で，われわれは皆このことを知っている。つまり，別の意味では，このことはわれわれの臨床的理論に対して深い意味を持っている。同じく，もしわれわれが関係性の経験を形成する面に，より多く注意を向けるならば，乳幼児期からのさらなる連続性が発見されるだろう。個人の観点からみて，乳幼児期からの連続性の欠如と思われるものは，特にもし関係性の発達的脈絡が考慮に入れられるならば，今や関係性の観点からの連続性として理解されることになる。

要約すると，私が信じるところでは，行動遺伝学の発見は，連続性（個人差は，発達のより後期に，初めて，出現し得る）と同じ位発達過程の変化を指し示すことで，また特異的に-経験された（すなわち，関係性）環境や発達早期の個人差に対する気質や情動の特殊な役割を指し示すことで，連続性のパラドックスの意味を理解することを助けてくれる。これらの特性は，われわれのパラドックスの最も深い理解の枠組みとなっている。このことは，私が信じるに，情動性の理解や養育関係の力によってのみ一貫性のある，体制化されたものとなるという理解の基礎となっている。われわれは，人間の

乳幼児の事前にプログラミングされたいくつかの基本的動機づけ原理についての議論の後に，再びこのテーマに立ち戻るだろう。

乳幼児期からの基本的動機

行動と発達のための最も基本的な動機は，活動性に関わっていることはほとんど疑問の余地がない。現代のすべての発達研究者はそのことを前提としている。ピアジェ（Piaget, 1936）にとっては，活動性は，彼の認知的発達理論の中で，根本的な動機づけであり，それは進化によってわれわれの種に内蔵された傾向である。ベルタランフィ（Bertalanffy, 1968）にとっては，内発的に組織化された「一次的活動性」が生命の中心であり，彼の発達システムの基盤を提供している。同様の見解がサンダー（Sander）によってもはっきりと述べられている（印刷中）。活動性を緊張あるいは動因の低減から独立した，一つの基本的動機と考えることは，「内発的動機づけ」の理論（たとえば，Harlow, 1953; Berlyne, 1960; Hunt, 1965; Deci, 1975; Izard, 1977），「支配本能」の理論（Hendrick, 1934），効力性あるいは支配－動機づけの理論（White, 1963; Morgan & Harmon, 1984）によって支持されてきた。

われわれは今やそれ以上のことを言うことができる。人間の乳幼児は発達的予定表を持って生まれてくるという考えを支持する膨大なエビデンスが蓄積されてきている。活動性への傾向は，それによって，学習あるいは強化とは独立の，増大する組織化と世界の理解とをもたらす。ハルトマン（Hartmann, 1939）が初期に，人間の適応の「平均的に期待される環境」と呼んだものの中で，生物学的準備性を持つシステムが活動し始める。エビデンスが支持しているのは，この活動性への内発的傾向は，複雑性を増していくシステムを活用し得るように，乳幼児の中枢神経システムの神経興奮を増大させる機能を持つかもしれない，という考え方である。有機体の神経生理学的，行動的レベルの両方で，新しい機能的結合が作られて，持続可能となり，そして新しい統合が生じることが可能となる。

これらの事実は，他の感覚運動システムと比較して，出生時にすでにかなりの成熟段階にある，人間の視覚システムでおそらくもっともよく説明される。20年以上にわたるヘイスと同僚たちの研究（Haith, 1980）は，乳幼児が内発的に動機づけられている程度を示す，正確な十分に追試可能なデータを提供している。ヘイスは，次のことを発見した。乳幼児は暗闇で大きく目を開け，協同的な眼球運動活動に携わり，1秒間に二，三度眼球を動かし，視覚対象を探査しているように思われた。その上，ヘイスはコンピューター化された赤外線ビデオ記録装置を用いて，光の中の対象に対する乳幼児の組織化された反応を明らかにした。新生児は，あるパターンの縁を越えて眼球を繰り返し前後させる手段で縁をスキャンすることによって，自分の視覚的活動を組織化していた。動物研究は，縁がスキャンされる時に視覚皮質の電気活動が増加することを示しているので，ヘイスは赤ん坊が，縁を越えて中心窩の受容体の密度を変え，神経放電を増加させるために，そのような活動に携わる，という説得力のある事例を提出した。動物研究は，視覚的剥奪が，脳の視覚野でのニューロン間の接続を歪ませることがありうることを示し，また新生児は年上の子どもよりもはるかに多くの脳細胞を持っているので，ヘイスは，乳幼児が自分の脳を刺激するために，視覚的活動に携わる，生物学的な準備性を持っている，と結論づけた。これがニューロン間の結合を促進し，神経発達を加速させるのである。

　ヘイスの研究はまた，視覚システムでの早期乳幼児期の内発的動機のさらに多くのエビデンスも示している。生後7週目の頃に，乳幼児は，世界をゲシュタルトあるいは視覚的全体へ組織化することを示すことができた。この月齢に始まり，乳幼児は円や四角の新しい特徴に注意を向けようとするが，それ以前にはそうではなかった。さらに今や乳幼児は，特に顔から言葉が発せられる時に，顔の中の眼の視覚的活動に焦点を合わせることによって，「顔を認識」し始める。さらに際立っているのは，生後2カ月頃に始まるヘイスの最近の観察である。この月齢で，乳幼児は強化とは何の関係もなく，世界における空間的，時間的体制を発見しはじめ，予期的な眼球運動パターンを

示す。いくつかの興味深い図像パターンが右と左に提示された時に（それぞれ1秒に一回であり，提示の間に1秒のインターバルを挟む），5回か6回だけのスライドの提示の後に，乳幼児たちは図像が現れる前に次のパターンの位置に眼球運動を向けて予期し始める。ヘイス（1985）が強調するのは，乳幼児は，単に追跡するよりも，規則性を発見し，期待を生み出し，その期待に基づいて行動するように自己－動機づけられているように思われる，という点である。

　結論として，私たちは，第一の基本的動機づけは活動性から成り立っている，ということを再び強調することができる。事前にプログラムされた感覚運動システムは，養育についての期待された進化論的環境において活性化される。また，ヘイスの仕事が強調しているように，世界についての増大する組織化と知識へ導く発達的予定表が存在するように思われる。この形の基本的動機づけは学習にも強化にも依存しないために，われわれはそれを，初期の感覚運動システムを働かせる必要性として考えることができる。さらにもう一つのポイントがある。活性化された発達予定表は基本的動機づけシステムであり，遺伝的影響は種－全体に亘る，つまりそのような活動性については個人差の入る余地はほとんど存在しない。それらは「強固な発達的機能」（McCall, 1979 参照）と呼ばれてきたものを表している。他の基本的な動機も同じ原則を示している。

　第二の基本的動機は，自己－調節にかかわっている。現代の生物学は，生理学的な自己－調節はすべての生体システムにとって基本的であることを教えている。それは心肺システムや代謝システムに組み込まれており，生命を維持している。しかしこのことを越えて，行動システムについても自己－調節が存在する。……短期間の意味では，覚醒，注意や睡眠覚醒サイクル，また長期間の意味では，成長と生命活動の発達機能である。発達しつつある個人は，主な危機や環境的動揺の間も統合性を維持する。発達は目標志向的であり，種にとっての重要な発達的目標を達成するための多様な方法が存在する。それはベルタランフィ（1968）が「等結果性」（equafinality）と呼ぶも

のである。生得的に盲である子ども（Fraiberg, 1977），生得的に聾である子ども（Freedom et al., 1971），四肢欠損で生まれた子ども（Decarie, 1969），あるいは脳性麻痺を患った子ども（Sameroff, 1981），これらすべての子どもたちは乳幼児期を通じて正常児とは異なる感覚運動経験を持つが，それにもかかわらず，一般的には，対象永続性，表象的知能，自己－意識を早期児童期に発達させる。このような子どもたちの存在によってこの考え方が例証される。この考え方と関連するのが自己－正当化の傾向である。重要な機能に対しては，欠損あるいは困難の後で，正常な発達経路に立ち戻ろうとする強い傾向が存在する（Waddington, 1962; Sameroff & Chandler, 1976）。発達的回復力について十分に記録された観察……すなわち後に環境的変化によって修正される，剥奪による重度の乳幼児の発達遅滞……はこの種の自己調節を明らかにしている（Clarke & Clarke, 1976 の事例参照）。

　第三の基本的動機は社会的適合に関するものである。発達研究は，人間の乳幼児が人間的相互作用に参加するために前－適応した形で世界にやってくる，その程度について知ることで，われわれを再三驚かせた。われわれの進化は，他の人間との相互作用を開始し，維持し，終結させる，組織化された能力を持つことを準備した。これらの能力の多くは出生時に存在し，眼と眼の接触に参加する傾向――人間の抱擁すること，接触すること，揺り動かすことによって，活性化されたり，落ち着かされたりする状況反応性――人間の声や顔に含まれる刺激特性に対して敏感な注意の持続性を示す傾向（Emde & Robinson, 1979; Papousek & Papousek, 1981; Campos et al., 1983; Stern, 1985 の理論を参照）を含んでいる。何人かの研究者は，幼い子どもの統合的能力（それらのいくつかを挙げれば，継時的情報を処理するための，運動的活動性の複雑なパターンを生み出すための，様式横断的知覚のための，社会的模倣の初期の形のための，そして方向付けのための，統合的能力である）は，人間的相互作用の複雑で力動的な環境に対する壮大な前－適応として考えることができると指摘している（Papousek, 1981; Stern, 1985; Meltzoff, 1985）。

ボウルビィ（1969）は，愛着への傾向は生物学的に基礎づけられた動機づけシステムであり，多くの面で給餌や性と同様に重要であることを提案した。この調節的な動機づけのプロセスの二者的な性質を強調するために，私は「社会的適合」という用語を使うことを選択する。社会的適合は親の側からもまた印象的である。幼い乳幼児に対する多様な親の養育行動は自動的に行われ，事実，それがなされていることを指摘されると中断されてしまう傾向がある。パプセックとパプセック（Papousek & Papousek, 1979）は，これらの行動は種－全体で共有されているように思われ，そして無意識的であり，個人の経験の産物ではないように思われるので，これらを，「直観的な親の養育行動」と表現している。諸事例は，乳幼児の移ろいやすい状態を最小にし，覚醒と深い睡眠を最大にする養育行動を含んでいる。また目と目の距離が新生児の顔を見る能力を最大化するように，乳幼児の位置取りを行う，視覚的接触を助けるような養育行動も含まれる。誇張された挨拶の反応，親による新生児の表情や声の表現の模倣，相互作用エピソードにおける単純な反復の使用も含まれる。何故ならこれらの行動は，乳幼児の学習のための理想的な要請に密接に適合しており，かつ無意識的だからである。おそらく直観的養育の最も劇的な例は，「赤ちゃん言葉」に対する普遍的な傾向である。話すときの身振りや表情は，ゆっくりと，単純な反復パターンで乳幼児に向けられる。また，大人に向けられるよりも高く，より変化するピッチでなされる話の誇張された音楽的特徴もまた含まれ，そして話し手はしばしば「驚いたふり」をする表現を使う（Snow, 1972; Stern, 1977 参照）。

　行動的同調性についての研究はまた，社会的相互作用中の頃合な相互交換の中で，お互いの行動をかみ合わせようとする，親と乳幼児の生物学的傾向を明らかにしている。社会的適合のこの形は，早期乳幼児の状態についての研究（Sander, 1975），注視と覚醒のマイクロ分析（Stern, 1977; Als et al., 1979; Brazelton & Als, 1979），声と運動（Condon & Sander, 1974），声と方向づけられた顔の注視（Haith, 1977; Meltzoff, 1985），等の研究において知見が蓄えられてきた。共同の視覚的参照は，生後6カ月にはじまり，母親の

視線を乳幼児が追跡することを含むが，これは母親と乳幼児との間の「共有された視覚的現実」のための新生児の潜在力を示している現象である（Scaife & Bruner, 1975; Butterworth & Jarrett, 1980）。

　第四の基本的動機づけは情動モニタリングに関するものである。今まで述べてきた動機づけは，活動性，自己調節，そして構造化された社会的マトリクスの中で起きる経験の開始からの傾向を示してきたが，この原理は快であるものと不快であるものとに従って経験をモニターする傾向を示している（Emde, 1981）。言い換えれば，早期乳幼児には，中枢神経システム中に，経験の方向を導くための，前－適応的な，組織化された基盤が存在するということである。母親の観点から見れば，乳幼児の情動表現は，養育を導く上で卓越したものである。母親は泣き声を聞き，苦痛の原因を取り除くために行動する。彼女は赤ん坊の微笑むのを見，クークーという声を聞き，楽しい遊びのやり取りを続けずにはいられない。乳幼児の観点から見れば，われわれが以下見ていく研究が示しているように，母親の介入があろうがなかろうが，自分自身の行動を導くために，情動モニタリングがますます多く使われていく。

　これらの動機づけ原理は生得的なもので，普遍的で，一生を通じて働く。さらに，それらは一般にすべての発達的調節の部分的側面であり，実際には織り交ぜられており，相互に分離することができない。乳幼児の経験の点からは，それらは，拡大していく世界の中で自分の位置を方向づけ，そして再方向づけをしていく連続したプロセスであると，私は考える。

自己の情動的核と早期の道徳的動機

　今やわれわれは，これまで論じてきた，基本的動機の活動を通じて顕在化し，発達していく，より複雑な動機づけの構造を検討する局面に達した。自己の情動的核と早期の道徳的動機の両方共，強固に生物学的に準備されていることが議論されるだろう。重要な個人差は，乳幼児／養育者関係の脈絡の

中で，これらのより複雑な構造の働きに伴う発達経路においてのみ現れてくる。そのような経路を通して，一般的な連続性（これらは，われわれすべての中にあるが，それにもかかわらず，われわれの個人的一貫性の感覚を増すものである）は，養育関係の中で特異な連続性となり，それが同様に内在化された連続性となる（それらには，反復，あるいは再演と考えられるものも含まれる）。

　情緒に関する発達研究は，多くの基本的情緒の顔の表情パターンの認知と表現の両方が，普遍的であることについての比較文化的論証によって大きく進歩した（Izard, 1971; Ekman et al., 1972）。そのような情緒のパターン……喜び，怒り，恐れ，悲しみ，嫌悪，驚き，や興味を含む……は，養育の中でのそれらの情緒の使用と共に，生後一年の間にも記録されてきた（Emde, 1980; Izard et al., 1980; Campos et al., 1983）。情緒表現のある個別のパターンが普遍的に認識され，表現されるという事実は，一群の基本的情緒に対する経験が普遍的であることを意味している。これらの情緒が早期乳幼児期に存在するという事実は，強固な生物学的準備性を意味している。このことを超えて，乳幼児，児童と大人で類似した情緒表現の体制が存在することを示す調査を再検討すれば，生涯を通じての情動的連続性のかなり劇的な実像が現れてくる。われわれの乳幼児研究（Emde, 1980; Emde et al., 1982）は，学童期の児童に関する研究（Russell & Ridgeway, 1983）と成人の感情表現に関する調査研究との一貫性を保っている。後者は，スペンサー（1890），ヴント（1896），やフロイト（1915）の初期の見解を含むだけでなく，一連の実験的研究（Woodworth & Schlosberg, 1954; Abelson & Sermat, 1962; Gladstone, 1962; Frijda & Phillipszoon, 1963; Osgood, 1966; Frijda, 1970）をも含んでいる。生後3カ月以降，情緒表現はいつも，快感的な色会いを持つ第一次元（快／不快）にしたがって組織化され，活性化が顕著な第二次元と共に，第三次元はそれほど顕著ではないが，われわれの乳幼児研究では内向的方向づけ／外向的方向づけと名付けられている。

　この情緒パターンの一貫性は，われわれの日常の経験および臨床的実践と

一致している。われわれは，いかに他者の感情を理解することによって，彼らの意図や動機づけの状態を含む，他者を知ることに依存しているかに気づいている。臨床家として，一旦他者の情緒生活に触れることで，われわれは彼あるいは彼女の人間性と個体性の両方に触れている，ということは日常の経験である。

そのような考察に導かれて，私は自己経験の情動的核という，ランゲル（Rangell, 1967）とイザール（Izard, 1977）が以前に示唆した見解を提案した。その基本的な考え方は次のようなものである。われわれが変化する多くの仕方にもかかわらず，われわれの情動生活はわれわれの経験に連続性を与える。これがその通りであるのは，情動生活の中心的体制が生物学的なものであり，またその生命活動との関係が不変だからである。さらに，情動生活によって，発達横断的経験の連続性が保証されるだけではなく，人間横断的連続性と理解が保証されるのである。われわれの情動的核は，われわれが人間である他者を理解することができることを保証しているのである。最後に，情動的核が，個人としてのわれわれにとって最も重要な経験のこれらの側面に触れるものであるために，またそれが意味と動機づけの両方を組織化するものであるために，また，われわれ自身の（そして他者の）経験の唯一性にわれわれが触れることをも可能にしてくれるのである。

乳幼児期よりも自己の情動的核が目立つ者はいない。乳幼児と養育者との間での情緒信号は，要求，意図，や充足を伝達するための基盤を提供している。それは，意味と動機づけとを伝達する。それは要求充足だけを導くのではなく，学習，愛情，探索をも導く。実際，早期の養育経験の中で最も中心的な成長－促進の特徴と思われるものは，乳幼児期における養育者の情緒応答性である。そのような原理は，愛着の研究に暗に含まれており（Bowlby, 1973; Matas et al., 1978），そして，マーラーと彼女の同僚達（1975）の臨床的一般化によって明確にされた。実験的アプローチは特に啓蒙的である。ある 15 カ月児の研究では，われわれは，母親が新聞を読んでいるかいないかによって，乳幼児の探索と遊びに対して母親の情緒応答性がいかに劇的な効

果を発揮するかを発見した（Sorce & Emde, 1981）。他の一連の実験で，われわれは，われわれと他の人たちが「社会的参照」と呼んできた現象を通して，情緒信号の重要性を探究した（Campos & Stenberg, 1981; Feinman & Lewis, 1981; Sorce et al., 1985; Klinnert et al., 1986）。概して，われわれの実験は極めて劇的である。一人の乳幼児がわれわれの遊戯部屋を探索して，不確実な実験状況の一つに遭遇する（たとえば，おもちゃのロボットであったり，ハイハイをする床の見かけ上の断崖であったり，あるいは見慣れないおもちゃであったり）。乳幼児は，その時母親を見る。もし母親が恐れや怒りの信号を出すと，乳幼児はその新しい状況を避ける。もし母親が喜びや興味の信号を出すと，乳幼児はその新しい状況に接近して行き，探索する。情緒信号の同様な調節効果が，母親の顔，あるいは声を通じた表現に伴って生じる。ほとんどの効果は1分か2分の間に明らかになる。重要な点は，社会的参照はいかなる年齢の人でも，さもなければあいまいで不確かな状況の意味を理解するために，重要な他者からの情緒情報を捜し出そうとする，一般的なプロセスである。（生まれてから6カ月までの）早期乳幼児期で，母親（あるいは父親）が乳幼児の要求状態について確信が持てない時，その母親（あるいは父親）は養育についての決定をするために，乳幼児の情緒表現を参照する場合にも，そのプロセスが含まれている。乳幼児の観点からは，社会的参照は生後1年の半ば頃に始まり，2年目を通じて特に顕著に見られる。新しい状況に関わる不確実性がしばしば生じ，それに応じて不確かさを解消し，行動を調節するために，乳幼児はもう一人の人物（ふつうは母親）の方を見る。

　乳幼児期から進展する情緒応答性とこれらの動機づけの要因を考えていく時，強調するに値する，早期の情緒に関する研究の別の一側面が存在する。蓄積されてきた研究は今や，いくつかの面でフロイトの時代とはまったく異なる明確な実像を提示している。肯定的情緒（喜び，驚き，興味）は最早期の乳幼児期からの発達で極めて重要であり，否定的情緒からは比較的別個に組織化される。長引く要求状態の間，あるいは他の原因からの苦痛の間，否定的情緒は決定的なものであり得るし，肯定的情緒を一掃してしまうことが

あり得るにもかかわらず，肯定的情緒は，社会的相互作用，探索，学習に対する独立した誘因を与える。正常な乳幼児と彼らの親の情緒表現について観察したわれわれの縦断的研究では，否定的情緒体制と肯定的情緒体制とは統計的に関連がない。同様に，ゴールドスミスとキャンポス（Goldsmith & Campos, 1986）は，否定的情緒と肯定的情緒に関して異なった遺伝性の指標を発見した。全体としては，そしておそらく驚くことではないが，脈絡に従ってより多く変化するように見える肯定的情緒と比較して，特定の否定的情緒の連続性についてのエビデンスがより多く存在している。乳幼児は，生まれてすぐに，興味のある刺激に注意を向けるために，母親の胸での吸乳を中断するだろう。そして，興味や敏感な覚醒状態のサイクルは，飢えや睡眠の生物学的サイクルとは比較的関連がない（Wolff, 1965; Emde & Robinson, 1979）。快感と興味は「情動調律」（Sterm, 1985）の主な指標であり，乳幼児期の情緒応答性の最も敏感な臨床的指標は肯定的情緒が存在するか，欠けているかであることをわれわれは発見した（Emde, 1980; Emde et al., 1982）。発達において物事がうまく進んでいるならば，乳幼児の側と養育者の側とに，一定の情緒表現が存在する傾向があり，苦痛，怒り，悲しみや他の形の不快とは反対の，快と興味のバランスが存在する傾向がある。

　肯定的情緒の重要性に関するわれわれのテーマは，早期の道徳発達を考察する際にも継続している。すべての学問分野の発達研究者にとって，「内在化」は道徳性を理解するための中心的問題である。最近の論評のひとつでは，道徳的内在化は，個人がそれによってだんだん個人的要求と社会的義務との間の不可避的葛藤を調節することができるようになる，そのプロセスとの関連で定義された（Hoffman, 1983）。同様に，他の論評では，そのプロセスは，外的強化が存在しない時にいかに個人が内的道徳規範によって統制されるようになるか，に慣例して記述されていた（Rest, 1983）。精神分析学者は同様の用語でその問題を考えた。つまり，発達の経路の中でいかにして外的葛藤が内的葛藤となるのかである（Anna Freud, 1980; Kennedy & Yorke, 1982）。

道徳についての発達論的見解の多くが，精神分析学と同様に，大部分が年長の子どもに関するものであったが，最近の研究は，最初の3年間に方向が変っている。よちよち歩きの幼児を観察すると，道徳性は単に制限や禁止だけに関わっているのではないことに気づかされる。すべての道徳システムは，「してはいけない」と並んで，「しなさい」を含んでおり，加えて，なにをすべきか，そして何が承認され，何が理想とされるかに関わっている。1歳から3歳の期間は，道徳的葛藤が初めて内在化される時期であるだけでなく，また，情動的に意味のある規則や道徳規範が特異な養育関係の脈絡の中で定式化される時期でもある。大多数の精神分析学者にとっては驚くことではないが，発達研究が確認するところでは，家族の観点からは，よちよち歩きの幼児は，歩き始めるとすぐに，わがままになり，否定の言葉を使うことを身につけ（Spitz, 1957），それに応じて，両親の重大な関心事は，栄養を与えることに加えて，規律を教えるという問題に焦点化される（Maccoby & Martin, 1983）。しかし，最近の研究からの一層驚くべき推論がある。それは情緒に中心を置く早期の道徳発達には，少なくとも二つの流れがあるように思われる。いずれも，協調的で，向社会的行動を促進するための動機づけ的な潜在力を持っている……一つは葛藤の闘技場の外で発生し，もう一つは葛藤の中で発生する。

　親と子どもの間での意図の葛藤という意味でも，子ども自身の内面の意図の葛藤という意味でも葛藤が存在する以前に，乳幼児は養育体験で共有された側面として「ルール」を学習する，ということを今や発達研究者は理解している。早期に内在化された「ルール」は，疑いなく，生得的に組織化された構造に強い基盤を持っており，精神分析学が，ハルトマン（1939）に従って，自我発達の「葛藤外領域」と呼んできた分野に含まれるのだろう。さらに，私はこれらの内在化されたルールは，生まれつきの傾向と養育者との関係性の経験の二つの起源をもつ早期の道徳的動機として考えられるべき資格があると信じている。最初のそのような動機づけは社会的適合の基本的動機から生じてくる。おそらくこの早期の強固な傾向に関係しているのは，4歳

児についてのハーン（Haan）の最近の仕事である。驚くべきことのように見えるが，就学前児童たちが，ある版の「囚人のジレンマ」ゲームに参加し，その際，同じゲームを大学生が行う時のような，相互性，共有や公正さという同じ要素を示した。同様に，グッドナフ（Goodnough, 1987）の調査は，オーストラリアの異なった家族文化の中での相互性や公正さに関係する，幼い子どもたちへの，家庭内ルールの浸透を示している。よく研究された相互性についてのルールの事例は，面と向かって見つめ合う行動，発声や母親との遊びの中の，順序交代（ターン・テイキング）のような，早期の相互交流行動に見出される（Stern, 1977; Brazelton & Als, 1979; Tronick, 1980; Bruner, 1982 の議論参照）。いかに伝達するかについての――いかに社会的相互作用に加わり，それを維持し，そして終結させるかについての――ルールが言語以前に十分に機能していることは明白であると思われる。これらの社会的なターン・テイキングへの早期の動機のより広い意味は，すべての道徳的システムはその中心に相互性の感覚を持っており，黄金律の一版を伴っている，という認識から来ている。すなわち「人からして欲しいと思うことのすべてを人々にせよ！」（マタイ福音書第7章12節）。

　コミュニケーションにおけるターン・テイキングへと協調への傾向は，子どもが他者の不快に苦痛を感じ，助けるか慰めるかしようとする，向社会的動機づけの要因としての共感的喚起の重要性に関する最近の研究によって補完されている。生後2年目の中頃の慰撫反応の出現は，援助や共有行動と共に，ラドケ−ヤーロウとザーン−ワクスラーによって体系的に記述されている（Zahn-Waxler & Radke-Yarrow, 1982; Radke-Yarrow et al., 1983）。3歳以前の慰撫，共有や援助についての他の観察（Mahler et al., 1975; Rheingold et al., 1976; Dunn & Kendrick, 1979; Zahn-Waxler & Radke-Yarrow, 1982; Radke-Yarrow et al., 1983）は，また向社会的行動の動機づけの独自の源泉を指摘している。ケイガン（1984）はホフマン（Hoffmann, 1977）に倣い，次のように提案している。共感は強固な成熟的基盤を持ち，おそらく，よちよち歩きの幼児の，他者に対する攻撃性の自然な抑制として働き，そして特

定の感情状態は「一群の普遍的あるいは原則化された道徳規範をその上に構築することができる非相対論的なプラットホーム」であるのだろう（Kagan, 1984, p.123）。向社会的活動への傾向の付加的な構成要素は，主たる養育者との共感体験の質によって影響を受けることはありそうなことと思われる。よいマザーリングは，よい共感のために役立つという趣旨の精神分析的仮定（Ekstein, 1978）は，標準的な意味ではまだ研究上の支持を得てはいないが，維持可能な仮説として存続している（Radke-Yarrow et al., 1983 の議論を参照）。われわれはまた，乳幼児が会話における社会的相互作用，ターン・テイキングや参加の「ルール」について学ぶことは，厳密な意味では共感を含んでいないが，乳幼児と共にいる養育者の「情動調律」（cf. Stern, 1985）を含んでおり，葛藤の闘技場の外側で生じるということを思い出す。先に指摘したように，ケイ（Kaye, 1982）とブルーナー（Bruner, 1982）は，いかにこの内在化の形式が，一貫した養育的相互作用に深く依存しているか，またいかに共有された意図（間主観性）を次第に含みこんでいくか，そして言語を含んだ後のコミュニケーションへの重要な足場を形成するか，を描き出した。

　われわれは，葛藤の内在化における早期の道徳的動機（「してはいけない」を学ぶこと）への強固な基盤が社会的参照から来るものと信じている。すでに指摘したように，1年目の最終四半期までに，乳幼児は，「社会的参照」において，不確実な状況で行動を調節するために，他者からの情緒信号を探索する。多くの不確実な状況は，親と子どもとのあいだの禁止の情緒信号を含んでいる。2年目の早期に始まるのだが，子どもは禁止されている行為を行った後かその前に，背後を確認する。おそらく，子どもは両親の情緒信号の中に，不確実な状況の解決，あるいは決断のためのなんらかの承認を探し求めているのである。われわれはまた，自己認識の出現における社会的参照の役割を議論してきた。2年目の間に新しい，一群のパターン化された情緒反応が出現するが，それは「早期の道徳的感情」と呼んでもよいだろう。この早期の局面で，これら早期の道徳的感情は，養育者の監視のもとで生じ，

そして子どもが不確実性を認識し，問題を認識し，そして次第に，葛藤を起こす意図を認識していくことを暗に示しているように思われる。われわれの見解では，これらの「早期の道徳的感情」は，(1) 肯定的な情動の共有と誇り，(2) 恥，(3)「傷つきの感情」（罪の前駆形になり得る）を含んでいる。

　早期の道徳的感情は，体系的な調査を必要としている。われわれはそれが以下のような特徴を持っていると信じている。第一に，それらは大部分は内面的で，個別の感情（たとえば，喜び，驚き，怒り，恐れ，悲しみ，嫌悪や興味）よりも一層複雑であり，顔つき，声，態度における情緒表現に対して単純な対応関係を持っていない。第二に，それらは関係性に基づいている……つまり，特定の脈絡における特定の個人との経験の過去の歴史に基づいている。第三に，それらはある意味での闘争，板ばさみ，葛藤に基づいている。第四に，それらは予期的である。即ち，それらは信号情動である。それらは意図された結果の帰結を何らかの形で予示するか，表象している。

　肯定的情動共有は，しばしば，1年目の始めに目立つようになる。多くの子どもが，ふつうの幸福な状態の一部としてだけではなく，努力を必要とする特定行為の後でも，ほほえみや，輝く瞳に溢れた喜びを，養育者や他の人々と共有するだろう。他の人の笑顔への応答を探るほほえみ，さらに本来の喜びの表現の増幅と共に，活動それ自体が，極めて顕著であり，また他の人に誇りある印象を与える。関連する研究がなされる必要があるが，2年目に出現する誇りは，与えられた状況において道徳規範やルールが成功裏に適用されたことを示す，重要な感情の指標となっている。

　それと対応して，恥は，何か間違ったことをしてしまったという子どもの気づきを示す感情であるように思われる。それは視線を逸らすこと，不快の表現，禁止された行為を行う脈絡でのある種のもたつきを含んでいる。恥は重要な他者の居る場面でも生じるが，おそらく，将来の決断の調節を導くであろう予期的機能を担っている。ごく一部の人々は，恥は，早期の道徳的発達において中心的であると主張するが，恥に対するオペラント行動，また恥が規則的に誘発される条件については更なる研究が必要である。全く同様の

ことが，親からの禁止の脈絡で，特にその禁止が怒りの調子でなされた時にしばしば生じる，「傷つきの感情」の反応についても主張できる。観察者には，悲しみ，怒りや／あるいは拗ねているといった要素を含む「苦しそう」に見える，顔の表情と共に，子どもが「傷ついたように」見える。

われわれは最近，正常な中流家庭の乳幼児と彼らの両親に関するわれわれの研究調査を再検討して，「しなさい」と「してはいけない」についての早期の内在化における発達段階，つまり養育者の監視のもとで生じる発達段階を提案した（Emde, Johnson, & Easterbrooks, 出版準備中）。家庭とわれわれの研究所の遊戯室でなされた縦断的観察は，親が物理的に存在し参照可能な状況では，24カ月児が「しなさい」と同様「してはいけない」の内在化されたルールのエビデンスを示すことが明らかになった。

早期の関係性動機：
共有された意味と共−自我（WE-GO）

われわれが考察しようと思う動機づけ構造の最後の群は，これまで議論してきた他のすべてのものを含むが，しかし共有された情緒と共有された意味の明白な領域へとわれわれをいざなう。現在のテーマを続けるにあたって，われわれは正常発達に焦点を当て，最初の3年間の道筋を通じて内在化される肯定的情緒と関係性動機の役割を強調する。

愛着の発達に関する研究文献（Maccoby & Martin, 1983; Bretherton & Waters, 1985）が立証し，またわれわれの観察によって確認されるとおり，子どもは，標準的には彼あるいは彼女の両親の応答性のさなかで安全感を経験し，そしてこのことは，養育者が存在する場面での子どもの興味，好奇心，環境の探索のバランスによって明らかにされる（Emde et al., 1982）。生後1年の後半では，子どもは親の目標を満たすことができ，そして両親は望まれるそれらの行動に承認を与えるように，子どもの活動を導いていく（Kaye, 1982）。子どもは，彼，あるいは彼女自身の目標との関係で支配を経験する

だけだなく，両親によって奨励された目標との関係でも支配を経験する。これこそ，反復される傾向を持つ共有される意味の側面である。

われわれの研究室で行われた最近の縦断的研究での観察は，後期乳幼児とよちよち歩きの時期での共有された意味の正常な発達経路に関して特に有益である（Emde & Easterbrooks, 印刷中）。われわれの発見したところでは，乳幼児と両親の間での相互参照と肯定的情動の共有は概して，生後2年目の初めと中頃の間に見られた。反復される社会的参照は，両親の模倣と両親との同一化のプロセスを促進するかもしれない。しかしいずれの事例においても，少なくとも部分的には，両親が行い，承認することを子どもが何とか行おうと，奮闘することから生じる支配の喜びを，子どもと親は共有しているように思われる。

興味深いことに，われわれの標準的な研究において，情緒の共有は通常，否定的な情緒の交換ではなく，肯定的な情緒（微笑や興味）に関係している。研究が示すところでは，この年齢の否定的情緒の共有は，10代の母親のような，ストレス状況下の集団，あるいは危機に瀕している人々の集団でより頻度が高い（Osofsky, 私信）。

36カ月児のわれわれの観察は，さらなる発達を明らかにした。われわれの研究から発見したことは，両親の禁止は，両親の短い不在の間でも，また遊びの状況の中で他の人から試された場合でさえも，子どもに守られる形で，かなりの程度，この年齢の子どもによって内在化されていることであった。この年齢で，われわれは子どもの発達した言語能力を利用する内在化を証明した。検査者は，短い，標準化された物語を語り始め，子どもは，それを遊びのナラティブの中で完成させるように求められた。われわれは多くのそのような物語脚本を利用することで，ほとんどの36カ月児が，内在化されたルール，相互性の感覚と共感の感覚の明確なエビデンスを示すことを確認した。ある「道徳的葛藤」の物語脚本では，子どもは拘束力のあるルールと向社会的活動の間で選択する必要に迫られる，道徳的葛藤状況に直面させられた。われわれの正常群のすべての子どもたちがジレンマを理解し，それと取

り組み，そして多くの子どもたちが向社会的結果を達成した。

　おそらく，われわれにとってより一層意味深いのは，母親が不在の際に，母親の禁止に対して挑戦する実験的状況で，何人かの子どもたちがわれわれに語ったことである。われわれの実験脚本を描写してみよう。乳幼児が，興味あるおもちゃで一杯の部屋の中で検査者と遊んでいる。母親が二つの新しいおもちゃを持って部屋に入ってくるが，子どもに対して，自分が出ていっている間，そのおもちゃに触らないように，と指示を与える。母親が去った後，子どもと検査者はウサギの人形や他のおもちゃで遊んでいる。しばらくして，検査者はウサギの人形に，禁止されたおもちゃと一緒に遊びたいという欲求を述べさせる（子どもが自発的にそのおもちゃで遊んでいない場合だが）。これらの状況下で，多くの子どもたちが誘惑に抵抗して，実際われわれに「私のお母さんの言ったことを聞かなかったの？　このおもちゃじゃ遊ばない方がいいよ。私たちの両方ともね。」と言った。われわれは，かくして驚くべき認識に至った。これらの子どもたちは，彼らと一緒にいる重要な他者との，「我々」の実行感覚を発達させており，それが彼らに増加した力と統制の感覚を与えたのであった。それゆえにわれわれは，中流家庭の標本では，物理的に両親が居合わせなくても，内在化されたルールが彼らに「他者」の感覚を持ち続けさせており，新たな社会的脈略においてそれらが活性化される程度に応じて，内在化されたルールが彼らに「我々」の自律的な感覚を持ち続けさせている，というエビデンスを発見したのである。

　死後に出版された論文の中で，精神分析学は自我の理論に対応するものとして「共－自我」（we-go）の理論を必要としていると主張したのは，ジョージ・クライン（George Klein）である（Klein, 1967）。発達してゆく子どもの「我々」の感覚と，共有された意味を持つ対人的世界は今や，発達研究者と心理言語学者の間で，ますます研究上の興味の焦点となってきている（Rommetveit, 1976; Brenner & Mueller, 1982; Bruner, 1982; kaye, 1982; Bretherton, 1985; Stern, 1985）。この仕事の歴史的基礎はジョージ・ハーバード・ミード（George Herbert Mead, 1934）とヴィゴツキー（1978）の社会心理学に起源をもって

いる。——これはいまや新しい評価を受けつつある仕事である。

　自己愛と自己に没頭しているわれわれの時代にあって，「自己」心理学に加えて「我々」心理学という，心理学の別な側面をわれわれが見始めていることは，おそらく皮肉なことである。このことは，われわれの世界観における深遠な変化を象徴しているという事実に，私は注意を喚起したい。このことを理解するためには，心理学におけるわれわれの思考の多くが，私－あなた，あるいは我－汝の対立によって支配されてきたことを思い出す必要があるだけである。別な形として，発達心理学に大きな影響力を持つ，ピアジェ学者の発達心理学は，子どもの持つ世界構造における環境の無生物的側面を強調してきた。この典型として，ピアジェ学者は「私－それ」の認識論を扱ってきた。

　「私」の感覚と「我々」の感覚の発達については，概念的に分離可能な経路が存在するように思われる。しかしながら，それまでに論評された精神分析の理論家たちの見解を拡張すると，自己と共有された意味との間には，二つではなく，三つの相互作用の経路が存在するようにも思われる。これらは，私の感覚，他者の感覚，我々の感覚を含んでいる。合わせて，それらは自己と社会的相互作用のための「対話の枠組」として考察されてもよいものを構成する。発達心理学における「我々」の領域についての見解への以前の無頓着は，代名詞の図式の普遍性を考察する時に，なお一層際立ってくる。一人称（私），二人称（あなた），そして同様に三人称（彼／彼女／それ）が存在するだけではなく，複数形が存在している。対人的心理学の観点からは，「我々」の感覚は自己展望の最も深い変化を含んでいる……他者との共有された現実の肯定的な経験への変化である。成人として，われわれは「我－汝」の対話だけでなく「私－我々」対話も持っている。

　われわれが列挙した基本的動機は（すなわち，活動性，自己調節，社会的適合，情動モニタリング），「我々」の対話の形成の基礎となっている。「我々」の感覚の始まりは，生後7カ月から9カ月の生物行動学的転機，つまりスターンが「間主観的自己」と呼んだものの期間中に現れる。乳幼児は今や意図と

計画を直接的活動の領域を超えて経験することができ，合同注意や感情の共有の脈略で意図を養育者と適合させることができる。ブラゼルトン（1985）が述べているように，生後1年目の終わりに向けて，「心の連結」が存在している。身振りと活動は今や意図を他者と適合させることに関わっている。情緒信号は今や，乳幼児が情緒を通じて単純な動機づけ状態を表現するだけではなく，他の人との交渉の過程で情緒表現を使うように変化している。このことは注目に値する。情緒信号の対話を始めるために，強度の弱い，混合された信号が提示されることがしばしば見られる。つまりこの過程で，情緒表現は，他者からの一群の反応を引き出す目的を持っている。反応は目的志向的であり，相互に望まれた目標点，あるいは妥協の末の目標点を達成する間に修正が必要とされる。

　われわれは，乳幼児の社会的参照は自己−発達を促進する適応的機能を持つという仮説を立てた——つまり，自己システムの三つの力動的側面の作業モデルを維持し，拡張するためである。(a) 自己の経験，(b) 他者の経験（たとえば愛着を持つ人物），(c) 他者と共にいる自己，あるいは「我々」。自分の意図を他者と適合させるために他者をチェックし，そして「我々」の感覚を拡大する意味での，意味の共有は，生後2年目から3年目のあいだに特に重要になる。よりこの点を劇的に表現するためには，マーラーと彼の同僚たちの（Mahler et al., 1975）「情緒的燃料補給」や「背後を確かめる行動」の観察を思い出すだけでよい。またエインズワースの「母親を探索のための安全基地として使用する」という概念（Ainsworth et al., 1978），そして同じく乳幼児の母親の顔を見つめる能力と，探索や遊びのレベルとの関連性を実証した実験的研究を思い出すだけでよい（Carr et al., 1975; Sorce & Emde, 1981）。

　3歳児の「実行的−我々」（executive we）が最適な，あるいは標準的な発達により特徴的かどうかを知るにはまだ早計である。「実行的−我々」における個人差は，後年の問題のリスクの，重要あるいは敏感な指標となり得るかどうかを知るにはまだ早計である。「実行的−我々」が将来のストレ

スに対しての緩衝装置あるいはバイアスの役目を果たすのかどうかを知るにもまだ早計すぎる。しかし精神分析学の理論的見地からは，反復の基本的動機づけの特徴は，新しい関係性の中になじみのあるものを探し出し，そしてその関係性の中で他者と共にいる自己を認知することである（Sander, 1985）。それゆえに，「我々－感覚」における変異やその感覚の欠如は，われわれの探求や未来の精神分析学的な研究に対してますます重要性を持つものと想定される。

　われわれの小論のこの部分では，発達生物学と乳幼児観察からの最近の発見と関連する，連続性と変化についてのフロイトの1937年の問いかけを扱った。われわれの論文のパートIIでは1937年以来の関連する精神分析学的理論からの，多様な，しかし重要な知恵に注目していこうと思う。そしてわれわれは，精神分析的治療の過程についての見解に，いくつかの統合された考察を運び入れようと思う。

要　　約

　50年前のフロイトの論文によって提起された連続性と変化の問題が，乳幼児期からの生得的で動機づけ的な要因の発達と関連して議論される。この論文のパートIは学際的な研究を論評し，いくつかの理論的定式化を提案している。研究は，後年の適応的変化のための連続性と潜在力との両者を確立するために，乳幼児－養育者関係の経験と，情緒応答性とが中心的な役割を果たすことを指し示している。基本的な乳幼児の動機づけは，活動性，自己調節，社会的適合，と情動モニタリングから成り立っていることが提案される。これらの影響は強く生物学的に準備されており，発達には欠かせないもので，生涯を通じて持続する。他の動機づけ構造は基本的な動機によって燃料を与えられ，乳幼児－養育者関係の特異な脈略において発達する。これらの構造は，自己の情動的核や早朝の道徳的内在化に関わるものも含んでいる。さらに，3歳までには，ある子どもたちにおいて，象徴的で，情動支持的な

自立性に関して「我々」の実行的感覚が発達する。

謝辞：エムディ博士は，国立精神保健研究所のプロジェクトの助成金＃MH22803, Research Scientist Award#5K02MH36808, the John D and Catherine T. MacArther Foundation Network on the Transition from Infancy to Early Childhood, による援助によって支えられている。初期の草稿に対する Drs Marshall Haith, Joy Osofsky と Robert Plomin の批評的論評に感謝する。

文　献

Abelson, R. P. & Sermat, V. (1962). Multidimensional scaling of facial expressions. *J. Exp. Psychol.*, 63; 546-554.

Ainsworth, M. D. S, et al. (1978). *Patterns of Attachment*. Hillsdale, N. J.: Erlbaum.

Als, H., Tronick, E. & Brazelton, T. B. (1979). Analysis of face-to-face interaction in infant-adult dyads. In *The Study of Social Interaction*, ed. M. Lamb, S. Suomi & G. R. Stephenson, Madison: Univ. Wisconsin Press, pp. 33-76.

Berlyne, D. E. (1960). *Conflict, Arousal, and Cluriosity*. New York: McGraw-Hill.

Bertalanffy, L. von. (1968). *General System Theory Foundations, Development, Applications*. New York: George Braziller.

Bornstein, M. H. & Sigman, M. (1986). Continuity in mental development from infancy. *Child Development,* 57; 251-274.

Bowlby, J. (1969). *Attachment and Loss,* Volume I. New York: Basic Books.

— (1973). *Attachment and Loss,* Volume II. New York: Basic Books.

Brazelton, T. B. & Als. H. (1979). Four early stages in the development of mother-infant interaction. *Psychoanal. Study Child,* 34; 349-369.

Brenner, J. & Mueller, E. (1982), Shared meaning in boy toddlers' peer relations. *Child Development,* 53; 380-391.

Bretherton, I. (1985). Attachment theory: retrospect and prospect In *Growing Points in Attachment Theory and Research* ed. I Bretherton & E. Waters. Monographs of the Society for Research in Child Development. 50 (1-2, Serial No. 209), pp. 3-35.

—& Waters, E. (1985), *Growing Points in Attachment Theory and Research,* ed. I. Bretherton & E. Waters. Monographs of the Society for Research in Child Development.

Bruner, J. (1982). *Child's Talk: Learning to Use Language*. New York: W. W.

Norton.
Buss. A. H. & Plomin, R. (1984). *Temperament: Early Developing Personality Traits*. Hillsdale. N. J.: Erlbaum.
Butterworth. G. & Jarrett, N. (September, 1980). The Geometry of pre-verbal communication. Paper presented to the Annual Conference of the Developmental Psychology, Section of the British Psychologlcal Society, *Language, Communication and Understanding* at Edinburgh.
Campos, J. J. & Stenbprg, C. (1981). Perception. appraisal and emotion: the onset of social referencing. In *Infant Social Cognition*, ed. M. E. Lamb & L. R. Sherrod. Hillsdale, N. J.: Erlbaum, pp. 273-314.
—et al. (1983). Socioemotional development. In *Handbook of Child Psychology*, Volume II, ed. M. Haith & J. J. Campos. New York: Wiley.
Carr, S. J., Dabbs, J. M. & Carr, T. S. (1975). Mother-infant attachment: the importance of the mother's visual field. *Child Development*, 46; 331-338.
Chess, S. & Thomas, A. (1984). *Origins & Evolution of Behavior Disorders: From Infancy to Early Adult Life*, New York: Bruner/Mazel.
Clarke, A. M. & Clarke, A. D. B. (1976). *Early Experience: Myth and Evidence*. New York: The Free Press, 1977.
Condon, W. S. & Sander, L. W. (1974). Synchrony demonstrated between movements of the neonate and adult speech. *Child Development*, 45; 456-462.
Cramer, B. & Stern, D. (August, 1986). Mother-infant psychotherapy: objective and subjective changes. Plenary presented at the Third World Congress of Infant Psychiatry and Allied Disciplines, Stockholm, Sweden.
Decarie,T. G. (1969). A study of the mental and emotional development of the thalidomide child. In *Determinants of Infant Behaviour IV*, ed. B. M. Foss. London: Methuen, pp. 167-187.
Deci, E (1975). *Intrinsic Motivation*. New York: Plenum Press.
Dunn, J. & Kendrick, C. (1979). Interaction between young siblings in the context of family relationships. In *The Child and Its Family*, ed. M. Lewis & L. A. Rosenblum. New York: Plenum.
Ekman, P. Friesen, W. & Ellsworth, P. (1972). *Emotion in the Human Face. Guidelines for Research and an Integration of Findings*. New York: Pergamon Press.
Ekstein, R. (1978). Psychoanalysis, sympathy, and altruism. In *Altruism, Sympathy, and Helping: Psychological and Sociological Principles*, ed, L. G. Wispe. New York: Academic Press.
Emde, R. N. (1980). Emotional availability: a reciprocal reward system for

infants and parents with implications for prevention of psychosocial disorders. In *Parent-Infant Relationships,* ed. P. M. Taylor Orlando, Florida: Grune & Stratton, pp. 87-115.
— (1981). Changing models of infancy and the nature of early development: remodeling the foundation. *J. Amer. Psychoanal. Assn.,* 29; 179-219
— (1983). The prerepresentational self and its affective core *Psychoanal, Study Child,* 38; 165-192
—& Robinson, J. (1979). The first two months: recent research in developmental psychobiology and the changing view of the newborn, In *American Handbook of Child Psychiatry,* ed. J. Nosphitz & J. Call. New York: Basic Books, pp. 72-105.
—Gaensbauer, T. & Harmon, R. J. (1982). Using our emotions: Principles for appraising emotional development and intervention. In *Developmental Disabilities: Theory Assessment and Intervention,* ed. M. Lewis & L..Taft. New York: S. P. Medical and Scientific Books.
—& Harmon, R. J. (eds.) (1984). *Continuities and Discontinuities in Development.* New York: Plenum.
—& Easterbrooks, M. A. (in press), Assessing emotional availability in early development. In *Early Identification of Children at Risk: An Intetnational Perspective,* ed. R. N. Emde & J. Sullivan. New York: Plenum.
Feinman, S. & Lewis, M. (April, 1981). Maternal effects on infants' responses to strangers. Paper presented at the Society for Research in Child Development meetings. Boston, Massachusetts.
Fraiberg, S. (1977). *Inslights from the Blind.* New York: Basic Books.
—Adelson, E. & Shapiro, V. (1975). Ghosts in the nursery: a psychoanalytic approach to the problems of impaired infant-mother relationships. *J. Amer. Acad. Child Psychiatry,* 14; 387-421.
Freedman, D. A,, Cannady, C. & Robinson, J. S. (1971). Speech and psychic structure. *J. Amer. Psychoanal. Assn.,* 19; 765-779.
Freud, A. (1980). Personal communication.
Freud, S. (1905). Three essays on the theory of sexuality. *S. E.* 7.
— (1915). Instincts and their vicissitudes. *S. E.* 14.
— (1916). Introductory lectures on psychoanalysis. *S. E.* 16.
— (1937). Analysis terminable and interminable. *S. E.* 23.
Fruda, N. (1970). Emotion and recognition of emotion. In *Feelings and Emotions,* ed. M. B. Arnold. New York: Academic Press, pp. 241-250.
—& Philipszoon, E. (1963). Dimensions of recognition of expression. *J. Abnormal*

Social Psychol., 66; 45-51.

Gladstope, W. H. (1962). A multidimensional study of facial expression of emotion. *Australian J. Psychol.*, 14; 95-100.

Goldsmith, H. & Campos, J. J. (1982). Toward a theory of infant temperament In *The Development of Attachment and Affiliative Systems*, ed. R. N. Emde & R. J. Harmon. New York: Plenum.

—&— (1986). The genetics of infant temperament. In *Advances in Infant Behavior and Development*, ed. M. Lamb & A. Brown. Hillsdale, N. J.: Erlbaum.

Goodnough, J. (May, 1987). Presentation to the Society For Research on Child Development. Baltimore, Maryland.

Grossmann, K. et al. (1987). Maternal attachment representations as related to child-mother attachment patterns and maternal sensitivity and acceptance of her infant. In *Relations Between Relationship within Families*, ed. R. A. Hinde & J. Stevenson-Hinde. Oxford Univ. Press.

Haith, M. M. (1980). *Rules that Babies Look By*. Hillsdale, N. J.: Erlbaum.

— (May, 1985). Today's baby: technology's product or nature's accomplishment? Lecture presented at the Universlty of Denver.

— (1977). Eye contact and face scanning in early infancy. Science, 198; 853-855.

Haith, M. M. & CAMPOS, J. J. (1983), Infancy and developmental psychobiology. In *Handbook of Chlld Psychology*, Volume II, ed. M. Haith & J. J. Campos. New York: Wiley.

Harlow, H. F. (1953). Motivation as a factor in the acquisition of new responses. *Nebraska Symposium* on Motivation, 1, pp. 24-29.

Hartmann, H. (1939). *Ego Psychology and the Problem of Adaptation*, New York: Int. Univ. Press.

Hendrick, I. (1934). *Facts and Theories of Psychoanalysis*, 2nd Edn. New York: Knopf, 1939.

Hoffman, M. L. (1977). Moral internalization: current theory and research. In *Advances in Experimental Social Psychology*, Volume 10, ed. L. Berkowitz. New York: Academic Press.

— (1983). Affective and cognitive processes in moral internalization. In *Social Cognition and Social Development: A Sociocultural Perspective*, ed. E. T. Higgins, D. N. Ruble & W. W. Hartup. Cambridge: Cambridge Univ. Press, pp. 236-274.

Hunt, J. McV. (1965). Intrinsic motivation and its role in development. In *Nebraska Symposium on Motivation*, ed. D. Levine. Lincoln: Univ. Nebraska Press, pp. 189-282.

Izard, C. E. (1971). *The Face of Emotion*, New York: Meredith and Appleton-Century Crofts.
— (1977). *Human Emotions*. New York: Plenum.
—et al. (1980). The young infant's ability to produce discrete emotional expressions. *Developmental Psychol.*, 16; 132-140.
Kagan, J. (1984). *The Nature of Child*. New York: Basic Books.
—Kearsley, R. & Zelaso, P. (1978). *Infancy, Its Place in Human Development*. Cambridge, Mass.: Harvard Univ. Press.
Kandel, (1983). From metapsychology to molecular biology: explorations into the nature of anxiety. *Amer. J. Psychiatry*, 140; 1277-1293.
Kaye, K. (1982). *The Mental and Social Life of Babies: How Parents Create Persons*. Chicago: Univ. Chicago Press.
Kennedy, H. & Yorke, C, (1982). Steps from outer to inner conflict viewed as superego precursors. *Psychoanal. Study Child*, 37; 221-228l
Klein, G. S. (1967). Peremptory ideation: structure and force in motivated ideas. *Psychol. Issues*, Volume V/Number 2-3, Monograph 18/19. New York: Int. Univ. Press.
Klinnert, M. D. et al. (1986). Social referencing *Developmental Psychol.*, 22; 427-432.
Maccoby, E. & Martin, J. (1983). Socialization in the context of the family: Parent-child in teraction. In *Handbook of Child Psychology*, 4th Edn., ed. P. H. Mussen, Vol. 4; Socialization, Personality and Social development, ed. E. M. Hetherington. New York: Wiley.
Mahler, M. S., Pine, F. & Bergman, A. (1975). *The Psychological Birth of the Human Infant: Symboisis and Individuation*. New York: Basic Books.
Main, M., Kaplan, N. & Cassidy, J. (1985). Security in infancy, childhood, and adulthood: a move to the level of representation. In *Growing Points of Attachment Theory and Research*. Monographs of the Society for Research in Child Development, ed. I. Bretherton & E. Waters, 50 (1-2, Serial No. 209), pp. 66-104.
Matas, L., Arend, R. & Sroufe, L. (1978). Continuity of adaptation in the second year: the relationship between quality of attachment and later competence. *Child Development*, 49; 547-556.
McCall, R. B. (1979). The development of intellectual functioning in infancy and the prediction of later I.Q. In *Handbook of Infant Development*, ed. J. D. Osofsky. New York: Wiley, pp. 707-741.
Mead, G. H. (1934). *Mind, Self and Society*. Chicago: Univ. Chicago Press.

Meltzoff, A. N. (1985). The roots of social and cognitive development: models of man's original nature. In *Social Perception in Infants*, ed. T. M. Field & N. A. Fox. Norwood: Ablex, pp. 1-30.

Morgan, G. A. & Harmon, R. J. (1984). Developmental transformations and mastery motivation: measurement and validation. In *Continuities and Discontinuities in Development*, ed. R. N. Emde & R. J. Harmon. New York: Plenum, pp. 263-291.

Osgood, C. (1966). Dimensionality of the semantic space for communication via facial expression. *Scandinavian J. Psychol.*, 7; 1-30.

Osofsky, J. D, (ed.) (1987). *Handbook of Infant Development*. New York: Wiley.

Papousek, H. (1981). The common in the uncommon child, In *The Uncommon Child*, ed. M. Lewis & L. Rosenblum. New York: Plenum, pp. 317-328.

—& Papousek, M. (1979). Early ontogeny of human social interaction: its biological roots and social dinmensions: In *Human Ethology Claims and Limits of a New Discipline*, ed. K. Foppa, W. Lepenies & D. Ploog. Cambridge: Cambridge Univ. Press, pp. 456-489.

—&— (1981). How human is the human newborn, and what else is to be done? In *Prospective Issues in Infancy Reseach*, ed. K. Bloom. Hilllsdale, N. J.: Erlbaum, pp. 137-155.

Pennington, B. F., Markowitz, P. & Fein, D, (1986). The neuropsychological basis of autism and related disorders: a review. *J. Amer. Acad. Child Psychiatry*, 25; 198-212.

Piaget, J. (1936). *The Origins of Intelligence in Children*, 2nd Edn. New York: Int. Univ. Press.

Platt, J. R. (1966). *The Step to Man*. New York: Wiley.

Plomin, R. (1983). Childhood temperament. In *Advances in Clinical Child Psychology*, Volume 6, ed. B. Lahey & A. Kazdin, New York: Plenum Press, pp. 45-92.

— (1983). Developmental bebavioural genetics. *Child Development*, 54; 253-259.

— (1986). *Development, Genetics, and Psychology*. Hillsdale, N. J.: Erlbaum.

—& Daniels, D. (1987). Why are Children in the same family so different from one another? *Behavioral Brain Sciences*.

Radke-Yarrow, M., Zahn-Waxler, C. & Chapman, M. (1983). Children's prosocial dispositions and behaviour. In *Handbook of Child Psychology*, 4th Edn., ed. P. M. Mussen, Volume 4, ed. E. M. Hetherington. New York: Wiley.

Rangell, L. (1967). Psychoanalysis, affects, and the human core. On the relationship of psychoanalysis to the behavioural sciences. *Psychoanal. Q.*, 36;

172-202.
Reiser, M. F. (1984). *Mind, Brain, Body: Toward a Convergence of Psychoanalysis and Neurobiology*. New York: Basic Books.
Rest, J. R, (1983). Morality. In *Handbook of Child Psychology*, ed. P. H. Mussen. Volume 3, ed. J. H. Flavell & A. M. Markman, New York: Wiley, pp. 556-629.
Reznick, J. S. et al, (1986). Inhibited and uninhiblted children: a follow-up study. *Child Development*, 57; 660-680.
Rheingold, H. L., Hay, D. F. & West, M. J. (1976). Sharing in the second year of life. *Child Development*, 47; 1148-1158.
Ricks, M. H. (1985). The social transmission of parental behavior: attachment across generations. In *Growing Points of Attachment Theory and Research*. Monographs of the Society for Research in Child Development, ed. I. Bretherton & E. Waters, 50 (1-2, Serial No. 209), pp-211-227.
Rommetveit, R. (1976). On the architecture of intersubjectivity. In *Social Psychology in Transition*, ed. L. H. Strickland, K. J. Gergen, & F. J. Aboud. New York: Plenum.
Rosenthal, D. (1970). *Genetic Theory and Abnormal Behavior*. New York: McGraw-Hill.
Russell, J. A. & Ridgeway, D. (1983). Dimensions underlying children's emotional concepts. *Developmental Psychol.*, 19; 795-804.
Sameroff, A. J. (ed.) (1978). Organization and stability of newborn behavior: a commentary on the Brazelton Neonatal Behavior Assessment Scale. *Monographs of the Society for Research in Child Development*, 43 (5-6, Serial No. 177).
— (1981). Cerebral palsy. Personal communication.
—& Chandler, M. (1976). Reproductive risk and the continuum of caretaking casualty. In *Review of Child Development Research*, Volume 4, ed. F. D. Horowitz. Chicago: Univ. Chicago Press, pp. 187-244.
—& Emde, R. N. (eds.) (in prepara, ion). *A Developmental Model for Understanding Relationships and Their Disturbances*.
Sander. L. (1975). Infant and caretaking environment: investigation and conceptualization of adaptive behaviours in a series of increasing complexity. In *Explorations in Child Psychiatry*, ed. E. J. Anthony. New York: Plenum, pp. 129-166.
— (1985). Toward a logic of organization in psychobiological development In *Biologic Response Styles: Clinical Implications*. The monograph series of the American Psychiatric Press, ed. K. Klar & L. Siever.

— (in press). Awareness of inner experience: a systems perspective on self-regulatory process in early development. *J. Child Abuse & Child Neglect.*
Scaife, M. & Bruner, J. S. (1975). The capacity for joint visual attention in the infant. *Nature,* 253; 265-266.
Scarr, S. & Kidd, K. K. (1983). Developmental behavior genetics. In *Handbook of Child Psychology,* 4th Edn., ed. P. H. Mussen, Volume 4, ed. E. M. Hetherington. New York: Wiley.
Shaver, P. & Hazan, C. (1985). *Compatibility and Incompatibility in Relationships.* New York: Springer-Verlag.
Snow, C. E. (1972). Mothers' speech to children learning language. *Child Development,* 43; 549-565.
Sorce, J. & Emde, R. N. (1981). Mother's presence is not enough: effect of emotional availability on infant exploration *Developmental Psychol.,* 17; 737-745.
—et al. (1985). Maternal emotional signaling: its effect on the visual cliff behavior of 1-year-olds. *Developmental Psychol.,* 21; 195-200.
Spencer, H. (1890). *The Principles of Psychology.* New York: Appleton.
Spitz, R. (1957). *No and Yes: On the Genesis of Human Communication.* New York: Int. Univ. Press.
Sroufe, L. A. & Fleeson, J. (1985). Attachment and the construction of relationships. In *The Nature and Development of Relationships,* ed. W. Hartup & Z. Rubin. Hillsdale, N. J.: Erlbaum.
Stern, D (1977). *The First Relationship: Mother and Infant.* Cambridge, Mass.: Harvard Univ. Press.
— (1985). Affect attunement. In *Frontiers of Infant psychiatry II,* ed. J. Call, E. Galenson & R. Tyson. New York: Basic Books.
Tronick, E. (1980). The primacy of social skills in infancy. In *Exceptional Infant,* ed. D. B. Sawin et al., 4; 144-158, New York: Brunner/Mazel.
Vygotsky, L. S. (1978). *Mind in Society: The Development of Higher Psychological Processes.* Cambridge, Mass.: Harvard Univ. Press.
Waddington, C. H. (1962). *New Patterns in Genetics and Development.* XXI of the Columbia Biological Series. New York: Columbia Univ. Press.
White, R. W. (1963). Ego and reality in psychoanalytic theory. *Psychological Issues,* Monograph No. 11. New York: Int. Univ. Press.
Wolff, P. H. (1965). The development of attention in young infants, *Annals New York Academy of Science,* 118; 815-830.
Woodworth, R. S. & Schlosberg, H. S. (1954). *Experimental Psychology.* New York: Holt.

Wundt, W. (1896). *Grundriss der psychologie* (C. Judd, Trans.).
Zahn-Waxler, C. & Radke-Yarrow, M. (1982). The development of altruism: alternative research strategies. In *The Development of Prosocial Behavior,* ed. N. Eisenberg. New York: Academic Press.

終わりある発達と終わりなき発達 II
——最近の精神分析的理論と治療的考察——

　1937年に書かれたフロイト（Freud）の「終わりある分析と終わりなき分析」は，発達的連続性と変化についてのわれわれの見解に関してなおも根本的な課題を提示している。乳幼児期からの生得的，動機づけ的要因について増加した知識は，精神分析の治療効果についてのわれわれのジレンマの手助けになり得るのだろうか？　この論文の第 I 部では，発達生物学と，乳幼児観察での最近の発見の結果から導かれたいくつかの理論的命題を提示することで，この問いに答えようとするわれわれの試みを始めた。私はここで精神分析の理論化からの，いくつかの多様な命題を要約したい。これらは，フロイトのいくつかの見解の中に起源を持っているが，それはまた，フロイト以来の，臨床的，そして科学的分野における急激な変化を反映している。私は，これらの命題が多くの利点によって，われわれの議論を啓発することができると信じている。第一に，それらはフロイトのメタサイコロジーの命題よりも，抽象的ではなく，容易に観察可能な現象に関係づけられる。第二に，それらは，われわれの中心的なパラドックス，つまり発達的変化と治療的硬直性のパラドックスを理解することを助けてくれるかもしれない。第三に，それらが乳幼児期からの生得的，動機づけ的要因についての首尾一貫した精神分析的理論の端緒に導くであろうと，私は信じている。最後に，それらは，われわれが問いに対するなんらかの新しいアプローチを発見するという，変化についての治療的考察に再びわれわれを導くであろう。

1937年以来の精神分析的命題

　精神分析学的命題の最初の一群は，情動の体制化モデルに関係している。フロイトの，臨床的に基礎づけられた後期の体制化モデルと呼んでもよいものから始まり（Schur, 1969; Emde, 1980 参照），情動は次第に，快と不快の直接的な感情を含む複合的状態として，考えられるようになってきた。それらは，生物学に根を持ち，評価的であり，認知を含んでいる。それらは，意識的であるのと同様に，無意識的にも機能し，そして全体として心的機能と行動を体制化する。これらの命題は，フロイトのいくつかの論文に現れ（1916, 1923, 1926, 1930, 1933），そして情動は，自我の中に備えられている信号であるというフロイトの定式化に含まれている（Jacobson, 1953; Engel, 1962; Brenner, 1974 参照）。概して，信号の定式化は，いかに情動が調節的役割を持ち，自動的に機能しているかを述べている。信号不安は，早期発達で原初的に体験した，特異的で，階層的に配置された情動構造と結びつく無力状態に圧倒されるようになることから，人を保護している。フロイト以来の他の精神分析的理論家たちはまた，不安に関わるフロイトの最初の発達段階に類似する，信号抑うつあるいは「無力感」を含む発達系列を描写している。信号抑うつは，自尊心を調節し，顕在的抑うつを避ける機能を持つ。これは，ビブリング（Bibring, 1953）に始まった見解の路線にしたがっており，エンゲル（Engel, 1962），アンソニー（Anthony, 1975），ブレンナー（Brenner, 1975）やカウフマン（Kaufman, 1977）らを含んでいる。安全感は，サンダーとジョフェ（Sander, 1966; Sander & Joffe, 1968）が，情緒信号として調節的な役割を持つことを提案し，そして他の研究者たちは，肯定的情動が信号的機能を持つかもしれないことを提案している（Jacobson, 1953; Engel, 1962）。

　このように情動は，適応的であると見られ，そしてハルトマンの理論的観点から（1939），それらは，葛藤においても同様に，自律的な自我構造とし

て見られてきたといえるかもしれない。注目すべきは、ハルトマンの理論やフロイトの有名な論文の時代に近い、二つのヨーロッパの寄稿が自律的な情動を仮定している点である。一つは、ウィーン精神分析研究所でのフロイトの80歳の誕生行事で（Landauer, 1938）朗読され、もう一つは、マリエンバードでの、第14回国際精神分析学会の前年に朗読された（Brierely, 1937）。これら両著の観点において、情動は、必ずしも欲動の派生物ではない、比較的独立した性質を持つ経験と行動を伴う、発達初期の一次的構造として存在している。

情動はわれわれの人生の連続的な側面であり、断続的あるいはたいていトラウマ的なものではないという見解は、フロイトの時代から次第に精神分析的な承認を得てきた。確かに、極端な状態は存在するが、しかし、日常生活の中で、情動は、興味、関与、退屈さ、欲求不満や他の世界と関わる状態の色調を快－不快連続体に基づいて調節する。この考え方は、ジェイコブソンの自我機能の一つのバロメーターとしての気分、という考え方に含まれており（1953, 1957）、その後、他の研究者たちによってより明確にされた（Blau, 1955; Castelnouvo-Tedesco, 1974; Novey, 1961; Rangell, 1967）。この考え方の路線に沿って、情動は人間の社会的関係性において不可欠であると考えられている。多くの研究者は、対象関係のための情動の中心性を指摘している。たとえばランダウアー（Landauer, 1938）、ノーヴェー（Novey, 1961）、ランゲル（Rangell, 1967）、シェイファー（Schafer, 1964）、スピッツ（1959）等が含まれており、最も最近では、スターン（Stern, 1985）もそうである。確かに、正にこの情動の定義そのものが、それらの社会的側面を必要とするかもしれない。それらは、早期の発達における重要な社会的伝達を行うものであり（Basch, 1976; Rappaport, 1953; Schur, 1969）、そして情動的コミュニケーションは、精神分析過程の重要な一部と考えられている（Greenacre, 1971; Spitz, 1956）。

精神分析的命題のもう一つの群は、早期の道徳発達と関連している。ますます、精神分析的観察は、エディプス期以前の道徳性の重要な特徴を記録し

てきている。葛藤に対処する複雑な様式は，5歳以前に繰り返し観察され，そしてこれらは，かなりの程度両親から学んだルールに関係する内在化を意味している。そのような過程での早期の養育関係は，やはりフロイトの考えに端を発している。そこでは，最初のうち検閲は，子どもの文化によって理想と思われるもので，そして子どもにとって潜在的に自己愛的満足で得られるものの線に沿って，両親を通じて伝えられるものに関連するとみなされた（Freud, 1914; Sandler, 1960）。超自我の概念が現れた時，フロイト（1923）は，両親との早期の（前エディプス期の）同一化の基礎の上に構築された肯定的あるいは賞讃される側面を含む，良心の生きいきした側面が，さらに存在すると感じていた。今日，「自我理想」は，しばしば人が何をすべきかに従って，道徳性を調節する心的構造と考えられている。それは，報復あるいは敵意の脅威とは対照的な，愛情に基礎を置く構成要素を伴っている。このように，精神分析家は，道徳性は「してはいけない」と並んで「しなさい」，そして「すべからず」と並んで「すべし」に関係する，という事実を認識してきた。道徳的調節の前者の側面は，導き，励まし，保護する両親との相互作用の側面に関する子どもの日常的経験の中にその根を持つかもしれない（Sandler, 1960; Schafer, 1960）。

　「してはいけない」に関連しては，精神分析理論はまた，幼少期の構造を指摘している。これらは，一般的に超自我発達の前駆体の観点から考えられている。

　フェレンツィ（1925）は，トイレットトレーニング時期の間に，両親の要求に従う一般的な様式が存在することを意味する「括約筋道徳性」について記述した。アンナ・フロイトは（1936）「攻撃者との同一化」として記述した。それは，子どもが両親の行動を採用し，両親の非難を内在化することによって，両親からの罰の脅威に起因する不安に対処する過程である。スピッツ（1957, 1958）は，彼の乳幼児の観察に基づいて，「意味論的ノー」の獲得によって示される，生後2年の間に現れる特有の早期の道徳構造を提案した。スピッツは子どもが身振りと言葉で両親からの「ノー」を取り入れることに

よって，両親の禁止と命令を理解し，「同一化的結合」つくるようになる過程を記述した。

スピッツは，生後1年の間に発生する他の良心の原基を，両親が特定の活動を促進するか，あるいは抑制することを繰り返し体験することの内在化に関連すると考えた。そのような考えは，道徳発達にとって重要と考えられる，乳幼児期のある形の一次的同一化についての初期の精神分析的概念を基礎としている（Freud, 1923; Reich, 1954）。認知心理学からの借用で，サンドラー（1960）は，早期の道徳的内在化は内的モデルが構築される，活動性の組織化の観点から，つまりスキーマ（図式）の観点から理解されることが最良であると提案した。乳幼児期のスキーマ（図式）は，養育者との要求満足の経験を中心に組織化され，また，両親の承認と不承認に導くであろう，それらの活動への期待も含んでいる。それ自体，それらは良いと悪いの最終的な分類に達することとなるだろう。「前-自律的超自我図式」と呼ばれるものは両親の監視の下でのみ働くだろう。しかしながら，この形の早期の道徳的調節は，子どもの，両親の反応の予測に基づいており，内的葛藤あるいは罪悪感に基づいているわけではない。さらに最近の議論は（Holder, 1982; Kennedy & Yorke, 1982），この発達早期の間の補助的な超自我として，養育者の重要な役割をも強調してきた。

命題の次の群は，精神分析的「発達システム」論のグループに関連している。その理論は，精神分析的知識に基づく初期発達の観察から生まれたものである。次第に増進する複雑な調節システムの連続的段階は，養育者との積極的な情動交換の中で発達する自己を含むものとして記述される。これらの理論は，すべて，私が述べてきた基本的動機を前提としている（即ち，始めから能動的であり，情動的であり，自己-調節を行う，社会的存在）ということが私の主張である。加えて，もう一つ別の共通テーマがある。増大する自律性の感覚は，増大する社会的関係性の感覚と並行して発達するものと考えられる。これは，ある意味で，道徳的動機づけの基礎を提供するだけではなく，「我々」の実行的感覚あるいは「共-自我」と述べてきたものの発達

の基礎をも提供する形で生じる。

　このような理論は，エリクソンが最初である（1950, 1959）。フロイトの階層的に配列された精神性的発達理論を拡張することによって（Freud, 1905），エリクソンは生涯を通じて次第に発現する一連の漸成発達の段階を提案した。しかし，われわれの主張に直接関連することは，エリクソンの「アイデンティティ」の概念である。アイデンティティについての個人の感覚は，乳幼児期に始まり，その個人と発達的に変化する心理社会的脈略との間の連続的な調節の系列に従って，ライフサイクル全体を通じて形成されると理論化されている。この理論では，活動性が基本となり，正に活動性が乳幼児期からの「自我の本質」と考えられている。

　スピッツの理論は（1957, 1959），発達における特定の観察可能な時期に節目がある，乳幼児期早期に開始する分化の過程として，自己の発達を概念化した。情動的転機がこれらの時期を区分し，それは乳幼児－母親の養育関係の脈略の中での新しい乳幼児の活動によって特徴づけられる。スピッツの理論は，自己の客観化は，他者（あるいは「対象」）の客観化と手を取り合って進むことを強調している。たとえば，よちよち歩きの幼児が「いや」（ノー）を獲得するにつれて，新しい自己意識に付随する新しいレベルの他者意識を伴う，新しいレベルの自律性が存在する。新しいレベルの関係性は，子どもが「いや」（ノー）を内在化し，攻撃あるいは行動だけの代わりに，議論することができる結果として，生まれるのである。

　養育者－子どもの相互作用の観察に基づくサンダーの理論化（1962, 1964, 1983）は，基本的な自己－調節メカニズムの分化としての自己の個体発生について最も明確であった。自己－調節は，乳幼児－養育者の関係性の脈略の中で現れ，そして組織化過程は，能動的な発達軌道の道筋に沿って進む以外には，力動的な対立の中に存在する極性との関連で理解される。このように，乳幼児期における能動的傾向は，新しいレベルの相互作用を必要としている。情動は，次第に増大するより高いレベルの複雑性のもとでの協応をもたらす，統合的メカニズムにおける重要な役割を持っている。発達のすべての段階に

存在している極性は，これらの統合／分化，動揺／安定や自律／関係性，を含んでいる。乳幼児と養育者のあいだで交渉された，一連の連続する適応的問題は，縦断的研究によりその輪郭が示された。

　ボウルビィの愛着理論は（1958, 1969, 1973），後に論じられるが，われわれの臨床像につけ加える発達的システム理論であるために，ここで触れておく必要があるだろう。愛着システムにおける活動性が仮定され，そして情動は自己と対象関係の発達での調節的役割を荷う。その理論はまた，関係性と自律性の発達的出現の相補性について述べている。乳幼児に出現する自己は，その両者を反映している。なぜならば不安な愛着は，制約と低い自律性の感覚をもたらす一方で，愛着の安定性は探索と自律を可能にするからである。

　自己−出現のスターンの理論は，対人関係世界に直接関係している。四つの連続的に−段階づけられた発達的「自己感」は，各自己感が，自己と他者についての組織化された主観的観点によって特徴づけられるものとして，描写されている。この理論によれば，乳幼児は，養育者から身体的に分離しているという何らかの感覚から出生後の体験を開始し，そして別個の情動体験を伴う増大する働きかけと一貫性の感覚が発達し始める。生後1年の中頃を過ぎてすぐに，「主観的自己感」が，対応する「間主観的かかわりあい」の感覚と一緒に現れる。今や，乳幼児は他者との感情の共有に加えて，注意の集中の共有（合同注意），意図の共有，の能力を持って，養育者との間で精神状態を一致させることができるようになる。スターンの乳幼児期における四つ目の自己感は，生後15カ月から18カ月に始まり，象徴を使った意味の共有の開始を含んでいる。スターンはこれを，「言語かかわりあいの領域」の中で働く「言語自己感」と呼んでいる。この自己と他者の新しいレベルと共に，今や，言語の脈略において相互に話し合われる「我々の意味」が存在する可能性がある。これらの意味の多くは隠されており，独特で，再発見することが難しいかもしれない。スターンによれば，後者はしばしば心理療法の課題となっている。

　自律性と関係性の観点から，スターンの理論は，乳幼児の主観的世界の第

三の側面の発達を導入するという点で重要である。自己感と他者感に加えて，「他者と共にいる自己」という感覚が発達していく。乳幼児期早期において，自己調節する他者とは養育者のことであり，養育者は乳幼児の自己調節の本質的な部分を形成している。早期乳幼児期の自己－出現の過程中を通じて，しかしながら，養育者の情緒応答性が，間主観性の発達要求の充足にかかわっているといえるかもしれない。言語かかわり合いの発達の後でさえも，養育者が「我々」の共有感覚を再確認する必要性がある。繰り返し行われた観察は，子どもにとって間主観的状態が理解されているということを認識することが，重要であることを示している。

　上述の理論が，新しい活動性の時期を示す，同意された観察可能な指標に基づいて，乳幼児期の発達的進歩について述べていることは重要である。われわれの研究室で生まれた「情動的自己」理論は（Emde, 1984），生物行動学的転機の時期として概念化された，これらの同じ指標の観察から始まった（Emde et al., 1976）。各転機での情動的変化は，特に著しいものである。われわれは，より高いレベルの体制での適応的機能の強化を促進する統合要因としてそれらを考えてきた。情動信号は，二つの仕方でこれを行う。それらは内的フィードバックを提供し（新しい，興味深い，そして楽しく自由にできるように経験するものを導く），そして社会的フィードバックを提供する（注目されそして報酬を与えられるものを導く）。これらの様式は両方とも，新しいレベルでの世界と養育者との関わりに対する誘因を提供する。

　われわれの論題の中心となるもう一つの分野は，英国の「対象関係論」に関連している。この理論では，早期の養育関係の体験が，生涯を通じて存在する，他者と自己の情動的表象を含む動機づけの構造の基礎であると考えられている（Klein, 1967; Guntrip, 1971; Fairbairn, 1963; Winnicott, 1965; Bion, 1962; また，他にも（Kernberg, 1976 の論評や Sutherland, 1980 参照）。ボウルビィの「愛着システム」理論（1958, 1969, 1973, 1980）は，この伝統の中にある。愛着は，目標修正の統制システム原理に従って働く，個人内部の心理的体制に関係している。設定された愛着の目標は，外部観察者の視点から

は，愛着対象への接近と接触を獲得したり，維持したりすることである。また内部観察の視点からは，設定された目標は，安全感を維持することである。われわれのテーマとの関連では，ボウルビィは，愛着システムが，乳幼児期の生物学的に準備された活動を反映しており，他のシステムに対して二次的であるというよりは，一次的動機づけであることを強調している。乳幼児期の第二半期の間に，接近と相互作用を促進する行動が，親密な養育者の表象の小さなヒエラルキーを中心にして組織化されるようになる。ボウルビィの理論化は，生後2年目の初期の乳幼児の愛着の安定性を評価するために，エインズワースと彼女の同僚(1978; Brazelton & Waters, 1985)，が構想した「ストレンジ・シチュエーション」法のおかげで広範囲な研究につながった。さらに，恒久的な構造あるいは「内的作業モデル」についてのボウルビィの理論化は，精神分析にとって非常に重要な最近の旺盛な発達研究を生み出している。早期の関係性の経験と愛着との連続性は，未就学児童の社会的コンピテンスの質を予測することが立証されている（Sroufe, 1983）。さらに，愛着の世代間パターンもまた，立証されている（下記参照）。

　われわれの現れつつある全体像に一貫性を与える精神分析的見解のもう一つの分野は，精神病理学から来ている。それが非常に多くの最新の研究を生み出しているため，ボウルビィの見解と共に進み続けよう。「真」の自己と「偽り」の自己の発達についてのウィニコットの理論化に引き続いて（1965），ボウルビィは，乳幼児期後期と言語の開始時に現れる自己と愛着表象の複合的な内的モデルに特別な強調を置く精神病理学のモデルを発展させた。モデル間の特殊な乖離は，家庭環境における逸脱が原因で起こる。今日，しばしば児童虐待の臨床現場で起きているような，主な養育者が応答的でなく，拒絶的，あるいはあまりにも欲求不満であれば，子どもは，あまりにも苦痛なために，防衛的に情報を排除するようになるかもしれない（Bowlby, 1973, 1980）。逸脱した家族では，両親が，子どもの苦痛な経験を言葉で否認し，自己と両親の表象の複合的モデルのもとで経験の圧縮が起こる傾向があるため，経験における乖離が起きる。いくつかのモデルは，早期の，自伝的，非

言語的エピソード記憶（真の自己と他者に類似した）に基礎を置いている。そして他のものは意味論的一般化や，そのようなことを彼，彼女が経験したのだと子どもが聞かされてきたことに基礎を置いている（偽りの自己と他者に類似した）。

　排除された苦痛な情動は，ボウルビィの排除の感覚の概念で主要な役割を果たしている。不安定型の愛着の世代間伝達についての最近の研究よりも，この概念の妥当性が明らかになるところはどこにもない。いくつかの研究では，母親自身の両親との不適応体験と（臨床的知識に基づく調査面接により評価された），そして独立に評価された彼女の現在の乳幼児の不安定型の愛着パターンとの間の予測的な連続性が立証されている（Grossman et al., 印刷中 ; Main et al., 1985; Ricks, 1985; Sroufe & Fleeson, 1985 参照）。言い換えれば，母親の過去の養育の内在化された不適応パターンのために，母親は，彼女自身の乳幼児の探索や社会的コンピテンスの感覚のための「安全基地」となることができないのである。しかしながら，最も劇的なことは，この世代間伝達の例外となるものである。三つの研究で顕著なことは（Grossman et al., 印刷中 ; Main et al., 1985; Ricks, 1985; Sroufe & Fleeson, 1985 参照）母親自身が育てられた早期の子育ての説明での特別な性質に関連した例外パターンである。通常の世代間の不安定型の愛着パターンと違い，これらの母親は，情動を排除せずに，早期の有害な子育て環境の事実を物語るが，ある意味でその母親たちは自身の体験を対象化している。通常の世代間伝達がある場合には，早期の虐待の意味を否認し，両親を理想化する傾向がある。即ち，怒りが表現されないのである。不適応の世代間伝達の中断がある場合には，母親は特殊な要素の不幸で虐待的な体験にもかかわらず，両親を理想化せず，そして彼女たちは苦痛の情動を否認したり，その情動に対して自分自身を保護したりしない。この変化はどうして起こるのであろうか？　今や共通の要因は明らかである（Sroufe & Fleeson, 1985）。第三の関係性が，自身の早期の親との養育関係と，後の次の世代の子どもの養育関係との間に介在している。この関係性は，幼年期の情緒応答的な，代替的に親の代わりをし

てくれる人物，あるいは心理療法的な指導関係性のいずれかに関係している。さらに，大多数のケースでは，それは協力的，支持的な配偶者関係とも結びついている。

このすべては，われわれの最も共通の臨床的－力動的理論の一つとして考えてもよいものに研究的裏付けを与えている。即ち，新しい関係性の脈略の中でこのような情動についての徹底操作によって，内在化された過去の関係性や排除された情動の結果から生じる，神経症的反復の循環を中断することが可能である。この研究はまた，不適応な神経症的世代間伝達の理解のパイオニアである，セルマ・フライバーグの研究とも一致している。フライバーグは，「赤ちゃん部屋のお化け」として養育に現れる両親の神経症的な無意識の反復に言及し，そして苦痛な情動の防衛的排除のパターンを中断できる，精神分析的知識に基づく介入プログラムを発展させた。フライバーグの多くのプログラムは，乳幼児期後期の防衛形成と反復的動機づけ構造の正に根源に向けられていた (Fraiberg et al., 1975; Fraiberg, 1982)。

早期の精神病理学についての理論化に関連する系譜は，自己愛と境界性障害の文献に由来している。成人の精神分析的作業に基づいて，コフート (1977) とカーンバーグ (1976) は，それぞれ，これらの障害の病因の中で重要なものとして，早期の養育での共感性の失敗の果たす役割を強調した。

ラカン (1977) とコフート (1977) は両者とも，乳幼児期における「ミラリング」の過程の重要性を論じている。それは，ミラリングは正常な発達において重要であり，そしてその失敗とは早期の養育の形成的関係性の中での共感性の失敗であると論じられている。私は，ミラリングは母親が愛情関係の脈絡の中で乳幼児の情動表現を映し返す過程であると考えている。すなわち，発達研究において，そのような過程は身振りと情緒表現の視覚的反応の観点から理解され，記述されてきただけではなく，生後1年の中頃の言語発達のための重要な足場として考えられている，音声「反響」の観点からも理解され，記述されてきた (Papousek & Papousek, 1979, 1982)。乳幼児の行動の両親によるミラリングの重要性は，自己の発達に対する機能的重要性に

関連して，マーラーとフューラー（Mahler & Fuhrer, 1968），コール（Call, 1980），パイン（Pine, 1985）によっても強調されている。

　この理論全体は，他者と関係する自己の，情動的に意味のある感覚にとっての経験の核を提供する，早期の情動的な養育関係の重要性に焦点を当てている。しかし，欲動についての古典的な精神分析的概念はどこにあるのか？と尋ねる人がいるかもしれない。一つの明白な回答は，乳幼児期の現象そのものが，リビドーあるいは攻撃欲動と言う抽象的概念と簡単に適合するものではないということである。この疑問に関連した二つの精神分析的定式化が，光明を投じている。サンドラー（1960）は，精神分析的欲動は，「対象の反応に対する願望」として再概念化されてもよいと結論づけている。カーンバーグ（1976）は，数年前に提示した提案で，この小論でわれわれが述べてきた新しい見解にさらに近づいている。カーンバーグは，乳幼児期の基本的な動機づけの単位を自己，対象と情動から成るものとして，言及している。さらに彼は，リビドーと攻撃性の古典的な精神分析の欲動概念は乳幼児期の後にのみ妥当するであろうと提案している。私の見解では，サンドラーとカーンバーグ両者の提案は，今日の研究成果や定式化を予測する上で，そしてさらなる理論化のための基礎を準備する上で並外れたものである。多くの研究者は，欲動の顕在化が「願望」と考えられることは有益であり，そして養育者との関係性と情緒応答性の脈略の中で考察されるべきであるということで意見が一致するであろう。

パラドックスに戻る：基本的動機と反復

　この小論の第Ⅰ部はフロイトによって刺激されたパラドックスで始まった。分析を受けている多くの成人の変化が十分には起きないことを，早期の「形成」期に定着される，仮定される気質の固定性と動機づけの構造を考慮すれば，どうして乳幼児期からの連続性がこれほど少ないのだろうか？　われわれの行程が明らかにしてきた。発達的考察は，乳幼児期からの連続性が

存在することを明らかにしているが，それはわれわれが想像していたものと比べて異なった性質を持つのである。乳幼児期からの生得的，動機づけ的要因についての新しい理論的見解が現れてきている。

　われわれが学んできたものを，少し要約してみよう。第一に，われわれの生態に固有の発達的機能が存在する。これらは普遍的であり，われわれが通常当然のことと思っている連続性を与える。第二に，以前とは違う，より新しい研究技法が，気質の側面と情報処理能力に関して，乳幼児期から幼少期への連続性を明らかにしている。第三に，気質と精神疾患の両方に，著しい遺伝的影響が存在する。これらの影響は，乳幼児期以降に増加することがあるため，われわれのパラドックスをいくらか理解することに貢献するかもしれない。しかし，遺伝的影響が，連続性あるいは変化に対する抵抗とまったく同じではないことに留意しておく必要がある。集団遺伝学研究は，一般に遺伝的影響は環境的影響よりも小さいことを示している。さらに，遺伝的影響は，決定的な遺伝子－環境相互作用を通じて顕在化するものである。集団遺伝学研究はまた，家族環境が共有されない場合の圧倒的な重要性を示している。それは，特異的な乳幼児－養育者の関係性の経験の重要性を示している。これはわれわれの最近の発達研究の要約と完全に一致する結果である。その関係性の経験は，発達の中で進んでいく。この経験は，子どもが古い関係性と同じように，新しい関係性を発見し，構築する傾向をわれわれに示しながら，内在化されてゆく（Sroufe & Waters, 1977）。

　活動性，自己調節，社会的適合性，そして情動モニタリングの基本的動機は，われわれの進化論生物学によってあらかじめプログラムされている種－全体の調節機能である。おそらく，それらが正常な発達の普遍的な特徴であるために，それらは，われわれの理論によって一般的に前提とされ，そして，動機づけとは同一視されていない。さらに，これらの動機が，情緒応答的な養育をする親と共に「練習」を行う乳幼児によって活用される時，3歳児以前に，多くの重要な構造の発達を促進する。これらの最初のものは，自己の情動的核の強固化である。第二には，早期の道徳の内在化（たとえば，禁止

の内在化)のいくつかの側面に加えて，相互性，ルール，共感の感覚の発達である。世界の中で，乳幼児の拡大していく興味のただ中で，両親の社会的参照が意味の共有の感覚を高めることに貢献しており，そしてそれはこの過程において重要であると考えられる。そのような環境で発達する第三の構造は，ごく最近になって正しく理解されたばかりである。さらに，適応的な養育環境においては，上述の早期動機づけ構造が，十分な肯定的情緒を伴って「我々」の実行感覚の発達を可能にしていることは明白であると思われる。

　多くの研究が必要であるにもかかわらず，重要な個人差が，自己の情動的核と私が早期の道徳的動機づけ構造と呼ぶものの両方に存在することを信ずべきあらゆる理由がある。また，このような個人差が発達中持続し，生涯を通じての経験に片寄りをもたらすことを，信ずる理由も存在する。未検証ではあるが，私は，乳幼児－養育者関係性の経験が，浸透性があり，経験における後年の変化に対して抵抗する独特な性質を持つこれら早期の動機づけ構造に，まったく影響を持たないとしたらどうだろうかと不思議に思う。時々私は，経験についての片寄りが，特に後に続く人生の関係性の中で再演される時に，われわれが「体質的」と考えてきたものの要素を含んでいるのではないかと考えてしまう。このような見解は，レーワルド(Loewald, 1971)，カーンバーグ(1976)，コフート(1977)，サンドラー(1985)やロビンス(Robbinns, 1983)を含む，多くの精神分析的臨床理論家の意見と一致している。

　サンダー(1985)は，精神分析が注目せざるを得ない，発達システムの言語で事柄を表現した。「それぞれの乳幼児－養育者システムは，乳幼児自身の状態，内的経験や自己調節行動を組織化する自発性についての意識への乳幼児のアクセスに関して，独自の調節的抑制の形態を構成する。それから，これらの形態は，永続的な調整あるいは適応戦略のレパートリーとなる。これらの戦略は，乳幼児が自分自身を知ること，あるいは認知することを再体験できるシステムの条件を設定する。初期経験を組織する論理，それは個人の独自性を再体験することによって，連続性を確認するもので，反復される過程であり，結局その個人の生涯の足跡を物語っている」(p.29)。

大部分の反復は，社会的関係性の脈略の中で起こる。再体験されているのは，関係性の体験であると考える時，サンダーの主張は，浸透する社会的参照システムを指しており，それは，乳幼児期の経験によって片寄りが生じ，そして生涯を通じて影響を及ぼすものである。サンダーによれば，内的状態についての自己意識のメカニズムを通じて，人は他者との脈略の中で自分自身を認識する。人は，連続性と熟知した状況を求めて再体験する。それは，静穏を伴ったり，伴わなかったり，あるいは苦痛を伴ったり，伴わなかったりし，そして新しい経験と新しい可能性への開放性の程度はさまざまである。

　終始，われわれは早期養育関係での情緒応答性の重要性を強調してきた。興味，喜びや驚きといった肯定的情緒は，この応答性の通常の特徴として，ある程度強調する価値がある。健康な乳幼児期の経験の結果として，それらは自己の情動的核への蓄積となる。人生で喜びを持つ以上に，肯定的情緒は情動的核内から，拡大する世界への興味と社会性の促進を生み出す。早期の養育体験で，適切な程度の情緒応答性がない場合には，何が起きるのであろうか？　子どもの情動的自己に何が起きるのであろうか？　今までのエビデンスに基づいて，われわれは，早期の養育関係での情緒応答性の欠損は，経験の制約と後年の自己愛性パーソナリティ障害への発展の危険性と関連があると仮定している。一方，早期の養育関係での，不適切な情緒の過剰−特に敵意，拒絶や虐待−は，研究者達が次の世代の養育障害を発見するような，情動の排除と神経症的葛藤構造の危険性と関連がある。さらに，他の種類のパーソナリティ障害の危険性の高まりも考えられそうである。

　われわれが論じてきたように，大部分の反復は，関係性の脈絡の中で起こる。その個人は，新しい関係性を創造し，そして再創造するのである。不適応の例では，特定の新しい関係性が硬直性と新たな可能性への開放性の欠如によって特徴づけられる。乳幼児期からの動機づけ構造が，そのような反復に関係する程度に，われわれは今や二つのタイプがあると言うことができる。第一のタイプは，サンドラーが述べているように，慣れた脈略の中で自己についての認知と意識を探究する際のこれらの関係性の存在である。これらの

反復は，自己の情動的核が不確実性と警戒に向けて歪められているような養育経験での情緒応答性の欠損に関連があると思われる。第二のタイプは，反復が，早期の養育中に体験された過度な苦痛の情緒を統御しようとする試みに基づく，関係性が存在する。これらの反復は，「快感原則の彼岸」（1920）で提案された，フロイトのトラウマあるいは無力感モデルの系譜に沿っている。この早期の養育に由来するこれらの二つのタイプの考え方は，臨床的文献の中に強力な基礎を持っている（たとえば，Spitz, 1965; Call, 1983; Anders, 1986 参照）。

　われわれは今や，発達論的用語で，フロイトのパラドックスの不変の側面を表現することができる。反復の必要なしに，より適応的な変化を促進し，柔軟性を高めるために何をすることができるのだろう？　おそらく，以下の記述に一つの答えを発見することができるだろう。もしこれまでわれわれが議論してきた基本的な発達的動機のいくつかを利用すれば,治療関係を含む，新しい関係性が解放され得る。心理療法と精神分析の最近の研究は，患者と治療者の態度や人格との間の当初の作業同盟と適合の重要性に焦点を当てている(Ursano & Hales, 1986; Luborsky et al., 1985)。ルボルスキー（Luborsky）たちは，治療初期の治療者と患者相互の関係性が治療結果の重要な予兆になると結論づけている。この結論は，他の研究の再検討といろいろな種類の心理療法の比較を伴った，彼ら自身の慎重に統制された研究結果の両方に由来している。他者の情緒応答性は，心理療法や精神分析の開始段階での適合性のための重要な設定事項かもしれない。長期的治療のより最近の研究では，治療者（あるいは分析家）と患者の間の会話の録音や書写研究が，葛藤の反復されるテーマや症状的行動を研究するために使用されている（Luborsky et al., 1985; Horowitz et al., 1984）。読者は葛藤や神経症の反復を理解するための，関係性の脈略の正しい理解が進んでいるという感覚を得る。

精神分析のための治療的考察

　人生の後年に生じる-そして乳幼児／養育者関係に含まれる標準的な過程の肯定的側面を繰り返す程度まで，精神分析は発達推進のための特別な機会を提供する。バリント（Balint, 1980），レーワルド（1960），やフライバーグ（1980）によって指摘されたように，その機会は，「新規巻き直し」のためのものである。初期経験と同様に，患者の自発性が，より柔軟な形で動員されるという考え方である。同じく，乳幼児期の基本的動機が，新しい治療的関係性の脈略の中で働く。幸運な環境下では，「修正感情体験」が起こる。これは治療者の操作によってではなく，情緒応答性に基づいている。われわれの理論が強調する以上に，私は分析家の最適な応答性は，一連の情緒に対する分析家の情緒的敏感さと反応性に基づいていると信じている。肯定的情緒は，好奇心や探索を高め，経験的世界を広げることを可能にするため，特に重要な役割を果たしている。それらは，快感を与えるだけではなく，苦痛に対する耐性を高める。さらに，肯定的情緒は，相互性，社会のルールや共感性の内在化を含む，基本的道徳的動機づけの一群の発達を促進する。最後に，私は，分析作業で活性化される連続的で再体験的な過程が，前言語的，非言語的，そして言語的表象を伴う，親密な形の社会的参照と方向づけに関係すると信じている。もしこの過程がうまくいけば，分析的関係性は新たな「我々」の実行感覚あるいは分析的な「共-自我」によって強固なものとなる。

　しかし，治療的応用性を持つかもしれない，早期養育の心理学からのもう一つの原則が存在する。両親の敏感性と応答性は，今・ここ（here-and-now）だけではなく，子どもの発達にとって必要とされるもの，つまり「変化してゆくこと」に関しても働く。両親は一般に，子どもを発達の現在の実行レベルを超えて，より高いレベルの発達へ持っていくために，その相互作用の中で彼らの牽引力を働かせる（Kaye, 1982; Bruner, 1982; Wertsch, 1979）。パイオニアであるロシアの理論化ヴィゴツキーが述べているように（1962），

両親は「発達の最接近領域」で影響を与える。同じような特色が精神分析の治療的活動を特徴づけてはいないだろうか？ レーワルド（1960）が少し前に，このことを極めて明確にした。情緒応答性のこの側面は，より分析的な精査を行う価値がある。

　われわれは，生涯を通じて，親密な人間関係の脈略に関連して繰り返される基本的な発達過程を議論してきたと，私は信じている。これらの過程は，もし中断しなければ，乳幼児期に始まり，乳幼児／養育者関係性の経験によって偏向させられる。心理療法あるいは精神分析で，われわれは，そのような過程を解放し，呼び起こす必要がある。われわれの患者については，発達のある部分が，新しい経験を利用することから封鎖されてきたと仮定できる。それは，情動を排除するための反復か，あるいは，当初の制限による反復かのどちらかが原因である。

　繰り返すが，これらの考えは，新しいものではない。すでに示したように，それらはパーソナリティ形成における情緒の調節的役割と後の精神分析作業における情緒の中心性を強調した，多くの精神分析の臨床的理論家の考えと完全に一致している。(Sandler & Joffe, 1969; Sandler & Sandler, 1978; Kernberg, 1976; Rangell, 1967; Gaensbauer, 1982) コフートの初期の示唆に従ってモデル (Modell, 1973, 1978) は，情動が「共感的コミュニケーションの中心」であることと，「精神分析の主たるデータ」であることの両方を強調した。モデルの見解では情動は，今何が，あるいは今まで何が，生物学的目的性をもっているか……」(1978, p.178) の両方を示すので，精神分析治療における意味の中心的な先導者である。ここで示されているものに極めて近いテーマで，ウィルソンとマラテスタ (Wilson & Malatesta, 印刷中) は，乳幼児期に始まり，早期養育の脈略の中の相互作用の経験から生まれる，生物学的に準備された情動体制の中心性を主張している。この方法で獲得される最早期の情動的知識は，精神分析的治療における「共感的パートナーシップ」での敏感性を必要としている。これらの著者たちによれば，精神分析は，情緒的状況の「共同－構築」を必要としている。そうでなければ，早期の情

緒的知識に言語を通じて接近することはできない。ミューア(Muir, 1982)は，これらの過程の源泉に加えて，人間的共感性，同一性や自尊心の，超個人的性質もまた，乳幼児と養育者のあいだの情動的絆の内部に位置を占めることを示している。母親-乳幼児関係性に源泉を持つ，受動的に経験されて，受け入れられる愛情の日本的形態に関する甘え理論は（土居，1973），疑いなく普遍的な側面を持っている。土居（1987）は最近甘えを，バリント（1965）の初期の考えと，所属の感覚と共有された関係性が活性化される精神分析的状況の両方に関連づけた。

逆転移の論題への貢献は，精神分析治療における情緒応答性の全体像にさらに多くのものを付け加える。ハインマン（Heimann）は，1950年に感情から距離を置いて感情がないと表現されてきた分析家のぎこちない理想像に反論している。分析家の情緒反応性は，適切なむらのない注意の活動と並行して，必須の作業道具として提唱された。同様にサンドラーとサンドラー（1978）は，「活動性の注意」に加えて，分析家の「活動性の反応性」の重要さを強調した。前者は，無意識的な相互作用への願望を実現しようとする患者の試みを示す，「役割喚起」を意識することをも含んでいる。分析家の反応性は，安心，幸福や肯定に関わる肯定的なものを含むある範囲の情緒も包含している。

逆転移を考察する際，われわれは，フロイトが初めは，「異論のない転移の側面」は「非-技法的」であると，考えていたことが思い出される（Freid, 1912)。「非-技法的」であることによって，フロイトは，礼儀正しく，親切で，お互いに認め合う人間関係に共通の側面について述べた。リプトン（Lipton, 1977）が適切に指摘したように，現行の基準によれば，フロイトは彼の技法の定義を限定し，そして非-技法的であるが，重要なものとして，患者との個人的な関係性を理解する事ができた。フロイトの時代以来の精神分析技法についての多くの議論は，分析家のパーソナリティや個人的な関係性の性質を置き去りにしてきた。

われわれの議論を考慮に入れて，私は，その個人的関係性の「非-技法的」

側面についてのフロイトの観点を二つの方法で考えている。一方では、私は、種-全体にわたる生物学的機能を適切に働かせるものとして、その関係性の側面を考えている（しかしながら、これは個人のレベルでというよりもむしろ、関係性のレベルであることに注意されたい）。これらの機能が標準的であり、普遍的である程度において、それらは、人間の対話と精神分析作業のための「非-技法的」根拠と仮定してもよいだろう。それ自体としては、それらを研究する必要はないかもしれない。他方で、私は、二人の個人間のパーソナリティの適合にも注目するものとして、フロイトの見解を理解している。適合の過程は、極めて個別的であり、認知と評価の両方が必要である。このテーマは、逆転移の文献中でだんだん考察されるようになってきた（kennedy, 1971; Tyson, 1986）。しかし、時々、分析家と患者が共に作業することができず他の組み合わせが必要となることもあるだろう。既に引用したルボルスキーと同僚たちの研究は、精神分析の実践にまで拡大される必要がある。

このことがわれわれに、精神分析の過程中の、「情動調律」(Stern, 1985)、「情動的適合」(Wilson & malatesta, 印刷中) や「情緒応答性」(Emde, 1980)、にかかわる過程を研究する必要性をもたらしている。異なるレベルの情緒応答性は、異なる種類の患者に対して、異なる分析的脈略の中で、分析家によって信号を送られる必要がある。情動的投入と相互性の脈略における、分析家の中立性に関するレーワルドの最近の議論は（1986）、大変当を得たものである。しばしば、「ホールディング環境」(Winnicott, 1965)、「ディアトロフィックな態度」(Gitelson, 1952; Spitz, 1965)、として記述され、あるいはコフート（1971）によって記述されたものに似た、より積極的な反応様式を記述する必要が多少ともあるかもしれない。ちょうど母親が彼女のよちよち歩きの子どもに彼女は今応答できない（しかし、もう少したったら応答できるし、緊急時には応答できる）という、信号を送るのと同様に、分析家も被分析者の質問に引き続いて沈黙を通じて同様の特徴を持った信号を送る。それは、両者の間で共に結びつきが継続されることが期待されているとき、答えを与えるよりもより助けになるのである。共感に関連した側面は、今やさ

まざまな直観様式とパラドックスの側面を含みつつ議論されている（たとえば，DeM'Uzan, 1980; Rothenberg, 1987）。

　重度の自己愛性パーソナリティ障害と境界性パーソナリティ障害の患者については，逆転移の顕在化と必要な技法の修正が，コフート（1971）とカーンバーグ（1976）によって広く議論されてきた。私は，この小論の考察が，フロイトが「終わりある分析と終わりなき分析」で考察したかもしれない他の分析患者における，変化することへの固着性と抵抗に，どのような影響を与えるかについて取り組みたいと思う。私は，おそらく治療的分析の開始時と終結時の基本的な発達過程についてより深く理解する必要があることを提案する。これらの時期は，新しい分析的関係性が構成され，それに続いて「その役目を果たす」時期である。これらは，新たな始まりが起こるか，起こらないかのどちらかの時期である。分析的作業の初めの間，かなり多くの患者は，分析家と作業することに関連して初期の形の「共－自我」を獲得する。しかし，多くの患者は獲得しない。そしてわれわれは，この過程に対してより理論的かつ実践的注意を向ける方が良いかもしれない。分析の終結期には，さらに獲得することが困難な，より高度で，複雑なレベルの「共－自我」が存在する。それは，部分的に自律的となり，分析関係を超えて進んでいく，自己－分析過程の一部となる。この形の「共－自我」において，分析家と特異的な内的対話が背景へ移り，そして「実行的－我々」が，生きるための励ましや開放性の一般的感覚とより深い関係を持つように思われる。われわれを導くもの，そして良いものの大部分と同様に，そのような過程のわずかな部分のみが内省的である。ほとんどは意識を超えて，働いている。

結論——未来を見据えて

　フロイトの戸惑わせる論文から50年が経った。われわれは，早期の発達過程についてより多くのことを学び，そしていくつかの新しい有益な理論の糸口を手に入れている。新しい理論は大変不完全だが，それは学際的研究と

精神分析的実践の両方に基づいている。水晶玉を通して，未来を見つめてみよう。次の 50 年で，緊急で複雑な社会問題への対応に伴い，生物学的知識がますます進展するであろう。多くの障害に対する遺伝子リスクは，乳幼児期において特定されるであろう（Mcguffin, 1987）。実際に，綿密な検査を受けた多数の乳幼児は，何らかの障害のリスクの遺伝子指標があることを指摘されるであろう。それから，人間生活における変化あるいは連続性を促進するわれわれの能力は，遺伝／環境相互作用を理解するわれわれの能力の関数であることを正しく理解するようになるだろう。一つ確かなことは，介入は－「人が逃れられないもろもろの災難」（ハムレット 3 － 1）に加えて，リスク，神経症的反復と，顕在的な脳機能障害に関して－常に人間関係を通じて行われるであろう。さらに，人間関係において，別の人の肯定的情緒応答性が，方向付けと連続性の役割を果たすであろう。

　精神分析家は，その独自の技法と意味の探求や新しい関係性における自己の認知を可能にするかかわり合いを使って，連続した洞察を提供する特権的な立場にある。これらは，臨床的実践と科学の両方にとってやりがいのある時代である。われわれは，拡大する臨床データベースや，生物科学における劇的な新発見を考慮しなければならない。もし，冷静な経験主義者としてのフロイトの態度を取り入れるならば，精神分析理論は，個人の恒常性と治療的変化の両方を一層理解することを可能にするように展開できる。従って，精神分析は，新たな臨床科学の世界において，中心的な方向付けの役割を担うかもしれない。

要　　約

　これは，本ジャーナルで以前に出版した論文の第Ⅱ部である。この小論は，パートⅠでなされた定式化がいかに発達心理学や乳幼児観察からの学際的研究結果と一致するかだけではなく，精神分析のさまざまな臨床理論とも一致しているかについて論評している。

乳幼児の基本的動機と早期の関係性発達から発生する動機づけの構造は，精神分析治療でますます注目を集めているテーマである。作業同盟の側面は，開始期と終結期の両方で，情緒応答性の考察，肯定的情緒の利用，さらに患者と分析家の間の関係性の「適合性」を含んでいる。これらは，効果を決定づけるかもしれず，さらなる調査を行う価値があると思われる。

文　献

Ainsworth, M. D. S. et al. (1978). *Patterns of Attachment*. Hillsdale, New Jersey: Lawrence Erlbaum Associates.

Anders, T. (October, 1985). Relationship disorders. Presentation to the American Academy of Child Psychiatry, San Antonio, Texas.

Anthony, E. J. (1975). Childhood depression. In *Depression and Human Existence*, ed. E. J. Anthony & T. Benedek. Boston: Little, Brown & Co., pp. 231-277.

Balint, M. (1948). Individual differences of behavior in early infancy and an objective way of recording them. *J. Genetic Psychol.*, 73; 57-117.

— (1965). Primary Love and Psychoanalytic Technique. New York: Liveright.

Basch, M. F. (1976). The concept of affect: a reexamination. *J. Amer. Psychoanal. Assn.*, 24; 759-777.

Bibring, E. (1953). The mechanism of depression. In *Affective Disorders*, ed. P. Greenacre. New York: Int. Univ. Press, pp. 13-48.

Bion, W. R. (1962). *Learning from Experience*. New York: Basic Books.

Blau, A. (1955). A unitary hypothesis of emotion: I. Anxiety, emotions of displeasure, and affective disorders. Psychoanal. Q., 24; 75-103.

Bowlby, J. (1958). The nature of the child's tie to his mother. Int. J. Psychoanal., 39; 350-373.

— (1969). *Attachment and Loss, Volume* I. New York: Basic Books.

— (1973). *Attachment and Loss, Volume* II. New York: Basic Books.

— (1980). *Attachment and Loss, Volume* III. New York: Basic Books.

Brenner, C. (1974). On the nature and development of affects: a unified theory. *Psychoanal. Q.*, 43; 532-556.

— (1975). Affects and psychic conflict. *Psychoanal. Q.*, 44; 5-28.

Bretherton, I. & Waters, E. (1985). Growing points in attachment theory and research. *Monographs of the Society for Research in Child Development*.

Brierley, M. (1937). Affects in theory and practice. *Int. J. Psychoanal.*, 18; 256-268.
Bruner, J. (1982). *Child's Talk: Learning to Use Language.* New York: W. W. Norton.
Call, J. D. (1980). Some prelinguistic aspects of language development. *J. Amer. Psychoanal. Assn.*, 28; 259-289.
— (1983). Toward a nosology of psychiatric disorders in infancy. In *Frontiers of Infant Psychiatry,* ed. J. D. Call et al. New York: Basic Books, pp. 117-128.
Castelnuovo-Tedesco, P. (1974). Toward a theory of affects. *J. Amer. Psychoanal. Assn.*, 22; 612- 625.
Doi, T. (1973). *The Anatomy of Dependence.* New York: Harper & Row.
— (July, 1987). Presentation at the 35th World Congress of the International Psychoanalytic Association, Montreal, Quebec, Canada.
Emde, R. N. (1980). Emotional availability: a reciprocal reward system for infants and parents with implications for prevention of psychosocial disorders. In *Parent-Infant Relarionships,* ed. P. M. Taylor. Orlando, Florida: Grune & Stratton, pp. 87-115.
— (1983). The prerepresentational self and its affective core. *Psychoanal. Study Child,* 38; 165-192.
— (1984). The affective self: continutities and transformations from infancy. In *Frontiers of Infant Psychiatry,* Volume II, ed. J. D. Call et al. New York: Basic Books, pp. 38-54.
—Gaensbauer, T. & Harmon, R. J. (1976). Emotional expression in infancy: a biobehavioral study. *Psychological Issues,* 10 (1). New York: Int. Univ. Press.
Engel, G. (1962). Anxiety and depression-with-drawal: the primary affects of unpleasure. *Int. J. Psychoanal.*, 43; 89-97.
Erikson, E. (1950). *Childhood and Society.* New York: W. W. Norton.
— (1959). Identity and the life cycle. *Psychological Issues,* Volume I. No. 1. New York: Int. Univ. Press.
— (1964). *Insight and Responsibility.* New York: W. W. Norton.
Fairbairn, W. R. D. (1963). Synopsis of an object-relations theory of the personality. *Int. J. Psychoanal.*, 44; 224-225.
Ferenczi, S. (1925). Psycho-analysis of sexual habits. In *Further Contributions to the Theory and Technique of Psycho-Analysis.* London: Hogarth Press, 1927.
Fraiberg, S. (1980). *Clinical Studies in Infant Mental Health: The First Year of Life.* New York: Basic Books.
— (1982). Pathological defenses in infancy. *Psychoanal. Q.*, 51; 612-635.
—Adelson, E. & Shapiro, V. (1975). Ghosts in the nursery: a psychoanalytic

approach to the problems of impaired infant-mother relationships. *J. Amer. Acad. Child Psychiat.*, 14; 387-421.
Freud, A. (1936). *The Ego and the Mechanisms of Defence*. New York: Int. Univ. Press, 1960.
Freud, S. (1905). Three essays on the theory of sexuality. *S.E.* 7.
— (1914). Narcissism: an introduction. *S.E.* 14.
— (1916). Introductory lectures on psychoanalysis. *S.E.* 16.
— (1920). Beyond the pleasure principle. *S.E.* 18.
— (1923). The ego and the id. *S.E.* 19.
— (1926). Inhibitions, symptoms, and anxiety. *S.E.* 20.
— (1930). Civilization and its discontents. *S.E.* 21.
— (1933). New introductory lectures on psychoanalysis. *S.E.* 22.
Gaensbauer, T. J. (1982). The differentiation of discrete affects: a case report. *Psychoanal. Study Child*, 37; 29-66.
Gitelson, M: (1952). The emotional position of the analyst in the psychoanalytic situation. *Int. J. Psychoanal.*, 33; 1-10.
Greenacre, P. (1971). *Emotional Growth*. New York: Int. Univ. Press.
Grossmann, K. et al. (in press). Maternal attachment representations as related to child-mother attachment patterns and maternal sensitivity and acceptance of her infant. In *Relations Between Relationship within Families*, ed., R. A. Hinde & J. Stevenson-Hinde. Oxford: Oxford Univ. Press.
Guntrip, H. (1971). *Psychoanalytic Theory, Therapy, and the Self*. New York: Norton.
Hartmann, H. (1939). *Psychoanalysis and the Problem of Adaptation*. New York: Int. Univ. Press, 1958.
Heimann, P. (1950). On counter-transference. *Int. J. Psychoanal.*, 31; 81-84.
Holder, A. (1982). Preoedipal contributions to the formation of the superego. *Psychoanal. Study Child*, 37; 245-272.
Horowitz, M. et al. (1984). *Personality Styles and Brief Psychotherapy*. New York: Basic Books.
Jacobson, E. (1953). The affects and their pleasure-unpleasure qualities in relation to the psychic discharge processes. In *Drives, Affects, Behavior*, ed. R. Lowenstein. New York: Int. Univ. Press, pp.38-66.
— (1957). Normal and pathological moods: their nature and functions. *Psychoanal. Study Child*, 12; 73-126.
Kaufman, I. C. (1977). Developmental considerations of anxiety and depression: psychobiological studies in monkeys. *Psychoanal. Contemp. Science*, 4; 317-363.

Kaye, K. (1982). *The Mental and Social Life of Babies:* How Parents Create Persons. Chicago: Univ. Chicago Press.

Kennedy, H. (1971). Problems in reconstruction in child analysis. *Psychoanal. Study Child*, 26; 386-402.

—& Yorke, C. (1982). Steps from outer to inner conflict viewed as superego precursors. *Psychoanal. Study Child*, 37; 221-228.

Kernberg, O. F. (1976). *Object Relations Theory and Clinical Psychoanalysis.* New York: Jason Aronson.

Klein, M. (1932). *The Psycho-Analysis of Children.* London: Hogarth Press.

Kohut, H. (1971). *The Analysis of the Self.* New York: Int. Univ. Press.

— (1977). *The Restoration of the Self.* New York: Int. Univ. Press.

Lacan, J. (1977). *Ecrits.* New York: Norton.

Landauer, K. (1938). Affects, passions and temperament. *Int. J. Psychoanal.*, 19; 388-415.

Lipton, S. D. (1977). The advantages of Freud's technique as shown in his analysis of the rat man. *Int. J. Psychoanal.*, 58; 255-273.

Loewald, H. W. (1960). On the therapeutic action of psychoanalysis. *Int. J. Psychoanal.*, 41; 16-33.

— (1971). On motivation and instinct theory. *Psychoanal. Study Child*, 26; 91-128.

— (1986). Transference-countertransference. *J. Amer. Psychoanal. Assn.*, 34; 275-287.

Luborsky, L. et al. (1985). Therapist success and its determinants. *Archs. Gen. Psychiat.*, 42; 602-611.

Mahler, M. S. & FUHRER, M. (1968). *On Human Symbiosis and the Vicissitudes of Individuation.* New York: Int. Univ. Press.

Main, M. Kaplan, N. & Cassidy, J. (1985). Security in infancy, childhood, and adulthood: a move to the level of representation. In *Growing Points of Attachment Theory and Research.* Monographs of the Society for Research in Child Development, ed. I. Bretherton & E. Waters, 50 (1-2, Serial No. 209), pp. 66-104.

Mcguffin, P. (1987). The new genetics and childhood psychiatric disorder. *J. Child Psychol. Psychiat.*, 28; 215-222.

Modell, A. H. (1973). Affects and psychoanalytic knowledge. *Annual Psychoanal.*, 1; 117-124.

— (1978). Affects and the complementarity of biologic and historical meaning. *Annual Psychoanal.*, 6; 167-180.

Muir, R. C. (1982). The family, the group, transpersonal processes and the individual. *Int. Rev. Psychoanal.*, 9; 317-326.

Novey, S.(1961). Further considerations on affect theory in psychoanalysis. *Int. J. Psychoanal.*, 42; 21-31.

Papousek, H. & Papousek, M. (1979). Early ontogeny of human social interaction: its biological roots and social dimensions. In *Human Ethology: Claims and Limits of a New Discipline,* ed. K. Foppa et al. Cambridge: Cambridge Univ. Press, pp. 456-489.

── (1982). Integration into the social world. In *Psychobiology of the Human Newborn,* ed. P. M. Stratton. New York: Wiley, pp. 367-390.

Pine, F. (1985). *Developmental Theory and Clinical Process.* New Haven: Yale Univ. Press.

Rangell, L. (1967). Psychoanalysis, affects, and the human core. On the relationship of psychoanalysis to the behavioral sciences. *Psychoanal. Q.*, 36; 172-202.

Rapaport, D. (1953). On the psychoanalytic theory of affect. *Int. J. Psychoanal.*, 34; 177-198.

Reich, A. (1954). Early identifications as archaic elements in the superego. *J. Amer. Psychoanal. Assn.*, 2; 218-238.

Ricks, M. H. (1985). The social transmission of parental behavior: attachment across generations. In *Growing Points of Attachment Theory and Research.* Monographs of the Society for Research in Child Development, ed., I. Bretherton & E. Waters, 50 (1-2, Serial No. 209), pp. 211-227.

Robbins, M. (1983). Toward a new mind model for the primitive personalities. *Int. J. Psychoanal.*, 64; 127-148.

Sander, L. W. (1962). Issues in early mother-child interaction. *J. Amer. Acad. Child Psychiat.*, 1; 141-166.

── (1964). Adaptive relationships in early mother-child interaction. *J. Amer. Acad. Child Psychiat.*, 3; 231-264.

── (1983). Polarity, paradox, and the organizing process in development. In *Frontiers of Infant Psychiatry,* ed. J. D. Call et al. New York: Basic Books, pp. 333-346.

── (1985). Toward a logic of organization in psychobiological development. In *Biologic Response Styles: Clinical Implications,* ed. H. Klar & L. Siever. The Monograph Series of the American Psychiatric Press.

Sandler, J. (1960). On the concept of superego. *Psychoanal. Study Child,* 15; 128-162.

──& Sandler, A. (1978). On the development of object relationships and affects. *Int. J. Psychoanal.*, 59; 285-296.

──& Joffe, W. G. (1969). Towards a basic psychoanalytic model. *Int. J. Psychoanal.*,

50: 79-90.

Schafer, R. (1960). The loving and beloved superego in Freud's structural theory. *Psychoanal. Study Child*, 15; 163-188.

— (1964). The clinical analysis of affects. *J. Amer. Psychoanal. Assn.*, 12; 275-299.

Schur, M. (1969). Affects and cognition. *Int. J. Psychoanal.*, 50; 647-653.

Spitz, R. A. (1956). Transference: the analytic setting. *Int. J. Psychoanal.*, 37; 380-385.

— (1957). *No and Yes: On the Genesis of Human Communication*. New York: Int. Univ. Press.

— (1958). On the genesis of superego components. *Psychoanal. Study Child*, 13; 375-404.

— (1959). *A Genetic Field Theory of Ego Formation*. New York: Int. Univ. Press.

— (1965). *The First Year of Life*. New York: Int. Univ. Press.

Sroufe, L. A. (1983). Infant caregiver attachment and patterns of adaptation in preschool: the roots of maladaptation and competence. In *Minnesota Symposium in Child Psychology*, Vol. 16, ed. M. Perlmutter. Hillsdale, New Jersey: Erlbaum, pp. 41-81.

—& Waters, E. (1977). Attachment of an organizational construct. *Child Development*, 48; 1184-1199.

—& Fleeson, J. (1985). Attachment and the construction of relationships. In *The Nature and Development of Relationships*, ed. W. Hartup & Z. Rubin. Hillsdale, New Jersey: Erlbaum.

Stern, D. N. (1985). *The Interpersonal World of the Infant*. New York: Basic Books.

Sutherland, J. D. (1980). The British object relations theorists; Balint, Winnicott, Fairbairn, Guntrip. J. Amer. Psychoanal. Assn., 28; 829-860.

Tyson, R. L. (1986). Countertransference evolution in theory and practice. *J. Amer. Psychoanal. Assn.*, 34; 251-274.

Ursano, R. J. & Hales, R. E. (1986). A review of brief individual psychotherapies. *Amer. J. Psychiat.*, 143; 1507-1517.

Wertsch, J. V. (1979). From social interaction to higher psychological processes: a clarification and application of Vygotsky's theory. *Human Development*, 22; 1-22.

Wilson, A. & Malatesta, C. (in press). Affect and the compulsion to repeat: Freud's repetition compulsion revisted.

Winnicott, D. W. (1965). Ego distortion in terms of true and false self. In *The Maturational Processes and the Facilitating Environment*. New York: Int. Univ. Press.

精神分析理論のための肯定的情緒

——乳幼児研究からの驚くべき事実と新たな方向性——

　現行の動機づけについての精神分析の見解は，次第に肯定的情緒に，重要な席を譲っているように思われる。この小論は，発達論的，神経生理学的そして実験的な，他分野の研究に加えて，著者の乳幼児研究によってこの主張の根拠を再検討する。新たな方向性は，誘因，脚本や幻想形成における肯定的情緒についてのわれわれの知識による再定式化を含んでいる。拡大する世界について探求し，正しく理解することに関わる発達的諸動機は，ネゲントロピーの快感にかかわる経験と同様に，考察されなければならない。新たな展望は，驚きと新たな疑問が発生するような，臨床的実践を導いていくかもしれない。

　フロイト (Freud) の精神分析心理学には，フロイデ Freude (ドイツ語の喜び) という用語があまり多くないと言われてきた。同様に，快感についてのフロイトの考え方は，彼の理論の中で最も批判されてきたものの一つである。フロイト自身も決して満足してはいなかった。いくつかのすぐれた論評が実証しているように，1900年から1938年まで，フロイトは，不快はエネルギーの増大（あるいは欲動緊張）に起因し，その低減から快が得られるという考えを持ち続けていた (Fenichel, 1945; Rapaport, 1953, 1959, Saussure, 1959; Needles, 1964; Ducey & Galinsky, 1973)。しかし，性行為での前戯の快感はこのような解放モデルには適合しなかった。またフロイトはしばしば快が，不快を避けることとは別の快独自の性質をもつことに繰り返し気づいており，これも解放モデルには適合しない。いろいろな機会にフロイトは快の緊張－解放公式の例外と見られるものを，解放のリズムの変化，

あるいは最適水準への解放という考え方を用いて説明しようと試みている。けれどもこれらの説明は不完全なものであり，今日の読者は，フロイトの「不快-快原則」（たとえば，Freud, 1920, 1924, 1940）と呼ばれる原則について彼自身が継続的な不満を抱いていたことを理解している。

　フロイトの時代以来の精神分析的見解の二つの系統が，精神分析理論における快の問題について焦点を当ててきた。その一方の系統が優勢であり，快が緊張の解放によって説明されるという考え方を維持するためにメタサイコロジーを用いてきた。刺激追求による快感（たとえば，それによって緊張が増大するような前戯による快感）は，認識されてはいるが，未だに緊張の解放という全体的な形式に対して二次的であるとされている。快感の追求を説明するために引き合いに出される機制は，リズムと閾値の変化を含んでいる（フロイトの初期の仮説的概念に従って）。さらにメタサイコロジーの他の抽象的な側面にも注意が注がれている（Fenichel, 1945; Rapaport, 1959; Saussure, 1959; Ducey & Galinsky, 1973 参照）。この精神分析的見解の系統は，いくつかの点で不十分なままである。まず第一に，それは非常に複雑であり，たとえ良くても，論理的に辿ることが困難である。第二に，日常生活の重要な一部である快独自の性質をわかりやすい仕方で説明できていない。第三に，表面的妥当性を欠いている。すなわち，われわれは人間が快を求めていることを知っている。つまり，われわれは他者とコミュニケーションするために絶えず肯定的な情緒を使っている。そしてわれわれは問題を探求し，解決することによって快感を感じる。

　フロイトの時代以来のもう一つの見解の系統は，精神分析の主流の中では目立った成果が得られていない。おそらくは，古典的なメタサイコロジーの核となる側面を捨てることに多くの分析家たちの抵抗があるためであろう。さまざまな形態でのこの見解の系統は，ある一点において一致している。すなわち，快感は精神機能の質的に独立した一つの領域として認識されなければならないという点である。快感の重要な側面は，不快を避けること，あるいは衝動の放出と関係するわけではなく，これらの側面は，快．不快それぞ

れ別個の用語によって理解される必要がある。このように，何人かの理論家達は快感を別の動機づけの源泉と結びつけてきた。たとえば，仕事による快感（Hendrick, 1934）や，独立の「効力動機づけ」による快感（White, 1963）……この考え方は，後に「支配動機による快感」として知られるようになった乳幼児研究へ導いた（Morgan & Harmon, 1984 参照）。カール・ビューラーによって発表された「機能における快感」の初期の着想も影響を与えている（たとえば，Hartman, 1939; Spitz, 1965 参照）。しかし他の理論家たちは，より直接的であった。基本的快感システムは，行動を導くものと仮定され，そして基本的不快システムを補うものとされた（Jacobson, 1953; Heath, 1964; Rado, 1964 参照，また Erikson, 1950; Maslow, 1971 によっても示唆されている）。

　私は今やフロイトの時代以来のこの二つ目の見解の流れを発展させることができ，新たな理論構築のための基礎として受け入れられるべきだと信じている。それは現実とも常識とも一致しており，しかもよりわかりやすい。それは内的整合性があり，疑問点は残るものの，精神分析にとってより有益である可能性がある。これらの点は，乳幼児研究での個人観察，神経生理学や動物学研究による発見を通じて例証されるだろう。私は精神分析理論の新たな方向性についての展望でこの論文を締め括りたい。

乳幼児の観察者は肯定的情緒について学ぶ

　私は肯定的情緒が研究者をいかに駆り立てるものであるかを実感するようになった。好奇心，興味，そして発見の快感は，主要な誘因であるが，その中でも最も大きなものは，驚きの情緒であろう。そのため，私はこの小論の重要な部分を私が最初の頃乳幼児研究の中で経験したいくつかの驚きをお話しすることから始める。

活性化と興奮

　最初の驚きは，標準的に，新しい赤ちゃんの到来をいかに大きな喜びが包むかであった。これは，赤ちゃんが泣き叫んだり，母親が身体的な苦痛を感じている時であっても起こる。そして特に，その場で医学的処置を受けていない赤ちゃんたちが，機敏に，そして概してただちに母親や他の人たちとの目と目の触れ合いを通じて母親や他の人達をひきつけることが可能である，今日の自然分娩の場面で目立って起こる。家族はうれしさと，興奮を示し，そして喜びが表され，体験されて，心配したり，安心したりしながら会話が交わされる。私が微笑する赤ちゃんを研究し始めた時，そこで私は喜びについてより多くの何かを発見した。私は読者に微笑している3カ月の赤ちゃんを想像してほしい。もしあなたがお気に入りの赤ちゃんのスナップ写真を思い出しても，心の中に静止した画像はない。あなたはすぐに赤ちゃんが自転車をこぐように手足をグルグル回す運動を想像し，あなたが見つめていると目が輝く赤ちゃんを想像するだろう。そして赤ちゃんのクークーいう声は，あなたの大きな喜びに対する反応だと想像するかもしれない。微笑の力動的特徴は抑制ができないことである。赤ちゃんによって表現され，養育者と研究者の両者に伝えられる，興奮の活性化が存在する。微笑している赤ちゃんは私に，肯定的情緒が緊張の解放と関係するという考え方が正しくなさそうだということを，極めて早い段階で確信させた。微笑は活性化と関係があったのである。この方向性で数年間赤ちゃんを研究した後，同僚と私はようやく活性化と微笑を観察する研究を行うようになった。われわれは慎重に5カ月児と9カ月児の微笑を観察し，微笑している時間と，微笑の直前直後の時間とを比較した。われわれは実際に微笑している間の高いレベルの運動活動を発見した。われわれはまた微笑している間の心拍数の活性化の証拠を発見した。この場合5カ月児における心拍数の上昇は運動と関係なく記録された (Emde, Campos, Reich, & Gaensbauer, 1978)。

　乳幼児の微笑が，活性化を低下させるよりは活性化を増加させることに関係していると気付いたことは第一の驚きであった。もう一つは，われわれの

早期の乳幼児の微笑の研究から導かれた。われわれは，よく知られた通常の社会的微笑の開始以前に，異なる二つのタイプの微笑を発見した。2カ月で開花するその微笑の開始は，両親によって大変に祝福される。そして，これについてはスピッツとウォルフ（1946）の研究によってよく立証されている。ウォルフ（1959）の新生児の観察は，さらなる研究と理解が求められる早期の微笑の存在を指摘していた。そうした早期の微笑の研究で，われわれは，しかめっつら，むずかり，あるいは泣き叫びとは関連のない，まとまった表現を持つ二つのタイプの微笑を発見して驚いた。その一つのタイプをわれわれは早期の内発的微笑と名付けた。その微笑は急速眼球運動（REM）状態と関連しており，出生後数分以内に現れる。それはREM状態の100分毎に平均11回起こった。そしてわれわれの測定によれば，もしREM状態の生理が伴っている場合には，このタイプの微笑は乳幼児が眼を開けていても閉じていても起こった。REM微笑は（引き出されたものではなく），自発的な形で発現し，そして突発的に現れる明確な傾向があった（Emde & Koenig, 1969a, 1969b）。最初，われわれはそうした先天的微笑は大脳辺縁皮質によって媒介されているかもしれないと考えた。しかしわれわれの仮説は，後の観察によって誤りであることが判明した。われわれは未熟児たちに，より多くのREM微笑を発見した。彼らは，より多くの大脳辺縁皮質をもつ正常出産児に比べて，大脳辺縁皮質が少なかった（Emde, McCartney, & Harmon, 1971）。さらにわれわれは小頭症の乳幼児を観察した。彼らは，生存中，同じ受胎後年齢の健康な新生児が示すのと同等の内発的微笑を示した（Harmon & Emde, 1972）。当の小頭症の乳幼児は，死後解剖や脳解剖研究によって，辺縁系かどうかにかかわらず実質的には，皮質を欠いていることが明らかにされた。この事実に直面させられた上での結論は，REM微笑は，中脳と視床下部によって媒介されているというものであった（この結論は，今日，脳画像技法が生体内の観察を可能にしたことで確実に明らかにされるだろう）。

　早期の内発的微笑の適応的機能とは何だろうか？　それは規則的に発生す

るが，母親や他の人に気づかれることがほとんどないように思われる。われわれが抱き続けてきた目的論的観点は，内発的REM微笑は，出生後最初の2カ月間に存在する社会的微笑に先立つ，ある種の微笑の「練習」または「準備」の形かもしれないというものであった。われわれの縦断的観察は，このタイプの微笑は出生後早期の数カ月を経て抑制されるようになることを立証した。それは，早期の乳幼児の「動的睡眠」中の他のREM関連行動が抑制されるのと同じ時間的経過であった（Stern, Permelee, Akiyama, Schultz, & Wenner, 1969）。

われわれはまた早期の外発的微笑も研究した。このタイプの微笑は出生後すぐに始まり外部刺激に反応して起こるが，不規則である。このタイプの微笑に関しては出生後最初の2カ月を経て「成熟による推進」があると思われるが，多様な感覚のモダリティに反応する頻度が増加する。われわれの研究は，人間の顔によって誘発される特定の社会的微笑の開始期の直前に，この微笑が急増することを立証した。これはかつてスピッツが特定の「本質的ゲシュタルト」への反応として述べたものである（Spitz & Wolf, 1946; Emde & Harmon, 1972）。スピッツが述べたこの完全な自動反応傾向はおそらくほんの数日しか続かないだろう。その後に，他の研究が立証したように，重要な修正をもたらす学習が付随して起こる（Polak, Emde, & Spitz, 1964, 1946）。

早期乳幼児のこれら二つのタイプの微笑の意義についてわれわれは何を推論することができるだろうか？　乳幼児の最も早期の内発的微笑は，先天的であり，REM状態を伴う「自発的活動」とみなされるべき様式で生物学的に組織化されている。このタイプの微笑が抑制されるに従って，他のタイプの不規則で，非特異的な微笑が刺激に対する生物学的反応として現れてくる。つまり，その後，外発的微笑が活性化の特徴を増すことになり，そして社会的相互作用における潜在的な興奮を生むようになる。

他の発達研究者達は，乳幼児が，環境を探索し，正しく理解しようとするさ中に喜びを経験する明確な先天的な傾向があることを示してきた。ピア

ジェ（1952）は，乳幼児の微笑を認知的同化と関連づけ，それ以来いわゆる「同化の微笑」が，乳幼児の最初の1年間に起きることが注目されてきた (Kagan, Kersley, & Zelaso, 1978; McCall, 1972)。それは生後2年目に，より複雑で，支配的な作業を行っている間にも同じことが起きる（Morgan & Harmon, 1984; Kagan, 1981）。同様に，もし大きな矛盾がなければ，笑いや微笑は，ばかげた歪曲か，ふつうの出来事を誇張することへの反応として起きることが明らかになった。

　他の人々と積極的にかかわりあうことに喜びを表す生来の傾向は，適応的意義をもっているのだろうか？　明らかにそうである。他の諸研究は，養育者に対する乳幼児の微笑の意義を確認している。われわれは正常児を持つ家族に加えて，微笑の開始が遅れしかも弱い，ダウン症の乳幼児を持つ家族も研究した。微笑の適応的意義は，他のことに加えて，愛情に満ちた関係性の絆を結ぶことを促進するものであった。また温かさと喜びの感情が加わる結果，養育者は物事がうまくいっているというフィードバックを得ることができた。乳幼児の微笑は「もっと続けて，それが好き」と言っているように思われる。生存の観点から，誘発される通常の社会的微笑が，生後2カ月の直後に発達することは幸いであると思われた。誘発される泣き叫びは，出生時，より早期に存在し，一層生物学的に重要な生物学的表現である。それは養育者に対して断固たる普遍的な情緒的コミュニケーションを発している。微笑と違い泣くことは「今すぐ何かを変えて！」と言っている。それは，変化の必要なことに緊急の注意を喚起するもので，基本的な生理システムの調節に関連した，生存にとって重要なコミュニケーション装置である。実際，もし出生時の乳幼児に外発的，社会的に誘導される微笑が存在したならば，「すべてがうまくいっている」というメッセージによってまちがった養育上の安心感を生むかもしれないと，われわれは推測した。つまり，より多くの赤ちゃんが生命に不可欠な要求が無視される危険にさらされることにもなるだろう。

　現れ始めた全体験は，肯定的情緒は，否定的情緒と比べて別個に組織化された，適応機能をもつ一群であった。しかし表情を除いて，それらが乳幼児

の遂行に別個の影響を及ぼすであろうか？　一歩先に進めて，数年前にわれわれは15カ月と16カ月の乳幼児の研究で北京大学のメン・ツァオラン教授と共同研究を行った。デンバーと北京でのわれわれの研究は，ある認知課題の遂行に対する軽い気分操作の影響を立証した。その課題は，興味のある対象を得るには，子どもはレバーを他の方向から向きを変えて一定方向に押さなければならないというものであった。この課題は直観に反するように思われる。……つまり子どもはあるものを得るためにレバーを反対側から一定方向に押す必要がある……そして子ども達は生後2年の間にさまざまな進度でこの課題を解決する。われわれの行った気分操作は，母親との「いないいないばあ遊び」によって構成されており，その一つでは遊びの数分後にレバー課題が行われた。もう一つでは，母親との分離の後，数分後にレバー課題が行われた。課題遂行中，子どもの情動表現には，測定可能な差異は見られなかったが，われわれは直前の気分操作に基づく課題遂行において明確な差異を見出した。肯定的情緒の前提条件は，課題遂行の増加と結びつくが，その一方で否定的情緒にそれはなかった。しかし，より興味深いことは，情動興奮と遂行それ自体との関係性について二つの異なるパターンが見られたことである。否定的情緒については，われわれは遂行とその直前の気分的興奮の強さとの間に直接の負の相関を発見した。すなわち，操作の間に，その子どもが一層否定的な情緒を表現すると，その後に続く遂行の結果がより大きく低下した。他方，肯定的な情緒操作に関しては，まったく異なった曲線が見られた。課題の前の肯定的情緒の強さは，その後に続く遂行で，直線ではなく，曲線的傾向を示した。これらの結果によって，低いレベルの肯定的情緒は遂行を高める何らかの効果があり，中程度のレベルの肯定的情緒も遂行をより高める効果があった。しかし直前の気分操作での高いレベルの肯定的情緒は，遂行の減少と結びついていた。[注1]

注1）　興味深いことに，この結果は，興奮のレベルと関連して遂行のレベルが逆U字形関数を描くとする，いわゆるヤーキーズ・ドットソン法則が，各個別の快感状態によって修正されるかもしれないということを示している。

精神分析理論のための肯定的情緒　129

　全体から見れば，乳幼児期からのこれらの発見は，肯定的情緒に関しては，別個に組織化され，生物学的に基礎づけられた一つのシステムが存在するという明確な全体像を示している。このシステムは，活性化と興奮の表現と結びついており，さらに否定的情緒システムとはまったく異なる仕方で遂行を促進させるかもしれない。

行動的調節

　次の驚きは，行動的調節と関係していた。ここでのいくつかの分野のわれわれの研究結果は，肯定的情緒が一つの独立に組織化されたシステムであるという考え方を支持するすべてのものの中で最も劇的なものかもしれない。

　行動的調節の最初の分野は，われわれが社会的参照と呼んでいるものと関係している。社会的参照はわれわれが以下のように定義した現象である。いかなる年齢の人も不確実な状況に遭遇した場合，その不確実性を解決し，それに応じて行動を調節するために，重要な他者の情緒信号を見る。本研究に当たってわれわれはこの定義のすべての要素を実験的に細分化した。すなわち不確実な状況を構築し，乳幼児を取り巻く他者の情緒信号を実験的に操作し，行動的調節を測定した。われわれは，情緒表現の測定で進歩があったため，情緒を独立変数として操作することが可能となり，明瞭な情緒表現，あるいは音声表現を与えることを母親と検査者に教示することができた。たとえば，おもちゃのロボットが部屋に侵入してくるという不確実な状況で，典型的には，子どもはロボットを見，それから情緒信号を求めて母親あるいは検査者を見る。もしその人がほほえんで，喜びを表現すれば，子どもはその不確実な刺激に接近するだろう。もし母親が興味を示せば，ほとんどの子どもは同じく接近するか，探索するだろう。反対に，もし母親が恐れまたは怒りを表現すれば，子どもは典型的には，そのおもちゃのロボットに近づかないだろう。実験ではわれわれは，見知らぬ人が近付く，視覚的断崖，そしてバラバラに壊れる玩具の家，バラバラになるおもちゃの人形を，不確実な刺激として用いた。これらすべての実験は，社会的参照が，肯定的情緒と否定的情緒

に対しては異なった行動的調節効果を示すという結果をもたらした（Sorce, Emde, Campos, Klinnert, 1985; Klinnert, 1984; Klinnert, Emde, Butterfiled, & Campos, 1986; Boccia & Campos, 1983）。

　社会的参照は，他の研究者たちによっても研究され（Feinman & Lewis, 1983; Feinman, 1985; Gunner & Stone, 1983; Walden & Baxter, 1989），養育者と乳幼児の間の注意と意味の共有過程の発達に関係づけられてきた。そのような意味の共有は，共有された情緒，共有された意図，そして，与えられた脈絡にふさわしい共有された感覚，がその構成要素となっている。「間主観性」と呼ばれる，発達のこの側面をテーマとする研究が増加してきている（Trevarthen, 1979; Bretherton & Beeghly, 1982; Bruner, 1982; Kaye, 1982）。スターン（1985）は，同じ方法で，彼の「情動調律」の概念に，養育者と乳幼児の間の肯定的情緒のマッチングを含め，そうしたプロセスが，社会的な種における重要な生物学的な適応傾向を反映していると主張している。

　行動的調節のもう一つの側面は，否定的情緒とは別個の肯定的情緒の適応上の独立性を例証するものでもあり，スターンの情動調律と密接に関連している。それはわれわれが「肯定的情動の共有」と呼んできたものと関係している。われわれは，生後1年の終わりに向けて，正常なサンプルの子ども達が，重要な他者を見て，肯定的情動を共有する傾向があることを発見した。たとえば，われわれのプレイルームでの観察中，子どもたちは，探索あるいは遂行の最中にほほえみを共有するかもしれない。この形の行動には大きな個人差があり，またそれは，子どもたちが生後2年目の中頃に示しはじめる「自尊心をふくらませる」表現への発達に道を譲るように思われる。われわれの実験室のプレイルームで行われた縦断的研究で，われわれは，肯定的情動の共有が生後12カ月で中等度のレベル，18カ月でかなり高いレベル，そして24カ月でまた中等度のレベルであることを発見した。ハイリスク集団の研究では，10代の母親の子どもたちも含めて，ジョイ・オソフスキー（Joy Osofsky）は，われわれの実験室研究の方法論のいくつかを採用して，肯定的情動の共有のエビデンスがほとんどないという結果を見いだした。その代

わりに，最も多い情動の共有は否定的情動であった。それはわれわれの正常な乳幼児の研究では逆に異常なことであった。

　精神分析の読者は，ウィニコット（1971）や，ラカン（1966），コフート（1971）によって提案された，異なる「ミラリング」の概念による，養育者の肯定の重要性を思いおこされるだろう。そして今や，自己心理学のそのような重要な側面が考慮されるだろう。強調されるべき点は，肯定的情緒コミュニケーションは，否定的情緒コミュニケーションの欠如とは別個の促進的源泉を備えているだろうということである。

　このことは，発達における肯定的情緒の独自の重要性，すなわち，乳幼児にとっての養育者の情緒応答性，を強調する行動的調節の別の分野へわれわれを導く。10年以上前，われわれは「図書室研究」と名付けた研究を行っていた。なぜならば母親とよちよち歩きの幼児が入ってくる図書室をプレイルームとして設定したからである。その部屋にはすでに別の女性が新聞を読みながら座っていて，母親もまたすぐにそこに座って新聞を読み始めた。図書室－プレイルームはある種の不確実な状況であり，そしてその状況では乳幼児の探索と遊びのレベルが，母親が新聞を読んでいるかいないかにかかっていることをわれわれは実証した。母親が新聞を読んでいない時，……言い換えれば，母親が情緒的に応答可能で，子どもに関心を示すことができ，時折微笑みかける時には，彼女の15カ月になる幼児は，一層探索に没頭し，遊びの発達レベルがより高くなった（Sorce & Emde, 1981）。臨床相談において，われわれはより包括的な印象を持つようになってきた。情緒応答性は，早期乳幼児期において発達がうまくいっているかどうかの最良の総合的バロメーターの一つである。われわれはそれをスクリーニングのためのよい指標であると見なしている。もし発達がうまくいっていれば，養育者と子どもの間に，ある範囲の情緒，バランスのとれた関心や喜びのやりとりのエビデンスを認めることが期待できる。もしそれが認められなかったならば，臨床家は懸念を持ってさらに特定の病理を探すことになる。われわれは行動上の問題が存在する時には，情緒の範囲が狭まり，しかも肯定的情動がほとんど

見られないという特徴があることをよく知っている。注視嫌悪や、ひきこもりを含む「無関心行動」が見られるかもしれない。それについては、ブラゼルトン、トロニック、アダムソン、アルスとウェイセ（Brazelton, Tronick, Adamson, Als, & Weise, 1975）、トロニック、アルス、アダムソン、ワイスとブラゼルトン（Tronick, Als, Adamson, Wise, & Brazelton, 1978）や、トロニックとジアニーノ（Tronick & Gianino, 1986）らが、記述してきた。そこには環境への全体的な関心の少なさが存在するのかもしれない。養育者の情緒応答性の問題を評価する上で、肯定的情緒の欠如が、否定的情緒の過剰よりも一層敏感な指標となるかもしれない。

　遊びは、肯定的情緒の独自の適応体制の例証となる、乳幼児と幼児における行動的調節の、もう一つの分野である。フロイト（1920）のモデルによれば、ある遊びは、養育者からの分離や他の苦痛な体験を、積極的に再体験することで、その統制のための反復として行われる。しかし一般的に多くの遊びは、苦痛からは遠いもののように思われる。それよりもむしろ乳幼児は他者と共有する目標を達成するゲームでの興奮によって動機づけられているように思われる。私はこれがウィニコット（1971）や最近ではショー（Shor, 1990）によって強調されてきた遊びの側面であると信じている。乳幼児の発達研究者は、今や遊びが子どもの最早期の関係性についての未開拓の次元であることに気づいてきている（Stern, 1977; Dunn, 1988; Emde, 1989）。ダン（Dunn）の家庭観察は、2歳児が他の人たちと一緒に喜びやユーモアの中で過ごす時間の総計と、いかに特定の家族関係によって肯定的情緒が組織的に変化するかを生き生きと立証している。

　興味深いことに、われわれは、24カ月のよちよち歩きの幼児が、否定的情緒の言葉よりも肯定的情緒の言葉をより多く表現することを発見した。26人の子どもたちが母親によって、組織的幼児語目録（Bretherton & Bates, 1984）を使って、注意深く観察された。そして子ども一人が平均して12の肯定的情緒語と七つの否定的情緒語を表現したことがわかった。数多くの肯定的情緒語は、子どもの肯定的情緒状態や発達的達成を誇りを持って奨励す

る，母親の「足場」を反映しているのかもしれない。ストレス状況下の家族の母集団では，否定的な言葉や表現が肯定的なものよりも影響があるという点で徴候が異なっている。

要約すると，行動的調節の観察は，また乳幼児期における肯定的情緒の強力な独自に組織化された適応的役割を示唆している。社会的参照，肯定的情動の共有，情緒応答性，そして遊びはすべて，活動への誘因として重要な他者に見いだされる乳幼児の肯定的情緒の使用を例証している。

個人差

次の分野は，別個に組織化された肯定的情緒というわれわれのテーマを続け，それに個人差，気質，パーソナリティについての新しい研究とのつながりを持たせていく。

（現在の読者にとってはそうではないが）私にとっての大きな驚きは，情緒性についての個人差の縦断的研究結果から生じたものであった。われわれは3種類の異なるサンプルについて，母親，父親，そして幼い子どもの情緒信号の強さと表現法を測定した。われわれは，プレイルームと家庭でデータを集め，両親からの報告と併せてビデオテープのデータを分析した。すべてのケースで，ケース横断的に，肯定的情緒と否定的情緒との間の相関は基本的にゼロであることを発見した。われわれの発見はいくつかの年齢段階で検証され，そして家庭あるいは実験室を問わず，乳幼児，よちよち歩きの幼児，大人という各年代において変わらないものであった。言い換えれば，正常な低ストレス状況の下では，肯定的情緒は，否定的情緒からはっきりと独立したものである。もう一つの発見は，別の縦断的一貫性のパターンに関連している。肯定的情緒よりも否定的な情緒の方が，時間を越えた個人的一貫性が強く存在した。われわれは環境的脈絡における変化を反映することに関して，肯定的情緒は否定的情緒よりも変動しやすいという見解が深まることによって，後者の発見を解釈した。

乳幼児の気質の行動遺伝学的研究からの発見は，上述の全体像と一致して

いる。双生児研究からのエビデンスは，否定的情緒に関して，本質的な遺伝可能性を示唆している（恐怖と怒り／攻撃性が最も顕著である）。しかし肯定的情緒については遺伝可能性は弱い（Plomin, 1986; Goldsmith & Campos, 1986 参照）。重ねて，情緒システム間には相対的独立性が存在すると思われ，そして肯定的情緒に関してはより大きな環境的変動性が存在するように思われる。

　新しい一群の技法を備えた気質研究は，最近の生産的な研究の一分野である。将来の発見は，成人のパーソナリティ次元についての新たな研究の波と乳幼児期の気質とを結びつけることは疑いないであろう。この点についてわれわれは，乳幼児期を越えて論ずることになるが，最近の批判的吟味を乗り越えた二つのパーソナリティの次元に注目することは価値あるものと思われる。アイゼンク（Eysenck, 1981）の研究から，これらの次元は，神経質と外向性と名づけられた。より最近では，ジェフリー・グレイ（Jeffrey Gray, 1982）がこの研究を論評し，別個の機能的脳システムとして神経心理学的脈略に位置づけている。パーソナリティのこれらの二つの次元は，否定的情緒と肯定的情緒へと向かう別個の力動的素因と捉えることが最もよいだろうとの主張がなされている（グレイのモデルでは外向性傾向は肯定的情緒傾向と一致している）。テレガン（Tellegan et al., 1984）は，彼らのさまざまな評定尺度を使った研究を行い，コスタとマックレー（Costa & McCrae, 1980）と同様の結論に至っている。パーソナリティの主な次元は，肯定的情動と否定的情動の観点から考えることができる。つまり否定的情動へ向かう傾向は，精神病理への危険性を生じる結果となり，対照的に，肯定的情動へ向かう傾向は，社会性と外向的適応に向かう結果となる。

　もう一つの関連する研究動向は，ストレスとコーピングに関係している（Garmezy & Rutter, 1983）。ある特定の個人に対するストレスの結果は，それ以前の否定的情緒特性の群化したパーソナリティ体制が存在するかどうかによって決定されるかもしれない（Patterson & Dishion, 1988; Caspi & Elder, 1988 参照）。推測ではあるが，肯定的情緒特性を持つ人は，ストレス

の期間中,"自ら衝撃を和らげる"力を持ち,より大きい回復力を持っているのかもしれない。

早期の道徳発達

われわれの乳幼児研究のもう一つの有力な分野は,早期の道徳発達に関係している。驚いたことに,多くの道徳発達が3歳より以前に起こり,そして,その多くがしてはいけないことの学習と比べて,すべきことについての学習に関わっている。肯定的情緒(興味,好奇心,快感,喜びや誇り)は,この発達経路を媒介する重要な役割を果たしている。

相互性は,この道徳発達の側面の主要な特徴であり,それは強固な生物学的準備性を持っている。人間の乳幼児は,社会的相互作用を開始し,持続し,終結させるための先天的に組織化された能力を持っている。これらは毎日の養育者との相互作用を通じて訓練され,伸ばされていく。ターンテイキング(順序交替)行動の基本的な手順は,生後6カ月以前に母親との間で,興味をもって見つめること,微笑すること,声を出すこと,笑うこと,といった交互のやり取りそのものの中で学習される。それらは後に予想ゲームに展開されていく(Brazelton et al., 1975; Stern, 1977)。繰り返し行われるターンテイキングの経験を通じて,乳幼児の能力を伸ばす養育者の肯定的情緒の「足場」によって,乳幼児はコミュニケーションの基本的なやり方の基礎を内在化するようになる(Bruner, 1982; Kaye, 1982)。これは後の言語の発達の基礎になるだけでなく,後の道徳システムの発達の基礎となる。それについて考えてみよう。すべての道徳システムの根本的な基礎は相互性と関連している。それは公正さの感覚,つまり「人からして欲しいと思うことのすべてを人々にせよ」という「黄金律」の変形である。

その他に,乳幼児はたくさんの日常の「ルール」を内在化するようになる。つまり,物がどこに属するのか,人々はどう見るのか,どのようにして物事が起きると考えられているのか,等のルールである。……言い換えれば,脈絡や何が適切かについてのルールである。環境及び環境と自分との相互作用

について「正しく理解しようとする」強い興味と生来の肯定的傾向が存在する。支配する喜びの情緒，肯定的情緒の共有や誇りの情緒は，「正しく理解しようとする」ための特別な誘因である。

このことは早期の道徳発達の，もう一つの特徴に導いていく。それは私が肯定的情緒の観点から考えるべきだと信じている特徴である。すなわち，償い行動と向社会的行動への早期の傾向である。それらは，否定的情緒から始まるにもかかわらず，多くの人々が肯定的と考える行動に向かうことから，それらは肯定的情緒の系列といえるかもしれない。

最初，このような系列は共感性に関わっている。生後2年目の後半の始めに，乳幼児は他者の苦痛に直面すると，助けること，慰めることや行動を分かち合うこと，等を示すかもしれない。ザーン－ワクスラーとラドク－ヤロウ（Zahn-Waxler, & Radke-Yarrow, 1982）の独自の観察は，われわれ自身の研究も含めて多くの研究室で再現されてきた。そしてそれらの研究はこの反応には多くの個人的変数が存在することを示唆している。さらなる研究を行う必要があるが，その変数は乳幼児と養育者の関係性の質に依存するものと考えられる。しかし共感性が発達において標準的に現れるという事実は，生物学的に準備された向社会的傾向への肯定的システムが存在することを示唆している。これは，ケイガン（1981）とホフマン（Hoffman, 197）が述べているとおり，普遍性を持つほどに，道徳発達のための非相対的な基盤を備えているのかもしれない。

もう一つの新しい情緒反応の系列はまた，2年目の終わりに向けていつも決まって観察される。これは，環境について「正しく理解しようとする」，乳幼児の発達経路の延長であるように思われる。この時期に乳幼児は，見慣れた玩具か物が，元の場所にない，何かの形で傷つけられている，あるいは汚れている，等に出くわした時，苦痛を示すことが観察されている（Kagan, 1981; Dunn, 1988）。早期の道徳発達の観点から，ケイガンは，いかにこのマイルストーンが，よちよち歩きの幼児が規範を内在化し，その規範の侵害に対して苦痛を表すことを示しているかを強調している。この小論の観点から

は，要点は償いへの肯定的傾向が働き始めているということである（すべての道徳システムは，内在化された規範と，これらの規範が侵害され，償いへの傾向が生じたときの内在化された不安を含んでいる）。精神分析の読者はまた，他の観点への収斂に気づくかもしれない。すなわち，肛門期のよちよち歩きの幼児の行動調節のそれである（Freud, 1955; Erikson, 1950）。

　発達研究者は今や，肯定的な個人間の情緒として，罪悪感の逆説的な見解に関心を向けている。幼稚園児でさえ，他の人が傷ついている時にそれを回復させようとする共感的欲求に基づいた道徳的調節の情緒として，罪悪感を理解することができる。これは特に子ども自身が相手を傷つけたと信じているか，あるいは自分が状況を改善できると信じている時にそうである（Damon, 1988; Zahn-Waxler, 1987）。

　前述の早期の道徳発達の特徴は必ずしも葛藤を含むものではないことに注意されたい。早期の道徳発達の他の側面は，葛藤のさ中の肯定的情緒に関わっている。生後2年目と3年目の間の早期の道徳発達の多くが，両親による禁止という脈絡の中で起きている。子どもは，壁のソケット，壊れやすいランプ，あるいはハイファイのつまみに触れることを始め，そして「だめ」「しちゃだめ」という言葉を聞くという形で葛藤を経験する。われわれは，家庭や実験室でのそのような禁止を研究してきた。そしてよちよち歩きの幼児が，さまざまな結果に至るさまざまな脈絡で，自分たちの意志を「試してみて」，主張をする，多くの交渉の形を観察してきた。しかし，われわれはここでは肯定的情緒の役割を強調したい。肯定的情動－共有や誇りは，子どもが養育者と共に笑顔と輝く目をして喜びを分かち合うことで表現される。それは禁止の後に続く自制を習得する努力に関わる特定行為の後に表現される。重要な他者の社会的参照を伴う微笑と誇りある直立姿勢は，2年目の間にますます目立つようになる。恥と共に誇りは，経験及びなんらかの闘争，ジレンマあるいは葛藤の感覚に基づいた，より複雑な情緒である。誇りと恥は予期的であり，意図された結果の帰結を予告する。ここでは肯定的情緒と否定的情緒が相互に補完しあっている。それらは，われわれが動機づけの観点から

も主張し得る，「牽引」と共に「推進」のエビデンスを示している。誇りは，与えられた状況で規範あるいはルールが首尾よく適用されていることを示す，肯定的牽引として作用する。恥は，禁止された行動を行った後の不快な経験（脱力を伴った）を示す，否定的な推進として作用している。両方の情緒は重要な他者が存在する場合，そして内省的な自己認識の発達の開始の後に働くようである（本巻の Lewis を参照の）。

　両親（またしばしば兄弟）との禁止とそれに関連する脈絡を巡る対人的葛藤の経験は，言語が発達する生後2年目と3年目の子どもの生活の重要な部分である。36カ月までに，幼児はナラティブな伝達能力を持つので，われわれは情動的テーマの道徳的な理解を探ることができる。人形と一緒に物語が始められる「物語軸」が与えられ，子どもたちが遊びの中でその物語を完成させる時，われわれの研究した中間層の正常なサンプルの子どもたちは，豊かな物語の完成を示した。われわれが期待したように，その物語はルール，道徳規範，相互性や，共感，を含む内在化された首尾一貫したテーマを示した。しかし別の結果は最も驚くべきものであった。それは大多数の子どもたちが，道徳的ジレンマを理解していることをわれわれに示したことであった。道徳的ジレンマのためのわれわれの原型的な物語軸は，向社会的傾向が，義務的ルールと対抗するというものであった。その物語は，検査者と，被験者である子どもと同性の二体の人形とで始まる。一人の人形が倒れてけがをし，そして「あー，足をけがしちゃった。バンドエイドもってきて」と言う。もう一人の人形が「わかったよ。だけどママがバスルームのバンドエイドがのっている棚の所に行っちゃだめ，って言ってたよ」という。検査者は「今なにがおこっているのか教えて，話してちょうだい」と聞く。われわれの研究した幼児の4分の3以上がそのジレンマと戦い，そしてその一部の子どもが向社会的反応に至った。多くの子どもたちはそこには至らなかった。それでも，道徳的ジレンマに取り組むことそれ自体が驚くべきことであった。研究者たちが，幼稚園児が心の中に採り得る二つの選択的解決策を持つことができることを，論証したのはごく最近のことであった（Flavell et al., 1986;

Wellman, et al., 1986)。

　われわれはまた，母親が不在の場合の標準化された禁止の状況で，36カ月の子どもたちを観察した。その状況は以下のとおりである。たくさんのおもちゃが置いてあるプレイルームに母親が一組の新しい玩具を持ってきて，子どもと検査者に「今はこの玩具で遊んではいけませんよ」と言う。その後母親は部屋を去る。検査者は人形と遊んでいて，その人形が新しい玩具で遊びたいと言い始める。大多数の子どもたちは，少なくともしばらくの間は，人形との遊びに新しい玩具を巻き込む誘惑に抵抗する。驚くには当たらない。しかし実際に多くの子どもたちが，「この玩具では遊べないよ。あなたもだめだよ」「ママから聞かなかったの？」「私たちこの玩具で遊べないんだよ」と検査者に言っていることに気づいた時に，われわれの心に浮かんだのは，魅了するような発達が起こっていたということであった。子どもたちは「我々」の実行感覚を発達させているかのように思われた。よく似た肯定的感覚について触れると，かつて，ジョージ・クライン（George Klein, 1967）は，精神分析は「自我」の理論を補うために「共－自我」"we-go" の理論が必要だと指摘した。われわれは，行動を導き，そして誘惑に抵抗するために存在する，連帯，力，や制御の肯定的感覚を強調するために「我々」の実行感覚について述べている。「我々」という実行感覚は，さらなる研究を必要としてはいないだろうか？　この感覚は，東洋の文化や経験と比較して，われわれ西洋の自己－他者文化においては十分に強調されてこなかったのではないだろうか？（土居, 1973を参照）。おそらく，将来の研究によって，その肯定的情緒性を伴う発達が，肯定的意味の共有の経験を生む，誇りある養育者－幼児関係にどの程度関連しているかを発見できるだろう。

　これまでの私の小論は，早期の発達での肯定的情緒に関する研究の驚きについて，私の個人的な長途を振り返ってきた。私の研究分野なので，私は，養育者と共にいる乳幼児に焦点を当ててきたが，しかしすぐに仲間たちや兄弟たちがその子どもの情緒と道徳の世界をますます占有するようになるだろう。実際ピアジェ（1932）は，子どもの仲間との経験が，特に公正と不正に

関して，道徳発達に不可欠の闘技場であると信じていた。そのため，私は早期の仲間同士の相互作用の研究の肯定的側面について述べたい。それはわれわれが議論してきた一連の流れ，すなわち共有，を継続するものである。

デーモン（Damon, 1988）は，4歳までには大多数の子どもたちは共有についての道徳規範を内在化したと要約している。この年齢の子どもたちは他者と共有する義務の感覚を明らかに示しており，そして，そこには共有がどの社会的関係でも義務的な部分であるという内的信念が存在している。興味深いことに，4歳児が，共有するという信念の根拠について質問をされた時，最も一般的な答えは他者の感情を考慮することに基づいていた。つまり他者を「幸せ」にするために共有があり，もし共有しなければ他者は「悲しむ」であろうから。

いずれにせよ，肯定的情緒が乳幼児と養育者の関係を超えて，活気づけの役割を果たし続けているように思われる。肯定的情緒は状況によって異なり，複雑さを増し，そしてしばしば否定的情緒により「圧倒される」場合があることが予測される。後年の肯定的情緒の個人差が，乳幼児期の個人差や肯定的情緒と，どの程度の連続性を示すのかは未解決の問題である。つまりそれは，気質あるいは早期の養育経験のいずれかによるものだが，私は，われわれが理論的一貫性を支持する証拠に基づく強力な主張をしてきたことを読者に同意して欲しい。しかしさらに多くの発達研究が行われる必要がある。

生物学的研究

乳幼児の行動は，肯定的情緒が否定的情緒とは別個に組織化されていることをわれわれに示してきた。さらに，肯定的情緒は適応にとって不可欠であり，それらは，学習，コミュニケーション，及び発達のために重要な誘因を提供している。乳幼児と養育者にとって，肯定的情緒は報酬となるものであり，否定的情緒の除去や解放とは別個の動機づけの効果を持っている。本節では，われわれは，神経生物学や動物行動学での研究での定式化がどの程度

まで基礎となるのかを見てゆきたい。最初の事例では，生理学的メカニズムとプロセスのより特定的な意味での生物学を考えてみたい。第二の事例では，統制された動物行動の研究が関連する，進化的準備状態や，それらの持つ適応的機能の観点から，より広い意味での生物学について考えてみたい。

神経生理学の人間研究

人間の脳には肯定的情緒と否定的情緒を組織化する別個のシステムが存在するのだろうか？　エビデンスは事実がその通りであることを裏付けているように思われる。局所麻酔の下で，皮質に電気刺激を与えた覚醒状態での側頭葉てんかん患者の研究が示唆的であった。モントリオール神経学研究所で行われた古典的研究を再検討したペンフィールドとペロット（1963）は，親しい人たちが笑うか歌っているのを見つめている幻覚体験の真っ最中に見られた肯定的情緒のいくつかの事例を引用している。さらに最近の脳の刺激研究は，側頭葉皮質下の辺縁系のより深部への電気刺激の研究を行い，そして混合的な結果が得られてきた。二つのそうした研究は，不快や楽しくない情緒体験が誘発されたと報告している（Algrin et al., 1978; Gloor, Olivier, Quesney, Andermann, & Horowitz, 1982）。最近の論評でマクギアーとエクルス（McGeer & Eccles, 1987）は，より深部構造への刺激が特定の肯定的情緒体験を引き起こすという別の二つの研究を引用している。その一つの研究では，ハスラーとレイチャート（Hassler & Reichert, 1961）は，視床の刺激が微笑あるいは笑いを起こすことができることを観察した。それは外科医の命令によっても抑制されない反応であった。他の研究では，マークとアーヴィン（Mark & Ervin, 1970）が，扁桃体の刺激が，ある点では高揚と浮遊の感情を，別の点では暖かさと喜びの感情を，そしてさらに他の刺激点では，不快の感情を，別々に発生させることを観察した。このように，これらの特殊な状況においては，快感システムの独自の解剖学的組織を示すエビデンスが存在するように思われる。

人間についての他の研究は，別個の組織であることのより説得力ある臨床

像を提供している。これらは脳機能の左右差に関係するものである。その発見を要約すると，左前頭葉は接近行動と肯定的情動を組織化することに関係し，そして右前頭葉は退却行動と否定的情動を組織化することに関係していた（Trevarthen, 1984; Nass & Gazzaniga, 1987; Davidson, 1988; Silberman & Weingartner, 1986 の論評参照）。片側の頸動脈のアミタールによる部分麻酔の初期の研究から，脳の左半球の麻酔を受けた患者は抑うつ的で，不快な気分になる傾向があり，一方で右半球の麻酔を受けた患者は多幸的になる傾向があることが知られていた。脳病変の臨床群の研究も同様の特徴的な快感パターンを示した。左前頭葉の病変を持つ患者は抑うつ症状を持つ傾向があり，他方右前頭葉の病変の場合はしばしば無関心あるいは多幸と結びついている。

　最近の EEG 研究は，正常な被験者での情動-誘発刺激に対する反応の非対称性について注目してきた。おそらくフォックスとデヴィッドソンによって行われた一連の EEG 研究が最も注目すべきものであったろう（Davidson & Fox, 1982, 1988, 1989; Fox & Davidson, 1984）。これらの研究は，生後1年の間に現れる情動価-従属変数の前頭葉の非対称性を立証している。快刺激と不快刺激それぞれの提示において，左前頭葉領域の EEG の活性化が肯定的情動と結びつき，対応する右前頭葉領域が否定的情動と結びついているだけではなく，基線で区別される右前頭葉の活性化は，後続する母子分離中の苦痛の程度を予測する上でも有効であった！

　われわれの疑問に応じる他の生物学的データは，二つの研究分野からのものである。別個の快感システムの組織は，これらの分野の各データとは矛盾しないが，研究内容は予備的であり，不十分である。一つの分野は自律神経系（ANS）に関係し，エクマン，レヴェンソンとフリーセン（Ekman, Levenson, & Friesen, 1983）が，自律神経の反応パターンによって特定の否定的情動間の違いと同じく，肯定的情動と否定的情動の違いを識別できることを発見した。しかしながらこの研究は，独立した再検証を待つ状態である。もう一つの分野は脳の神経化学と関係している。早期の内因性のオピオイド

とそれらの受容体の発見は，肯定的情緒と自己報酬のための別個の生物学的基盤の可能性についての研究者の想像を刺激した。しかしながら，この分野は，研究が急速に動き，多くの伝導路や神経伝達物質等に関連して，極めて複雑である。このように特定の機能や活動は現段階では明らかではない。

動物の動機づけ研究

　人間の神経生理学的研究が，相関関係レベルでの別個に組織化された肯定的情緒システムのエビデンスを提供しているが，動物学研究はさらに先に進んでいる。実験的操作が研究者に行動のメカニズムを精査することを可能にし，そしてこのことが，直接に動機づけの問題に導いてきた。

　動物行動の研究は，主な二種類の快感的に異なって動機づけられた行動の強力なエビデンスを提供している。過去30年以上にわたる研究が，動機づけについての心理学的見解の「大変化」をもたらした。そしてそれは，われわれが予測する通り，この見解が情緒の生物学に直接のかかわり合いをもつものである。

　この研究の3人のパイオニア，バーリン（1960），ハーロウ（1953a）とヘッブ（1949）は，動機づけられた動物行動の多くが，生物学的欠乏あるいはホメオスタシスの不均衡によって（すなわち，動因低減によって）は説明できないことを実証した。多くの行動が，探索的，操作的そして刺激追求的であることが見いだされた。このことが長年にわたって，主に行動の動因としての内的欠乏信号に関心を持ってきた心理学から，だんだんと環境の誘因刺激と，環境への期待という，環境の役割に関心を向ける心理学への転換に導いてきた。

　この見解の系統のもう一つの加速は，脳の中央強化システムの発見からきたものであった（Olds & Milner, 1954; Delgado, Roberts, & Miller, 1954）。これらの研究は，脳の自己-刺激が，肯定的強化となり，さらに，そのような自己-刺激は，動因状態あるいは動因低減とは無関係に起きることを実証した。逆説的にも動物は，飢え，渇き，あるいは性的緊張を増大させると同

時に，脳の各部位の自己刺激を行うことが見い出された。オールズとミルナー（Olds & Milner）は，彼らの独創的な報告の中で，ラットの脳内には報酬中枢（ラットが自己刺激を行おうとする部位）と罰中枢（ラットが自己刺激を行うことを避ける部位）が広く分散しており，ネズミの脳細胞の35％が報酬活動を行い，5％が罰活動を行っていることを発見した。最近の論評で（McGeer, et al., 1987），最初の実験以来数多くの自己－刺激研究がラットで行われ，そして，自己－刺激が辺縁系のほとんどすべての部位で起きることが注目された。すべての部位の中でも，最も好まれているのは正中前脳束であった。比較研究は猫，サル，そしてイルカについて行われており，また，腫瘍，てんかん，難治性の頭痛を持つ，人間の患者に対して，意識のある状態で皮質下の電気刺激を行ったいくつかの研究がある。その再検討から引用された次の記述は，適切であると思われる。

「報酬中枢は，非特異的だが，強い幸福感を持つ人，身体の各部分に割り当てられた快感を持つ人や性的刺激状態にある人に見いだされる。罰の領域も発見されており，その領域への刺激が，恐怖，怒り，または痛みを引き起こすことができる（Delgado, 1976; Sem-Jacobsen, 1976）。これらすべての研究が意味するところは，多くの学習や意思決定は，おそらくそれらは主に皮質で起こるものだが，快感中枢を刺激する方向に向けられ，そして，罰中枢を刺激することを避ける方向に向けられるということである。言い換えれば，報酬あるいは罰に対して「中立的な」細胞が，快感と罰の細胞のために「ちょうどよい」感覚的インプットを提供するような方法で，動物の行動を方向づけるようにしているのである。」（p.530）。

この研究や他の研究の結果として，2種類の動機づけが見られるという理論づけでの変化が生じた。一つは，欠乏刺激によって起きる動機づけられた行動に関連しており，もう一つは，誘因刺激によって起きる動機づけられた行動に関連している（Mogenson & Phillips, 1978）。後者は，内発的な報酬への期待と関係している。それは刺激連合の「誘引力」を基礎としており，それに行動を予測する力が加わっている。それは，専らホメオスタシスの不

均衡によって起こされる内的動因状態による「推進力」を基礎とする概念とは対照的である（Firbirger & Phililips, 1986）。ある意味で、その概念は、条件づけられた正の強化のそれに類似している。われわれの目的にとって、このことの重要性は、行動のコントロールに関する生物学的に重要な側面を、肯定的報酬の期待によって説明することができるということである。このようにして、誘因的動機づけの理論によって、いくつかの刺激が正の強化に関連した辺縁系または他の組織に直接投射されるのかもしれない。すなわち、このような伝導路の活性化が、報酬として経験される刺激を引き起こす原因になるのであろう。

理論のための新たな方向性

　われわれは、動機づけについての最近の研究－指向的な見解が肯定的な情緒を考慮に入れる結果として、非常に大きな変化を受けたことを見てきた。同様に、動機づけについての最近の精神分析的見解は、肯定的情緒を益々重要な位置におくようになっていると思われる。肯定的情緒は、ヘンドリックス（Hendricks）やホワイト（White）、その他の研究者たちが観察したように、特定行為や支配の快感だけに関係するのではなく、興味、好奇心、驚きといった日常的な活動にも関係するのである。後者の情緒は、新しいものを探求し、その新しいものを見慣れたものへ同化する方向に導く。行動を活性化して導く、肯定的情緒は、否定的情緒とは別個に組織化され、そしてしばしば誘因的動機づけと結びついている（すなわち、求められている環境刺激についての期待）。われわれが見てきたように、これらの事柄はまったく基本的なものである。……つまり日常の経験と、発達的、神経生理学的、実験的な研究の両者に一致している。

誘因, 脚本, と空想

誘因, 脚本, と空想における欲動についての新たな見方と, 肯定的情緒の独立した役割

　精神分析的見解のある重要な方向性は, 欲動に対しての新しい見方に関連している。そこでは情動は, 欲求充足の脈絡の中で, 他者と関係する自己に関わる, 早期の表象を組織化する特徴があると考えられている。驚くことではないが, そうした見解は「対象関係論」と「自我心理学」両方の伝統からの精神分析的な臨床的洞察の流れを組み込んでいる。しかしながら, この見解の流れを要約するよりは, 私は特に説得力があり, 統合的な見解を提供する最新の二つの理論を論じたい。両者の見方は, 肯定的情緒と否定的情緒の持つ別個の組織化する役割を提示し, そして両者とも精神分析を越えた発達研究へつながる可能性を提案している。

　オットー・カーンバーグの理論は, 構造化された対象関係と同様に, 欲動体制の始まりを示すものとして, 養育者と共に体験するピークの情動状態の早期体験を考えている (Kernberg, 1976 本書)。言い換えれば, 情動は, 他者との関係の中で自己の表象を組織化するように思われ, そしてこれらは, 後のより複雑に組織化されたリビドー欲動や攻撃欲動の形成 (乳幼児期以降の) のための要素または建築材となる。さらに, カーンバーグの考えでは, このような早期のピークの情動状態は, 過度に望ましい体験 (すなわち, 気持ちよい) か, あるいは過度に不快体験 (すなわち, 苦痛) のどちらかを表象している。その結果, これらは, 類似の情動経験を繰り返すかまたは回避するかのどちらかに一致する願望を動機づけている。

　本書のカーンバーグの寄稿は, 早期の否定的なピークの情動状態の体制と発達の結果が, 養育者との間での欲求不満や苦痛の反復経験に関連して引き出された幼児的憤怒と関係があることを詳しく述べている。このような経験は (「トラウマへの固着」の過程として知られている), 不快な, あるいはトラウマを与える対象への愛着を中心に回る内在化された対象関係に導く。こ

のことは，早期の養育者との愛情や高揚の脈絡で経験される肯定的情緒状態の体制と発達の結果とは対照的である。ただしカーンバーグは後者については述べてはいない。この小論の観点から，カーンバーグの理論は，以前の整然とした精神分析理論を統合し，肯定的情緒についての見解のための新しい方向性を準備することでは見事なものであるが，いくつかの欠点がある。それは，ピークの情動状態に焦点を当てており，多くの乳幼児研究者によって重要だと考えられている日常的な，あるいはピークには満たない情動経験を除いていることである（たとえば，Stern, 1985; Sameroff & Emede, 1989）。また，他の分野の研究への掛橋を提案するメタサイコロジーの抽象的な用語が使われているが，隠喩的で，非特定的な性質のためにそれが困難になっている。

　ジョセフ・サンドラー（Joseph Sandler）と同僚たちによる，関連する理論化は，このような掛橋を可能にする，よりシンプルな用語を提案している。対象関係論の観点を使うことにより，サンドラーは，「欲動」あるいは「欲求」という精神分析用語を，重要な他者についての望ましい，あるいは期待される反応を含んだ，「表象された願望」という用語に言い換えた（すなわち，「対象」の反応）。言い換えれば，まさに「願望」の概念は，想像された脚本における，自己と関連する他者の目標や活動を伴った，一群の期待を意味している。そして，しばしば他者についての肯定的で楽しい結果が想像される。このモデルは，否定的な情緒脚本と同じく，肯定的な情緒脚本にも当てはまるだけではなく，それはまた経験を，力動的な過去と未来を統合する仕方で非機械的に組織化されるものとして表象するという長所がある（すなわち，期待に従って）。認知科学での最近の理論化は，精神分析家のいくつかの分野と同様に，他者と関係する自己の期待の系列や力動的テーマを扱う類似のモデルを用いている（たとえば，Horowitz, 1987によって概念化された「役割関係モデル」や，Luborsky, 1977によって概念化された「核心的葛藤関係のテーマ」参照）。

　サンドラーのモデルは今や，認知科学，言語心理学，そして情動研究を

占めている主要な見解の系統に収斂している。これは脚本理論に関連している。知識が出来事の系列に従って蓄積されることを示す研究に基づいて，(Tulving, 1972; Shank & Abelson, 1977)，脚本理論は，他者との関係の中で自己に蓄積された何群かの期待についての現実生活の脚本を組織化することを試みてきた。トムキンス（Tomkins, 1979）は，情動的に基礎づけられた系列としての脚本を提案した。より最近では，ネルソンと同僚たちが（Nelson et al., 1986），出来事の表象や発達しつつある記憶との関連で子どもが脚本を習得し，使用することについてのわれわれの知識を前進させた。ごく最近では，統合的発達アプローチが，情動的テーマや子どもの新しく生まれる認知や言語の能力に従って脚本を論じている（Fischer, Shaver, & Carnochan, 1990; Nelson, 1989）。言い換えれば，研究は次のことを示している。言語が習得されるとすぐに，子どもは自己に関連する関係者に何が起きるのだろうかということについての目標 – 帰結の期待に従って経験の表象を組織化する。3歳児は，熟練した遊戯 – 面接者に質問されると，関係者の意図と情動テーマの観点から表象された経験を話す。たとえば，子どもの人形が遊んでいて，昼寝をすることになっている部屋で昼寝をしないとき，子どもは母親がどうするかを話す。あるいは家族のテーブルに子どもの人形がジュースをこぼした時に，何が起きるかを話す。トムキンスは，かなりの程度これらの語りが「情動プログラム」に基づく動機づけの脚本として考えられることを指摘している。この小論の観点からは，これらの多くは，人々，出来事，または達成に関連する肯定的情緒場面，あるいは望ましい結果の期待として経験されている。確かに，いくつかの空想は，恐怖，障害や苦痛を克服することに関係している。しかし，他のものは，喜ばしい結果に関係している。

　これは，精神分析家にとってはよく知られているものではないだろうか？
　空想は精神分析作業の中心になるものである。そして，空想の中での願望充足は，実にしばしば空想された行動 – 脚本に関する表象された肯定的情動の結果の問題である。われわれは，絶えず肯定的情緒を含む空想を持ち続けている。読者は，サンドラー夫妻の他の論文（1987）を思い起こすだろう。

そこでは，日常的な前意識的空想を引き起こすジャイロスコープ（回転儀）が隠喩になっている。すなわち，日常生活に存在する無意識的空想のわずかな部分を，周期的に意識の視野に入れるという点で，そのジャイロスコープは適応的である。[注2]

ネゲントロピーの快感

われわれは今や，序論において提起した基本的な問題に達した。フロイトの動機づけの概念は，彼の不快－快原則が中心となっている。すなわち，不快は欲動緊張の増大から生じ，快はその緊張の低減から生じるのである。この原則は，しばしばエントロピーの原理（Rapaport, 1959）と呼ばれてきた。それは，動機づけがエネルギーの解放あるいはより低いレベルの体制への減少という点から理解されているからである。フロイトの精神生物学的モデルは，エントロピーを熱力学の第二法則として規定した物理学に基づいている。しかし，現代の生物学は別の観点をもたらした。今や組織化された複雑性が中心的概念であり，そして，同様に，現代の発達生物学は，次第に組織化される複雑性の生物学と考えられている。言い換えれば，ネゲントロピーが発達の諸システムを特徴づけている。ネゲントロピーが直接的に論じられる事はまれであるが，多くの最新の精神分析の理論化モデルは，特に発達的な方向付けが採られている場合，この観点に従って変化してきた（たとえば，Peterfreund, 1971; Bowlby, 1969; Emde, 1980; Lichtenberg, 1989 参照）。しかし私はさらに二つの点をつけ加えたい。第一に，ネゲントロピーの原理は精神分析理論に統合されていないにもかかわらず，フロイトによる創始以来，

注2）脚本の表象は，精神内界（期待と目標を導く）のものであるのと同じ程度に，個人間（現実の相互作用を導く）の情動的テーマでもある。それらは，個人心理療法家と同じ位，家族療法家にとっても有用な隠喩である（Byng-Hall, 1986）。脚本は，劇的遭遇にかかわる役者が加わる演劇からの隠喩を喚起する。私はこの隠喩が適当であると信じている。すなわち，表象された経験は最終結果の場面への期待と同様に，力動的，系列的，そして目標志向的である。悲劇で表象される恐ろしい結果も存在するが，しかしまたハッピーエンドの表象も存在している。演劇と同様に現実の生活でも，悲劇だけでなく喜劇も存在しており，悲しいあるいは陰気な結果と共に，幸せな結果への願望も存在している。

既にそこに含まれていたのである。第二に，われわれがより直接的にネゲントロピーを考える場合，多くの快感がそれと結びついている事をわれわれは理解できる。

　ネゲントロピーについて当初認められていなかった見解が，フロイトの理論化の中には認められる。それは次第に組織化していく精神性的発達段階や，特に思春期の変態についての理論化においてである（Freud, 1905）。それはまたフロイトが時折触れる，死の本能と対比させた生の本能としてのリビドーについての見解にも認めることができる。増進する自我の分化と構造化についてのハルトマンの理論は，明らかに発達における組織化と複雑性の理論である（Hartmann, 1939）。同様に，ハルトマンに続いて，スピッツは，発達における連続的な分化という概念を用いて，新たな統合の場の中での逐次的な自我のオルガナイザー（組織因）の出現について述べた（Spitz, 1959）。エリクソン（1950）は，まったく同じ方向に沿って，一生涯を通じた後成説という考え方を定式化した。それは各年齢段階で，自己と社会の間の体制が変化し，より複雑なレベルに向かうものである。

　レーワルド（1960, 1971）は，心理療法活動についての理論化の中で，発達から精神分析療法過程自体に向かう，より高いレベルの統合の概念をもたらした。私は最後に，フェニケル（1945）とラパポート（1953）について述べてもよいだろう。二人は，彼らの時代の標準的メタサイコロジー全集の古典的な解説者と考えられているかもしれない。彼らは，発達の中で，増加する反対備給について論じており，従って，その減少よりも，増加する複雑性を求めるモデルを暗黙裡に承認した。

　このことはわれわれに，ホメオスタシスについての精神分析理論の理解を明確化させる。フロイトは，1924年にフェヒナーの「恒常性原理」を活用した時，快感を理解するために，閾値の概念を導入した。このように，人は興奮の最大の放出から快感を得るのではなく，最適なレベルへの放出から快感を得るのである。それ以来多くの精神分析学の著者は，この考え方が，ホメオスタシスの調節原理と同じであると仮定してきた（Fenichel, 1945;

de Saussure, 1959; Ducy, & Galinsky, 1973)。しかしニードルス（Needles, 1964）によって指摘されたように，これは本当ではない。ホメオスタシスは，生理学者のウオルター・キャノン（1932）によって発表されたように，エネルギーを必要とし，またしばしばエネルギーを増大させるように働く。調節的制御はただ一方向だけではなく，二つの方向に生じる。フロイトは，エネルギーと体制が減少へ向かう一方向のみを仮定した。たとえば読者は，寒いときには震え，あるいは空腹の時には新しい食物を捜し求めるようなエネルギーを増加させるために，フィードバックメカニズムが働き始める，ホメオスタシス状態のみを考えなければならない。このように，ネゲントロピーあるいは増大する体制は，発達全般に亘るだけでなく，日常の調節過程の間中，起こっている。

　今や，われわれは，ある明白な問題点に達している。多くの快感が，おそらくそのほとんどが，エントロピーではなくネゲントロピーと結びついている。それは探索的であり，新奇のものを期待し，刺激追求的であり，しばしばさまざまな特定の感覚と結びつき，その機能を組織化している。精神分析の設定においても，緊張の除去を求める快感のみではなく，発見する快感や新しい洞察を得る快感も存在している。

　ネゲントロピー的快感はまた，治療活動においても一定の役割を持っている。分析者は，情緒的な足場を通じて，患者の中のネゲントロピー的快感の能力を回復させることを援助するものと考えることができる。すなわち，何か新しいものを経験し，統合することに関係する快感の能力である。もしそれをしようとすれば，そのような過程はエネルギーを必要とする。そしてそのエネルギーは外部からやってくる。つまり，患者が新しい経験から得ることを手助けする他者からである（あるいは，ピアジェ好みの生物学的隠喩を使えば，それらを「新陳代謝」とも呼べよう）。

発達的考察

　他の所で，私は，発達の間中，複雑性が増大するさなかで働く一群の基本

的動機について述べてきた(Emde, 1988)。個人の経験の観点から、それらは、拡大してゆく世界の中で自分の立場を方向づけ、また再方向付けをしていく持続的な過程である。このような動機に対して、私が与えた記述的名称は、(1) 活動性、(2) 自己調節、(3) 社会適合性、(4) 情動モニタリング、である。それらは生得的であるが、乳幼児－養育者関係の脈絡の中で練習され、育まれ、形作られる。またそれらは、情緒応答性のある養育者を必要としている。

　この小論の観点からは、これらの基本的な動機は否定的な情緒だけではなく肯定的な情緒も含んでいる。そして今や、私は五つ目の基本的動機をつけ加えたい。それは肯定的情緒にさらに重点を置き、われわれの誘因的動機づけについての以前の議論とつながるものである。追加的な動機は認知的同化のそれである。ピアジェは、彼の見事な認知－発達理論の体系の中で、同化を「人生の基本的事実」であると考えていた。認知的同化の動機は、情報を処理し、なじみのあるものに従って情報を構成し、より広い意味では、新奇なものを探求する、生物学的傾向に関連している。他の研究者たちは、認知的不一致を低減させる乳幼児の傾向の見地から、認知的同化を考えてきた(Kagan, et al., 1978; McCall, 1972)。この観点では、乳幼児は期待されたものとの不一致を知覚することによって、活動するように動機づけられている。このように、われわれが誘因的動機づけで見てきたのと同じく、この動機づけでも未来への方向づけが存在している。私は、認知的同化の基本的動機は、比較的単純な用語で考えてもよいと信じている。すなわち、増加する探索行動のただ中で子どもが「正しく理解しようとする」傾向である。子どもは、世界についての組織的な見方が増大するにつれて知識を広げていく。そして、最も重要なことは、「正しく理解しようとする」ことが、肯定的情緒を含んでいることである。そのごくわずかなものをあげても、興味、関与、喜びや驚きがある。

　他のすべての心理学分野と同様に、認知的同化は、調節の原則に従って働く。情動はこの調節活動の中心となる仲介者であり、われわれは、肯定的情緒の別個の機能を見ることができる。もし、環境的事象が既知のものと、少

しあるいは中位に食い違う場合，それは興味として経験される。もしそれが極端に食い違う場合には，それは恐怖として経験される。予期しない脈絡で，何かなじみのあるものが現われれば（あまりにも突然でなければ）それは，驚き，として経験され，また喜びにもなるかもしれない。ある不一致を解決するためのその人の計画に対して，強要される制限または束縛がある場合，欲求不満や怒りが生じるかもしれない。最後に，喜びと支配は，そのさまざまな形式において，計画が実行され，不一致が解決された時に生じる（Morgan & Harmon, 1984）。

締めくくりにあたっての問題点

　今日の心理療法の作業での肯定，共感，発達促進の強調に伴って，今やわれわれは，肯定的情緒を臨床理論の中に統合することが適切である。しかし，研究と臨床的発見両方に未解決の問題が残っている。早期の肯定的情緒体験についての個人差が，どの程度まで発達上の適応を高め，ストレスを和らげるために役立つのだろうか？　それらがどの程度他の関係性に一般化し，それはどの脈絡においてなのか？　発達における進展の仕方は，子どもの気質と情緒応答性のある養育者との特定の体験の間の適合に，どれくらい依存しているのだろうか？

　研究を必要とする別の一群の問題は，発達精神病理学に関連している。もし，主たる養育者との肯定的情緒体験が，早期の道徳発達を含む早期の発達様式を高める基礎となるならば，そのような早期の体験欠損を，後の健全な関係性や経験によってどの程度補うことができるのだろうか？　後年の素行や情緒の障害への素因となる，早期の情緒応答性と肯定的情緒体験の欠損が果たす役割とはなんだろうか？　そのような早期の体験とトラウマの歪みの果たす役割は何だろうか？　今日大きく広まった，崩壊家庭，子どもの情緒剥奪や外傷的な児童虐待の存在を考えれば，これらの問題は，われわれが予防的介入のためにより良い理論や対象分野を持てるような，臨床的研究が緊急に必要である。われわれが論じている初期経験における欠損と歪みは，精

神病理学それ自体の指標というよりもむしろ，後の精神病理への発展の危険因子と考えなければならない点に注目することが重要である。後年他のストレスや危険因子の加重に遭遇する，そうした子ども達のごく一部が精神病理を発達させるだろう（Sameroff & Emde, 1989）。われわれが予防のための介入努力を目標とするためには，どのような状況下で何がどのような結果に導くのかを決定するのは研究次第である。

　最後に，親密さ，排除されること，攻撃性や性欲の脈絡における，乳幼児の発達上の否定的情緒の役割についての，多くの問題がある，言いかえれば，発達上のエディプス・コンプレックスをこの枠組から研究する大いなる必要性がある。乳幼児の，否定的情緒経験と肯定的情緒経験の統合は，われわれが，内在化された道徳の力動性を提示しているように，更なる研究と理論化作業が必要な状態である。

　われわれは，まだしばらく，われわれの関心と探求を導く多くの問題を抱えている。疑いもなく乳幼児期研究だけでなく，エディプス期，思春期，そして生涯にわたる研究でも，さらに多くの驚きがあるだろう。間違いなく臨床場面からの更なる驚きがあるだろう。精神分析の実践家は，謹厳な理論と見えるものの代わりに肯定的情緒を用いる（Reik, 1937; Shor, 1900）。驚き，興味，快感や皮肉の感覚は，創造性を刺激し，新しい見方を可能にする。精神分析的作業はしばしば困難であり，痛みや負担をともなうが，概してエントロピーの問題ではない。われわれは分析の作業によって活性化され，そしてそれを楽しんでいる。そうでなければ，われわれがつらく眠気を催す仕事に従事することは難しかったであろう。

文　献

Berlyne, D. E. (1960). *Conflict, Arousal, and Curiosity*. New York: McGraw-Hill.
Boccia, M. & Campos, J. J. (1983). Social referencing: Impact of emotional communication between mother and infant on reactions to strangers, Presented at the meetings of SRCD, Detroit, Michigan.

Bowlby, J. (1969). *Attachment and Loss,* vol. 1. New York: Basic Books.
Brazelton, T. B., Tronick, E., Adamson, L., ALs, H., & Weise, S. (1975). *Early Mother-Infant Reciprocity.* Parent-Infant Interaction, CIBA Foundation Symposium 33. Amsterdam: Elsevier.
Bretherton, I. & Bates, E. (1984). The development of representation from 10 to 28 months: differential stability of language and symbolic play. In *Continuities and Discontinuities in Development,* ed. R. N. Emde & R. J. Harmon. New York: Plenum.
―& Beeghly, M. (1982). Talking about internal states: The acquisition of an explicit theory of mind. *Develpm. Psychol.,* 18; 906-921.
Bruner, J. (1982). *Child's Talk: Learning to Use Language.* New York: Norton.
Byng-hall, J. (1986). Family scripts: A concept which can bridge child psychotherapy and family therapy thinking. *J. Child Psychother.,* 12; 3-13.
Cannon, W. (1932). *The Wisdom of the Body.* New York: Norton.
Caspi, A. & Elder, G. H., Jr. (1988). Emergent family patterns: The intergenerational construction of problem behavior and relationships. In *Relationships within Families: Mutual Influences,* ed. R. Hinde & J. Stevenson-Hinde. Oxford, England: Oxford Science Publications.
Costa, P. & Mccrae, R. (1980). Still stable after all these years: Personality as a key to some issues in adulthood and old age. In *Life-Span Development and Behavior,* vol. 3, ed. P. Baltes & O. Brimm. New York: Academic Press, pp. 65-102.
Damon, W. (1988). *The Moral Child.* New York: Free Press.
Davidson, R. J. (1988). EEG measures of cerebral asymmetry: Conceptual and methodological issues. *Int. J. Neurosci.,* 39; 71-89.
―& Fox, N. A. (1982). Asymmetrical brain activity discriminates between positive versus negative affective stimuli in human infants. *Science,* 218; 1235-1237.
― (1989). The relation between tonic EEG asymmetry and ten month old infant emotional responses to separation. *J. Abnorm. Psychol.,* 98; 127-131.
Delgado, J. M. R. (1976). Brain stimulation in man. In *Brain-Stimulation Reward,* ed. A. Wauquier & E. T. Rolls. Amsterdam: North-Holland Publishing; New York: American Elsevier Publishing.
―Roberts, W. W., & Miller, N. E. (1954). Learning motivated by electrical stimulation of the brain. *Amer. J. Physiol.,* 179; 587-593.
Doi, T. (1973). The Anatomy of Dependence. New York: Harper & Row.
Dugey, C. & Galinsky, M. D. (1973). The metapsychology of pleasure. *J. Amer.*

Psychoanal. Assn., 21; 495-525.

Dunn, J. (1988). *The Beginnings of Social Understanding*. Cambridge: Harvard Univ. Press.

Ekman, P., Levenson, R. W., & Friesen, W. V., (1983). Autonomic nervous system activity distinguishes among emotions. Science, 221; 1208-1210.

Emde, R. N. (1980). A developmental orientation in psychoanalysis: Ways of thinking about new knowledge and further research. *Psychoanal & Contemp. Thought*, 3: 213-235.

— (1988). Development terminable and interminable: I. Innate and motivational factors from infancy. *Int. J. Psychoanal.*, 69; 23-42.

— (1989). The infant's relationship experience: Developmental and affective aspects. In Relationship Disturbances in Early *Childhood: A Developmental Approach*, ed. A. J. Sameroff & R. N. Emde. New York: Basic Books.

—Campos, J. J., Reich, J., & Gaensbauer, T. J. (1978). Infant smiling at five and nine months: Analysis of heart rate and movement. *Infant Behav. & Develpm.*, 1; 26-35.

—& Harmon, R. J. (1972). Endogenous and exogenous smiling systems in early infancy. *J. Amer. Acad. Child Psychiat.*, 11; 177-200.

—& Koenig, K. L. (1969a). Neonatal smiling and rapid eye movement states. *J. Amer. Acad. Child Psychiat.*, 8; 57-67.

— (1969b). Neonatal smiling, frowning, and rapid eye movement states: II Sleep-cycle study. *J. Amer. Acad. Child Psychiat.*, 8; 637-656.

—Mccartney, R. D., & Harmon, R. J. (1971). Neonatal smiling in REM states: IV. Premature study. *Child Develpm.*, 42; 1657-1661.

Erikson, E. H. (1950). *Childhood and Society*. New York: Norton.

Eysenck, H. J. (1981). *A Model for Personality*. Berlin: Springer.

Feinman, S. (1985). Emotional expression, social. referencing, and preparedness for learning in infancy: Mother knows best, but sometimes I know better. In *The Development of Expressive Behavior: Biology-Environment Interactions*, ed. G. Zivin. New York: Academic Press, pp. 291-318.

—& Lewis, M. (1983). Social referencing at ten months: A second-order effect on infants' responses to strangers. *Child Develpm.*, 54; 878-887.

Fenichel, O. (1945). *The Psychoanalytic Theory of Neurosis*. New York: Norton.

Firbirger, H. C. & Phillips, A. G. (1986). Reward, motivation, cognition: Psychobiology of mesotelencephalic dopamine systems. *The Handbook of Physiology: Section 1. The Nervous System*, 4; 647-675.

Fischer, K. W., Shaver, P., & Carnochan, P. (1990). How emotions develop and

how they organize development. *Cognition and Emotion*, 4; 81-127.
Flavell, J. H., Green, F. L., & Flavell, E. R. (1986). Development of knowledge about the appearance-reality distinction. *Monogr. Soc. Research Child Develpm.*, 51 (1); Serial No. 212.
Fox, N. A, & Davidson, R. J., eds. (1984). *The Psychobiology of Affective Development*. Hillsdale, N. J.: Erlbaum.
— (1987). EEG asymmetry in ten month old infants in response to approach of a stranger and maternal separation. *Develpm. Psychol.*, 24; 230-236.
— (1988). Patterns of brain electrical activity during the expression of discrete emotions in ten month old infants. *Develpm. Psychol.*, 24; 230-236.
Freud, S. (1905). Three essays on the theory of sexuality. *S. E.*, 7; 125-243.
— (1920). Beyond the pleasure principle. *S. E.*, 18; 3-64.
— (1924). The economic problem of masochism. *S. E.*, 19; 159-170.
— (1940). An outline of psycho-analysis. *S. E.*, 23; 141-207.
Garmezy, N. & Rutter, M., eds. (1983). *Stress, Coping, and Development in Children*. New York: McGraw-Hill.
Gloor, P., Oliver, A., Quesney, L. F., Andermann, F., & Horowitz, S. (1982). The role of the limbic system in experiential phenomena of temporal lobe epilepsy. *Ann. Neurol.*, 12; 129-144.
Goldsmith, H. H. & Campos, J. J. (1986). Fundamental issues in the study of early temperament: The Denver twin temperament study. In *Advances in Developmental Technology*, ed. M. Lamb & A. Brown. Hillsdale, N.J.: Erlbaum, pp. 232-283.
Gray, J. A. (1982). *The Neuropsychology of Anxiety*. New York: Oxford Univ. Press.
Gunnar, M. R. & Stonel C. (1983). The effects of maternal positive affect on one-year-olds' reactions to toys: Is it social referencing? Paper presented at the meetings of SRCD, Detroit, Michigan.
Halgren, E., Walter, R. D., Cherlow, D. G., & Crandall, P. D. (1978). Mental phenomena evoked by electrical stimulation of the human hippocampal formation and amygdala. *Brain*, 101; 83-117.
Harlow, H. F. (1953). Mice, monkeys, men and motives. *Psychol. Rev.*, 60; 23-32.
Harmon, R. J. & Emde, R. N. (1972). Spontaneous REM behaviors in a microcephalic infant: A clinical anatomical study. *Perceptual and Motor Skills*, 34; 827-833.
Hartmann, H. (1939). *Ego Psychology and the Problem of Adaptation*. New York: Int. Univ. Press, 1958.

Hassler, R. & Reichert, T. (1961). *Nervenarzt*, 32; 97-109. As cited in McGeer, Eccles, & McGeer (1987). *Molecular Neurobiology of the Mammalian Brain*, 2nd ed. New York: Plenum.

Heath, R. G, (1964). Pleasure response of human subjects to direct stimulation of the brain: Physiologic and psychodynamic considerations. In *The Role of Pleasure in Behavior*, ed. R. G. Heath. New York: Harper & Row.

Hebb, D. O. (1949). *The Organization of Behavior*. New York: Wiley.

Hendrick, I. (1934). *Facts and Theories of Psychoanalysis*. New York: Knopf, 2nd ed., 1939.

Hoffman, M. L. (1977). Moral internalization: current theory and research. In *Advances in Experimental Social Psychology*, vol. 10, ed. L. Berkowitz. New York: Academic Press.

Horowitz, M. H. (1987). *States of Mind: configurational Analysis of Individual Psychology*. New York: Plenum.

Jacobson, E. (1953). The affects and their pleasure-unpleasure qualities, in relation to the psychic discharge processes. In *Drives, Affects, Behavior*, ed. R. M. Loewenstein. New York: Int. Univ. Press, pp. 38-66.

Kagan, J. (1981). *The Second Year: The Emergence of Self-Awareness*. Cambridge: Harvard Univ. Press.

—Kearsley, R., & Zelaso, P. (1978). *Infancy: Its Place in Human Development*. Cambridge: Harvard Univ. Press.

Kaye, K. (1982). *The Mental and Social Life of Babies: How Parents Create Persons*. Chicago: Univ. Chicago Press.

Kernberg, O. F. (1976). *Object Relations Theory and Clinical Psychoanalysis*. New York: Aronson.

Klein, G. S. (1967). Peremptory ideation: Structure and force in motivated ideas. In *Psychol. Issues*, monogr. 18/19. New York: Int. Univ. Press.

Klinnert, M. D. (1984). The regulation of infant behavior by maternal facial expression. *Infant Behavior and Develpm.*, 7: 447-465.

—Emde, R. N., Butterfield, P., & Campos, J. J. (1986). Social referencing: The infant's use of emotional signals from a friendly adult With mother present. *Develpm. Psychol.*, 22; 427-432.

Kohut, H. (1971). *The Analysis of the Self*. New York: Int. Univ. Press.

Lacan, J. (1966). *Ecrits*. Paris: Editions du Seuil.

Lichtenberg, J. D. (1989). *Psychoanalysis and Motivation*. New York: Analytic Press.

Loewald, H. W. (1960). On the therapeutic action of psychoanalysis. *Int. J.*

Psychoanal., 41; 16-33.
—— (1971). On motivation and instinct theory. *Psychoanal. Study Child*, 26; 91-128.
Luborsky, L. (1977). Measuring a pervasive psychic structure in psychotherapy: The core conflictual relationship theme. In *Communicative Structures and Psychic Structures*, ed. N. Freedman & S. Grand. New York: Plenum.
McCall, R. B. (1972). Smiling and vocalization in infants as indices of perceptual-cognitive processes. *Merrill-Palmer Q.*, 18; 341-348.
McGeer, P. L., Eccles, J. C., & McGeer, E. G. (1987). *Molecular Neurobiology of the Mammalian Brain*. New York: Plenum, 2nd ed.
Mark, V. H. & Ervin, F. R. (1970). *Violence and the Brain*. New York: Harper & Row.
Maslow, A. H. (1971). *The Farther Reaches of Human Nature*. New York: Viking Press.
Mogenson, G. & Phillips, A. (1978). Brain-stimulation reward after twenty-five years. *Canad.J. Psychiat.*, 31; 54-57.
Morgan, G. A. & Harmon, R. J. (1984). Developmental transformations and mastery motivation: Measurement and validation. In *Continuities and Discontinuities in Development*, ed. R. N. Emde & R. J. Harmon. New York: Plenum, pp. 263-291.
Nass, R. D. & Gazzaniga, M. S. (1987). Cerebral lateralization and specialization in human central nervous system. In *Handbook of Physiology: Section I. The Nervous System*. Bethesda: American Psychological Society.
Needles, W. (1964). Comments on the pleasure-unpleasure experience. *J. Amer. Psychoanal. Assn.*, 12; 300-314.
Nelson, K. (1986). *Event Knowledge: Structure and Function in Development*. Hillsdale, N. J.: Erlbaum.
——ed. (1989). *Narratives from the Crib*. Cambridge: Harvard Univ. Press.
Olds, J. & Milner, P. (1954). Positive reinforcement produced by electrical stimulation of septal area and other regions of rat brain. *J. Comp. Physiol. Psychol.*, 47; 419-427.
Patterson, G. R. & Dishion, T. J. (1988). Multilevel family process models: Traits, interactions, and relationships. In *Relationships within Families: Mutual Influences*, ed. R. Hinde & J. Stevenson-Hinde. Oxford: Clarendon Press (Oxford Science Publications), pp. 283-310.
Penfield, W. & Perot, P. (1963). The brain's record of auditory and visual experience: A final summary and discussion. *Brain*, 86; 595-696.
Peterfreund, E. (1971). Information systems and psychoanalysis: An evolutionary

biological approach to psychoanalytic theory. *Psychol. Issues,* monogr. 25/26. New York: Int. Univ. Press.

Piaget, J. (1932). *The Moral Judgment of the Child.* New York: Free Press, 1965.

— (1936). *The Origins of Intelligence in Children.* New York: Int. Univ. Press, 1952.

Plomin, R. (1986). *Development, Genetics and Psychology.* Hillsdale: N. J.: Erlbaum.

Polak, P. R., Emde, R. N., & Spitz , R. A. (1964a). The smiling response: I. Methodology, quantification and natural history. *J. Nerv. Ment. Dis.*, 139; 103-109.

— (1964b). The smiling response: II. Visual discrimination and the onset of depth perception. *J. Nerv. Ment. Dis.*, 139; 407-415.

Rado, S. (1964). Hedonic self-regulation of the organism. In *The Role of Pleasure in Behavior,* ed. R. G. Heath. New York: Harper & Row.

Rapaport, D. (1953). On the psychoanalytic theory of affect. *Int. J. Psychoanal.*, 34; 177-198.

— (1959). The structure of psychoanalytic theory: A systematizing attempt. *Psychol.* Issues, monogr. 6. New York: Int. Univ. Press.

Reik, T. (1937). *Surprise and the Psychoanalyst: On the Conjecture and Comprehension of Unconscious Processes.* London: Kegan Paul.

Sameroff, A. J. &. Emde , R. N., eds. (1989). *Relationship Disturbances in Early Childhood: A Developmental Approach.* New York: Basic Books.

Sandler, J. (1978). On the development of object relationships and affects. *Int. J. Psychoanal.,* 59; 285-296.

—& Sandler, A.-M. (1987). The past unconscious, the present unconscious, and the vicissitudes of guilt. *Int. J. Psychoanal.,* 68; 331-341.

Saussure, R. de (1959). The metapsychology of pleasure. *Int. J. Psychoanal.,* 15; 81-93.

Sem-Jacobsen, C. W. (1976). Electrical stimulation and self-stimulation in man with chronic implanted electrodes. In *Brain-Stimulation Reward,* ed. A. Wanquier & E. T. Rolls. Amsterdam: Elsevier, pp. 505-526.

Shank, R. C. & Abelson, R. (1977). *Scripts, Plans, Goals, and Understanding.* Hillsdale, N. J.: Erlbaum.

Shor, J. (1990). *Work, Love, Play: Self Repair in the Psychoanalytic Dialogue.* Los Angeles: Double Helix Press.

Silberman, E. K. & Weingartner, H. (1986). Hemispheric lateralization of functions related to emotion. *Brain and Cognition,* 5; 322-353.

Sorce, J. F. & Emde, R. N. (1981). Mother's presence is not enough: The affect of emotional availability on infant exploration. *Develpm. Psychol.,* 17; 737-745.

―Campos, J. J. & Klinnert, M. D. (1985). Maternal emotional signaling: Its effect on the visual cliff behavior of 1-year-olds. *Develpm. Psychol.*, 21; 195-200.
Spitz, R. A. (1959). Some early prototypes of ego defenses. *J. Amer. Psychoanal. Assn.*, 9; 626-251.
― (1965). *The First Year of Life.* New York: Int. Univ. Press.
―& Wolf, K. M. (1946). The smiling response. *Genet. Psychol. Monogr.*, 34; 57-125.
Sroufe, L. & Wunsch, J. P. (1972). The development of laughter in the first year of life. *Child Develpm.*, 43; 1326-1344.
Stern, D. N., Parmelee, A. H., Akiyama, Y., Schultz, M. A., & Wenner, W. H.(1969). Sleep cycle characteristics in infants. *Pediatrics,* 43; 65-70.
― (1985). The Interpersonal World of the Infant. New York: Basic Books.
― (1977). The *First Relationship: Mother and Infant.* Cambridge: Harvard Univ. Press.
Tellegan, A. (1984). Structures of mood and personality and their relevance to assessing anxiety, with an emphasis on self report. In *Anxiety and Anxiety Disorders,* ed. A. Tuma & J. Moser. Hillsdale, N. J.: Erlbaum, pp. 681-706.
Tomkins, S. S. (1962). *Affect, Imagery and Consciousness:* vol. I. *The Positive Affects.* New York: Springer.
― (1979). Script theory: Differential magnification of affects. In *Nebraska Symposium on Motivation,* vol. 26, ed. H. E. Howe, Jr. & R. A. Dienstbier. Lincoln: Univ. Nebraska Press.
Trevarthen, C. (1979). Communication and cooperation in early infancy: A description of primary intersubjectivity. In *Before Speech: The Beginning of Interpersonal Communication,* ed. M. Bullowa. Cambridge: Cambridge Univ. Press, pp. 321-347.
― (1984). Hemisphere specialization. *The Handbook of Physiology. Section 1: The Nervous System,* 3.
Tronick, E., Als, H., Adamson, L., Wise, S., & Brazelton, T. B. (1978). The infant's response to entrapment between contradictory messages in face-to-face interaction. *J. Amer. Acad. Child Psychiat.,* 17; 1-13.
―& Gianino, A. F., Jr. (1986). The transmission of maternal disturbance to the infant. In *Maternal Depression and Infant Disturbance,* ed. E. Z. Tronick & T. Field. San Francisco: Jossey-Bass.
Tulving, E. (1972). Episodic and semantic memory. In *Organization of Memory,* ed. E. Tulving & W. Donaldson. New York: Academic Press.
Walden, T. A. &: Baxter, A. (1989). The effect of content and age on social

referencing. *Child Develpm.*, 60; 1511-1518.

Wellman, H. M., Cross, D., & Bartsch, K. (1986). Infant search and object permanence: A meta-analysis of the a-not-b error. *Monogr. Soc. Research Child Devel.*, 51 (3); Serial No. 214.

White, R. W. (1963). Ego and reality in psychoanalytic theory. *Psychol. Issues*, monogr. 11. New.York: Int. Univ. Press.

Winnicott, D. W. (1971). *Playing and Reality.* New York: Basic Books.

Wolff, P. (1959). Observations on newborn infants. *Psychosom. Med.*, 21; 110-118.

Zahn-Waxler, C. & Radke-Yarrow, M. (1982). The development of altruism: Alternative research strategies. In *The Development of Prosocial Behavior,* ed. N. Eisenberg. New York: Academic Press.

情動的自己：乳幼児期からの連続性と変容

　われわれが，情緒の心理学に関する新たな時代に突入したことは広く受け入れられている（Campos et al., 近刊）。情緒は，今や反応的，断続的，さらには阻害的だとみなされるかわりに，能動的，連続的そして適応的なプロセスであるとみなされている。情緒は，評価の手助けとなる。つまり新たな計画，新たな思考，そして新たな行動のきっかけとなり，誘因となるのだ。いかなる時においても，情緒によってわれわれは自分自身，自分のあり方そして社会との関わり方をモニターすることができる。情緒はまた，他者，彼らの意図やニーズ，健康状態や社会とのかかわり方のモニターも可能にする。私は最近，われわれの情緒に関する新手の適応機能を提唱した（Emde, 近刊）[注1]。ここでは，情緒というものが，生物学上生涯を通じて同様の体制パターンを維持する，という研究を基盤にしている。提案は以下の通りである。われわれの情緒は，発達の全行程においてわれわれ自身の経験，すなわち「情動的自己（affective self）」に連続性の核を与えてくれるものである。情動的自己とは以下の二点において適応的である。

　まず，自身の一貫した情緒に触れることができるため，われわれが多くの

注1）　この論文の中では，情動（affect）という用語を情緒（emotion）という用語より抽象的な感覚で使用している。情動（affect）とは，認知，知覚，および意思決定とは理論上分離できる一般的な心理機能の部類を表している。情緒（emotion）とは，一つまたは複数の表現，状態，つまり感情の特定のパターンを表している。これは，喜び，驚き，興味，怒り，苦悩，悲しみ，恐怖，および嫌悪などに加えてより複雑な情緒，たとえば，恥，罪悪感，不安，および抑うつなどを含んでいる。

面で変化するにもかかわらず，同一であることを確信することができる。次に，われわれ人間というものの「情動的核」に生物学上の一貫性があるため，他者の感情に触れることが可能であり，さらに共感することができるのである。

　最近の乳幼児研究により，この考えに関しての主要な貢献がなされた。乳幼児と養育者との間における確固たるパターン化された情緒信号システムの存在に脚光をあて，発達過程において双方からの情緒応答性が不可欠であるという事実を強調したのである。この論文においては，最近提唱した前表象的自己およびその情動的核に関する理論の再考察をまず行い，それに続いて情緒に関するいくつかの新たなデータを添えた連続性の問題に関する再考察を行う。続けて乳幼児期における変容，すなわち生物行動学的転機の時期について論じる。さらに，これらを研究するためのいくつかの新しい研究上の誘因にも触れるつもりである。最終的に情動（affect）は，情動的自己の理論を語る上で不可欠な補足的要素として，われわれの自己経験の中で変容的な役割を果たすということを提案する。

前表象的自己とその情動的核

　情動的自己の理論を語る上では，まず，自己認識の発達的出現に関するわれわれの参照文献における近年の経験的進歩を認めることから始めなければならない。さまざまな認知研究（Amsterdam, 1972; Lewis & Brooks-Gunn, 1979, Schulman, & Kaplowitz, 1977）によって指摘されてきたことによれば，15～20カ月というくくりの中の月齢期において，乳幼児は時間的・空間的な連続性の感覚をもった自己概念を持ち始める。慎重に実施された実験研究によって，鏡，ビデオテープおよび写真の映像を使って明らかに顔の自己認識をしていることが立証された。これらを基に，自分自身の映像を認識し，それに対して特有の反応をするという能力は，明らかに1歳半児がこのような推論を行うに足るなんらかの事前に存在する同一性のようなものをもつこ

とを論証している（Gallup, 1979における議論を参照）。自己認識課題に代わって認知の課題を用いている近年の研究でも（Kagan, 1981），同様の結論が導き出されている。自己認識は生後2年目の後半に出現する。これは自己叙述的な発言，さまざまなジェスチャーによる指示，および成功や失敗に関する情緒的な反応によって示唆されている。生後20カ月に達するまでに，乳幼児は自身の映像を鏡や写真でみると，人称代名詞を使うようになる。

これらの研究は，関連する現象について長年にわたり蓄積されることとなった豊富な精神分析的観察の宝庫を増強するものである。この時期に，頑固さ（Freud, 1905），自律性（Erikson, 1950），意味論的な「ノー」（Spitz, 1957），自己と対象の表象的世界の始まり（Sandler, & Rosenblatt, 1962），そして最も感動的なものとして分離・個体化のための再接近期の下位段階の始まりを告げる分離の意識（Mahler et al., 1975）に付随する発達が見受けられる。

過程としての自己

エビデンスの蓄積は，注目に値する。同時に注意を要するのは，自己がなんらかの固定された獲得物であるかのように，自己認識が焦点を絞られた時期に表出すると誤解される可能性もあるという事実である。むしろ，自己というものは，連続性のある発達過程，つまり生涯を通じて複雑性と深みを増していく統合的機能の生きた心的状態と捉えた方が，より有益であろう。2歳から3歳で重要なその後の発達となるものには，以下が含まれる。性同一性（Galenson, 1982; Galenson & Roiphe, 1971, および Jacklin & Maccoby, 1978; Money & Ehrhardt, 1972）および情緒的対象恒常性（Mahler et al., 1975），（いまや四世代近くにわたり分析家たちによって実証されている）4歳から6歳にかけてのエディプス的同一性がある。青年期には，自己感のさらなる高まり（Erikson, 1968），中年期には，さらにもう一つの自己経験における新たな統合（Jung, 1939; Levinson, 1978），そして成人期に至って，別の種類の最終的な統合となる（Erikson, 1959; Kohut, 1977）。

自己を発達的過程として捉えることは，自己認識が2歳から始まり生涯を通じてより高度な段階へ進化すると考えることを可能にするのみならず，表象が出来上がる生後15カ月以前の自己過程の側面を探索することが可能になる。

生物学的，および発達論的原則

「前表象的自己」を考察する際に，私は，三つの生物学的原則に直面した。第一は，「自己調節」に関するもので，この原則はすべての生物システムにあてはまる基本的原則である。しかし，生理学的システムにおける自己調節をこえて，行動システムにおける自己調節がある。これは，覚醒調節，注意集中，そして睡眠覚醒サイクルの短期的な意味に関してあてはまるのみならず，成長と不可欠な発達的機能といった深遠かつ長期的な意味合いをも含有する。発達中の個人は，主要な環境の変化や時には少なからぬ障害があるにもかかわらず統合性を維持し続ける。生物学的な観点から，発達は目的志向的であり，種にとって重要な発達上の目標を達成するためのさまざまな手法がある（Bertalanffy, 1968）。したがって，先天的盲（Fraiberg, 1977），先天的聾（Freedman et al., 1971），先天的四肢欠損（DeCarie, 1969），または脳性まひ（Sameroff, 私信による, 1981）の子どもたちは，乳幼児期に異なった感覚運動体験を有するが，幼少期には対象永続性，表象的知能，そして自己認識を発達させる。自己調節のこうした形態の別の側面は，発達の自己正常化傾向にその根拠がある。生物学上の主要な機能としては，欠損または変動後に発達の軌道に戻ろうとする強い傾向がある（Sackett et al., 1981; Sameroff & Chandler, 1976; Waddington, 1962）。乳幼児愛情剥奪症候群は，その後の環境変化によって回復させることが可能だという近年の発達的回復力の観察が，自己調節のこの側面を例証している（Clarke & Clarke, 1976）。

社会的適合性が，前表象的自己の基盤となる第二の生物学的原則である。ヒトの乳幼児は，生物学的に生まれながらにして他者との相互作用に参加できるような適応能力をあらかじめ持っており，他者との相互作用を開始し，

持続し，そして終結するための生物学的適応の体制化された潜在能力を保証されている。これらの卓越した能力は，幼い乳幼児のみならず，その両親にもあるということが近年の研究により解明されている。種に広く共通する多様な養育行動は，自動的かつ無意識のうちに実行され，さらには，個人の実体験に基づいているのではないとみられている (Papoušek, & Papoušek, 1982)。近年の行動上の共時性に関する研究においても，この点が例証されている。両親と乳幼児の間には，社会的相互作用の最中にタイミングを合わせた相互交換としてそれぞれの行動をかみ合わせるための生物学的素因があると考えられる (Brazelton & Als, 1979; Butterworth & Jarrett, 1980; Sander, 1975; Stern, 1977; Tronick, 1980)。

　情動モニタリングが第三の生物学的原則である。先述の二つの原則の観点から，このことは乳幼児が自己調節的で，社会的存在であることは，何が快か不快かに従って経験をモニターしているのだということを示唆している (Emde, 1981)。つまり，行動指針となる基盤が中枢神経系に組織化されて前適応しているのである。幼少期には，このようなモニタリングは極めて社会的であり，乳幼児の情動表現が養育における指針として用いられている。母親は泣き声を聞くと，その苦痛の原因と想定されるものを取り除き安心させるための行動をおこす。母親は，微笑や喉をクークー鳴らす子をみると，楽しく相互作用を続けずにいられない。もう少し大きくなると乳幼児は情動のモニタリングシステムを自己の行動の指針として利用するようになり，母親が介入するか否かは関係がなくなる。

　これらの生物学的な原則に加えて，複数の発達上の原則に前表象的自己は基盤を持っている。これらは，心理的に複雑さを増していく乳幼児の基本的な活動に関する今日の科学的見解を反映している。つまり，乳幼児は「既定の」現実を経験しているというよりは，現実を構築しているのだ。さらに，これらの原則は，人の体験が両極的対立物に従って体制化されるのだという認識を反映しており，発達過程にある個人によって常に統合され続けられなければならない (Erikson, 1950; Freud, 1905, 1915; Sander, 1962, 1964,

1983)。これらの発達上の原則には,以下が含まれる。(1) 他者と自己の感覚の発達,(2) 過去と未来の感覚の発達,(3) 因果律と非偶然性の感覚の発達,そして (4) 言語に先立つコミュニケーション能力の感覚の発達(情動的な信号伝達)[注2]。

連続性の情動的核:これを支持するエビデンス

上記の原則は,生物学的および発達的であり,情動的自己に関する理論の枠組みを提供している。ここにおける主題は以下のとおりである。「われわれの情動生活は,多くの点で変化するにもかかわらず,われわれの経験に連続性を与えている。」これは,中心となる体制が生物学的であり,その不可欠な関係が不変のものであるからである (Izard, 1977)。さらに,発達を通じて経験の連続性が保証されているのみならず,われわれがいう「情動的核」によって,人間である他者を確実に理解できるようになる。最後に,情動的核は個人としてのわれわれにとって最も大切な経験の側面に影響を与えるため,われわれ自身(および他者)の経験の独自性に触れることも可能としてくれている。

いくつかの議論が,この主張を立証している。第一に,「臨床的実践と日々の経験」によるものがある。われわれは,他者を知る際,いかに彼らの感情を理解することに依存しているのかを意識している。われわれは,他者の情緒生活に触れることによって,彼,または彼女の人間性に触れることとなる。これがひいては,その個人を独自の人として,さらに深く,かつ正しく理解することの基盤となる。

情動的連続性に関する第二の議論は,「乳幼児,児童,および成人における類似した情緒表現体制」に関するものである。われわれの乳幼児研究では,情緒に関する乳幼児の顔の表情の体制には,顕著な一貫性があることが明らかとなった。成人の判断を分析するために使われる多次元的アプローチを採

注2) これらの原則の一貫性に関する議論並びにこれらを要約した研究については,Emde (1983) を参照されたい。

用し，乳幼児の表情を，さまざまな手法を用いて四つの異なる年齢群における写真の見本をとった。これによって生後3カ月以降は三次元のスケーリング解が典型となることが判明した。ここでは，快楽傾向が常に最も優勢で，次いで活性化が二番目の特性となり，内的方向づけ・外的方向づけが三番目で一番目立たないものである。これらの結果はスペンサー（Spencer, 1890），ヴント（Wundt, 1896），およびフロイト（1915）らによる初期の考え方のみならず，数多くの実験的調査（Abelson & Sermat, 1962; Frijda, 1970; Frijda & Phillipszoon, 1963; Gladstone, 1962; Osgood, 1966; Woodworth & Schlosberg, 1954）といった成人の情緒表現に関する研究との特筆すべき一貫性を示している。近年同様の体制が，3年生から7年生までの学童における一連の研究で見出されている（Russell & Ridgeway, 1983）[注3]。

　情動的連続性の第三の議論は，「個別の情緒についての異文化間のエビデンス」に関するものである。ダーウィン（1877）が，かなり古い段階で種にわたって存在する個別の情緒表現について仮説を立てたが，この考えが系統的に検討されたのはようやく百年後のことで，プログラム的比較文化研究という手法によってなされたものであった。二組のチームの研究者たちが各々（Ekman et al., 1972; Izard, 1971），極端な最大限の表情を示す成人の写真を使って，情緒に関する特定の表情が驚くほど一致していることを発見した。この一致は，非西洋ならびに西洋文化圏において確認されるとともに，非文字文化圏においても文字文化圏においても確認された。情緒の一致は，喜び，驚き，怒り，恐れ，悲しみ，嫌悪，そして若干低い程度ではあるが興味などにおいて確認された。この一致の意味するところは，普遍的な全人類的基盤が特定の情緒表現のみならず，その認知においても存在するであろうということだった。さらに，情緒に関するこれらのパターンに使われる特定の顔の

注3）　体制構造における第三の特性は，尺度研究においてほとんどバラツキがないことそして多くの場合に解釈が困難なことが典型的といえる。考えられるのは，この第三の特性が情緒的体制の中心的性質ではなく，関連した精神機能のサブシステムを表象していることである。研究の中には，最初の二つの特性のみを明かすものも見受けられる。

動きが今や明確になってきている。測定およびコード化するスキーマの最近のレビューについては，イザード（Izard, 1982）およびエクマン（Ekman, 1982）を参照のこと。この研究から，われわれがこれらのパターン化された情緒を表出し，かつ認識する生得的に備わっている準備性を有するということが推測できるので，自然発生的に次の疑問が沸き起こる。個別の情緒表現は乳幼児期にも存在するのだろうか？

第四の議論は，まさにこの点，すなわち「乳幼児期における個別の情緒パターンの存在」に関してである。研究はまだ初動段階にあるにもかかわらず，すでに一貫性のある結論が見出されつつある。乳幼児の表情にみられる情緒は，その情緒を引き起こした環境や関係性についてまったく知識のない第三者によって確実に判断することができる。さらには，このような表現は，成人における個別の情緒の研究によって示唆されているパターンと合致している（Ekman & Friesen, 1975; Izard, 1971; Plutchik, 1980; Tomkins, 1962/1963）。現在確認されているのは，幸せ，恐れ，悲しみ，驚き，怒り，嫌悪，そして痛みなどに関してあてはまる（Emde et al., 1978; Hiatt et al., 1979; Izard et al., 1980; Stenberg, 1982; Stenberg et al., 1983）。乳幼児の静止画像に写っている情緒表現の判断は，グループ間でも意見の一致がみられる。このような研究は同一実験室内でも実験室間においても再現されてきた（Emde et al., 近刊）。

声の情緒表出の研究は，比較的新しい分野であるものの，活発な議論が交わされる分野となってきており，成人には個別の情緒を声で表出することに関する明らかなエビデンスがあるが（Scherer, 1979），乳幼児期に関する研究はまだ始まったばかりである。

われわれの情動生活の連続性，人間の情動生活のパターン化，そして自己発達におけるその重要性に関する最後の議論は，「情緒応答性および情緒参照性」に関係している。愛着の研究において乳幼児期における養育者の情緒応答性の重要性は絶対的なものであり（Bowlby, 1973; Matas et al., 1978），このことは，マーラーと彼女の同僚たち（Mahler et al., 1975）によって，

明確に述べられている。最近実施された生後15カ月児の実験的研究では，母親が新聞を読んでいるか否かを利用して，母親の情緒応答性が，乳幼児の探索や遊戯に与える著しい影響が解明された（Sorce & Emde, 1981）。しかし，ごく最近では，われわれおよび他の研究者たちが「社会的参照」と定義づけた現象を研究する事にわれわれは懸命になってきている（Campos & Stenberg, 1981; Feinman & Lewis, 1981; Klinnert et al., 1982; Sorce et al., 近刊）。これは情緒的信号伝達の特性の一つで，1歳児の終盤に向かって始まり，2歳児においても相当重要であり続ける。社会的参照は一般的な過程であり，その過程によってどの年齢の人も，あいまいなことや，その人自身の内に備わっている評価能力を超えた出来事を理解するために，情緒的情報を重要な他者から得るのである。[注4]

すでに明らかなように，社会的参照は，自意識の芽生えの際に，特に重要となる。乳幼児はその時期に，自身の安全や行動の結果に関して，環境的な出来事の影響がより不確実であることを定期的に体験する。また，乳幼児は「ルール」について自覚し始めているため，意図的な行動を起こすときに，現在進行している行動が大人によって承認されているか，反対されている，または無視されているかを確認するのである。

乳幼児期からの連続性

今，情動的自己の理論に，大きな課題が持ち上がっている。それは，乳幼児期から早期児童期に至るまでの連続性を発見することである。生涯を通じてつながりを持つ情動的核という命題を支持するために引用してきたエビデンスは，縦断的研究という一分野を除く多分野からもたらされてきた。しか

注4）社会的参照は，Arnold（1960），Bowlby（1969），およびLazarus（1968）らの一連の理論の流れに沿った，一種の二次的評価と考えられる。これは，ある出来事や人の影響を予測するために優先的な評価プロセスが機能しなかった場合に喚起されるものだからである。

し，縦断的な情動的連続性についての探査を議論する前に，一般的な発達的連続性の探査について，若干の再検討を行いたい。結局のところ，連続性なくして自己は存在しないのである。

研究の展望：失望と新たな可能性

過去20年間において，縦断的研究に従事してきた発達分野の研究者たちは，乳幼児期からその後の年齢に続く予測可能性がほとんど見出せなかったことに失望を隠せなかった。これは，認知に関連する行動にあてはまると共に，気質に関連すると考えられる行動にもあてはまると考えられてきた（Kagan, 近刊 ; McCall, 1979; Plomin, 1983 を参照）。同時に，早期の経験には拭い去れない影響があると想定していた臨床家たちは，乳幼児期において甚大な欠乏やトラウマを経験しても後に回復する事例が十分に立証されることに繰り返し驚かされてきた（この件に関するレビューについては，Clarke & Clarke, 1976; Emde, 1981; Kagan et al., 1978 を参照）。このように，連続性とつながりへの期待にもかかわらず，研究のエビデンスでは，このような期待を裏付けるものはわずかしかなかった。このことをどのように解釈すればいいのだろうか？ 臨床家として，また人間として，われわれは乳幼児期から重要な連続性があるのだという明白で直観的な感覚を有しているのである。

まず手始めに，近年の発達的研究は単に否定的なものばかりではないのだと理解することが肝要である。われわれは，早期の発達過程について多くを学び，これに伴って，意味のある連続性を見いだすための理解を深めたと考えられる。実際，複数の新たな戦略が台頭し，これらによって今後10年間に主要な発見がなされるのではないかと期待している。次にいくつかを列挙してみよう。

戦略の一つには，内在化された一連の意図や規範構造が現れ始め，表象的自己が固定化する2歳から3歳にかけて連続性を探査するというものがある。この命題については，結論に至る前に再度検討をする。

その他の戦略は，縦断的研究の手法のより新しい波に関するものである。ある部分では，これらの戦略はわれわれが苦労して手に入れた発達過程に関する知識と考え方の変化の結果である。乳幼児の情動的連続性に関するわれわれの実験からのいくつかの新たなデータを検分する前に，近年の四つの研究アプローチについて論じてみよう。

　まず個人における発達の連続性を探求していくアプローチである。これまで発達的研究においては相関的な研究手法が用いられてきており，特定の一時期における一個人の集団内の位置づけを，その後の同集団内での同一個人の位置づけとの関連の中で評価してきた。この手法は，連続性探求を縦断的な順位づけの形式で行うもので，任意の集団内における一個人の位置づけを説明するものであり，縦断的連続性を探求する有力な手法ではあったものの，臨床家の関心は最も低い分野であった。臨床家にとって最も関心が高いのは，時の経過に伴った「個人内に」みられる意味のある連続性である。さらに，発達研究者たちは現在，乳幼児期において大きな変容，または発達上の再体制化が頻繁であると認識している。したがって，そのような変容をたどる過程で個人の中にある連続性の特徴を表す手法を見いだすことのほうがより重要性が高くなってきたのである。近年の手法では，時間経過の中での「個体的（ipsative）」な連続性を求めるようになってきている。その特徴としては，行動体制の個人内変数間の有意な恒常的関係性を示すことが挙げられる。ブロック（Block, 1971）は（「Q分類法」を利用する）はこの技法の創始者で，青年期における主要な個体的（ipsative）連続性を発見した。最近ではマーチン（Martin）が個体的（ipsative）連続性を就学前児に見いだしている（Moss, 1983に引用）。このような取り組みはまだ乳幼児には直接適用されていないが，スルーフ（Sroufe）とその同僚ら（Arend et al., 1979）によって2歳児の初めから就学前までの愛着体制の連続性を見つけ出すために類似の考えが利用されてきている。

　第二の，より新しい流れの考え方は，下位集団化を評価するアプローチに関するものである。縦断的研究のサンプルでは，いくつかの集団のほうが他

の集団に比してより安定性を示す可能性が高い。「調整変数」を特定することが可能なことも多く、これが下位集団化の基盤となる。よって、フェルス（Fels）の縦断的研究（Kagan & Moss, 1962）においては、児童期を通じて連続性が見いだされたのは性別の下位集団（男子に攻撃性および女子に依存性）であり、バークレーでの成長研究（Block, 1971）では、長期的にパーソナリテイの変数で安定性を示した青年と不安定性を示した青年との間で有意差が認められた。われわれの関心に近い年齢層における研究では、モスが米国国立精神衛生研究所（NIMH）での研究にて公表した予備データにおいて、男子の行動からは生物学的特徴を、そして女子の行動からは環境的特徴を、示すエビデンスが生後7年間にわたってより強く予測できることを発見した。最も劇的な発見としては、ボストンと（日本の）札幌にて実施された乳幼児期から就学前までに至る2件の長期的研究から得られたデータかもしれない。（近刊にて）Kaganと三宅（私信, 1983）双方は、「内気」で幼少期に至っても内気なままの下位集団の乳幼児は、社会的場面における行動面で顕著な連続性を示すことを発見した。より特筆すべきは、この下位集団が、認知課題をこなす情報処理の際に、心獏数が常に高いという生理的パターンを示す内気な乳幼児に準拠した下位集団であるという事実であろう。したがって、この下位集団における調整変数は心理生理学的－気質的なものであると思われる。

　連続性研究の第三の新たなアプローチは、われわれの関心が単に時間の経過に伴う行動の安定性だけではなく、先行刺激と結果との関係にあるのだという事実を考慮するものである。したがって、関心の対象となるどのような行動も、特に乳幼児が発達上の変容を経た場合、年齢が上がるにつれて異なるように思われる。さらにこれに関連して、この種の連続性についての意味のあるテストを可能にするために、どの時点でも十分な行動のサンプルを抽出しなければならないということがますます認識されてきている。つまり、一時間やたとえ一日の調査でも、個人を示すには十分ではないということである。この枠組みのもとで作業することによって、ブレザートンおよびベイツ（Bretherton & Bates, 近刊）は最近1歳から3歳までにおけるコミュニ

ケーションと言語能力における連続性を示した。

　最後に，われわれは早期発達において乳幼児が環境との相互作用を行う重要性について学んできた。そこで，われわれは，発達する乳幼児とその環境との関係つまり，乳幼児の特徴と養育環境のそれとの「適合」の連続性を探求する手法を見いださなければならない。したがって活発な研究分野である気質の研究は現在岐路にあり，従来見つけられることのなかった連続性を探求するために，乳幼児の気質と養育環境との"適合の良さ"を特徴づけるのに貢献する手法が探索されることとなった（Plomin, 1983; Thomas & Chess, 1977）。

情緒の役割：いくつかの新たなデータ

　われわれは，実験室で乳幼児初期における情動生活の顕著な連続性を示唆する二つの研究を終えたばかりである。そこでは，いまだ個別の乳幼児と養育者たちの間の「適合」を典型化しきれていないものの，この連続性は社会における相互作用レベルの重要性を暗示するものである。

　この研究の発端は，わが子の情緒対する母親の感じ方に関して組織的な研究に取り掛かったことによる。われわれは情緒は非常に適応性が高く，乳幼児期にすでにパターン化されていると考えていたが，この研究によって分離した個別の情緒がどのように表出するかを特定することは不可能だった。

　情緒は生まれた時から存在するのだろうか，それとも生後なんらかの方法，つまり新たに芽生えてくる能力に対する適応的な調整に従い，成熟のタイミングに規定されるような方法で「開花」していくのだろうか？　われわれの研究や他の多くの研究から，多くの情緒表現は新生児期よりかなり遅れて表われることが明らかであった。例として挙げるなら，微笑や楽しそうな表現は生後2カ月に目立ってくるし，恐れの表現は7～9カ月で現れる。しかしまた，幼い乳幼児の母親たちがわれわれが可能だと想定しているより広い範囲にわたった複雑な情緒を我が子が示している，と報告することにも気づくようになった。さらにまた，近年のデータでは，まれにしか見られないもの

の，多様な情緒に対するパターン化された表情も示唆された（Gaensbauer & Hiatt, 1983; Izard, 1978; Izard et al., 1980; Oster & Ekman, 1977）。われわれは，長期にわたる観察が必要であると推論した。母親たちは研究者たちよりも多くの時間を乳幼児と過ごし，珍しいことではあるが顕著な表現を目撃する機会により多く恵まれているのである。

　生後から18カ月にわたる乳幼児の611名の母親たちの横断的研究で，われわれは，自らの乳幼児たちに見受けられた情緒について母親たちに質問した。最も印象的な調査結果の一つは，3カ月までに見受けられたいくつかの個別の情緒についてであった。ほぼすべての母親が，この早期の年齢において興味，喜びおよび嘆きをその乳幼児に関して説明した。しかし，大多数の母親は，自らの乳幼児が3カ月になるまでに驚き（69%），怒り（86%），そして恐れ（69%）なども見られたことを報告している。この恐れ，怒り，そして驚きに関する報告は，それらの情緒の始まりが数カ月後であるとしてきた従来の論文の見解とは相反するものであった（Bridges, 1933; Sroufe, 1979を参照）。

　そこでわれわれは，第二の縦断的研究を実施し，情緒の早期の開始が再現されるか否かを検証し，その発達の経緯について学ぶことを目指した。3，6，9，12，15そして18カ月の年齢の自らの乳幼児の詳細な情報を収集するために，34名の母親たちが採用された。われわれはそれぞれの年齢において，一覧表に挙げられている情緒が存在していると思われるか否か，そして存在していると思われる各々の情緒に関して，（1）何がその情緒を引き起こしているのか，（2）どのような赤ちゃんの行動がその情緒の存在を示唆しているのか，そして（3）赤ちゃんの情緒に関してどのような反応が母親自身から誘発されたか，について尋ねた。

　われわれの最初の研究の結果が再現された。興味と喜びは3カ月児以降の乳幼児に100%存在していると報告され，嘆きはすべての年齢にわたって高いという結果が縦断的研究において示された。驚きと怒りに関しては，91%の母親たちが3カ月において双方の情緒が存在すると答えており，6〜18

カ月ではこれら双方の情緒が存在すると91%〜100%の母親たちが回答している。恐れに関しては65%の母親たちがその情緒の存在を3カ月において認めており，その比率は18カ月までには97%に増加した。

驚きの情緒は，3カ月児の報告から18カ月児の報告結果に亘り，最も多くの場合乳幼児の表情，大抵の場合大きく見開かれた瞳や「オー」の形に開かれた口，などによって説明された。乳幼児の動作反応，たとえば，飛び上がる，などもしばしば言及された。母親の反応としても年齢を越えて一貫したパターンがみられた。驚きの瞬間に赤ちゃんが肯定的に反応するか否定的になるかが不明な場合，母親たちは物事が正しく進むように影響を与えようとしていた。最も多くの場合，これは否定的な反応を阻止するために心地よい声で話しかけるというものであった。年齢を通じて驚きの原因として最も頻繁に引き合いにだされたのは，突然，または予期しなかった出来事であった。ただし，3カ月ではこれは突然の音であるのに対し，より年齢の高い乳幼児においては予期せぬ出来事はさらに複雑化していた。

恐れに関しても，われわれはまた情緒伝達システムが3カ月までに存在することを確認し，それは研究対象となっていた年齢を通じて一貫していた。すべての年齢で最も多く引き合いに出された行動は乳幼児が泣くことであった。泣くことというのは，金切り声，甲高い，あるいは取り乱したものという説明であった。表情は母親たちの説明で目立ってはいなかったものの，乳幼児の行動のうち少なくとももう一つの領域からの情報が通常示されていた。初期の行動は運動的な傾向があり，たとえば，身体でビクッとしたり飛び上がったりといったものである。後には，「緊張の高まり」が目立ち，9〜18カ月では，母親に接触したり回避するなどの意図的な行動が，恐れの二番目に顕著な指標として一般的な運動反応にとって代わった。初期の段階では大きな音が恐れを引き起こす突出した原因であったが，9カ月を過ぎるころには見知らぬ人が関与しているとされる率が増加するようになった。ここでも，年齢に即した質的変化が乳幼児の行動にみられるものの，母親と乳幼児の信号システムは比較的一貫しているように見受けられた。乳幼児が3カ月であ

ろうと 18 カ月であろうと，乳幼児の恐れを知覚した母親の全員が，慰めようと反応したと報告している。初期の母親の反応は後期より身体的接触を含んでいた（後期には逆に乳幼児の方が母親に接触しに来ていた）。このように 3 〜 18 カ月にかけて母子間の信号システムには泣くことが関与していた。母親は慰め，目標は両者の間の身体的接近の達成と思われた。

　怒りに関しては，母親たちは独自の行動群を指摘した。泣き叫ぶことはこの行動群の一要素であり，その性質は「強く」，「大きく」，または「強硬な」と説明された。母親たちは大抵は泣き叫ぶこととともに，少なくとももう一つの行動を指摘した。およそ半数の 3 カ月児の母親たちは，表情（通常赤ら顔）が怒りを示していると説明した。同様に顕著だったのは，たとえば，蹴ったり背を反らせたりといったより一般的な反応であった。泣き叫ぶこと，表情，そしてより一般的な運動反応などのこのパターンは，その後の 15 カ月の間も続いた。一方で 9 カ月目までには，怒りを示すために母親を押しのけることを多くの母親が口にしだした。これらのやや攻撃的な行動は，2 歳の初めの主要な質的変化の予兆であった。この時期泣き叫びはいまだ健在ではあるのの，行動には目的，意思，攻撃性，またはかんしゃくも含まれているとみられていた。15 カ月目に入ると，一人を除くすべての母親たちが自分の乳幼児たちが怒りを別の人への攻撃性，例えば蹴り上げることや髪をひっぱることや，床にひっくり返るなどの行動で表しているとしていた。さらに，12 カ月を過ぎるころには怒りの事例報告が増加の傾向をみせていた。

　両親の反応も乳幼児の行動と並行していた。すべての年齢において怒りの主たる原因は欲しいものが手に入らないことやニーズが満たされないいらだちであると応答しているものの，3 カ月児に対しては母親たちは原因を取り除くことや慰めることにある程度の緊急性を感じている一方，年齢があがるとそうではなくなった。乳幼児が 12 カ月に達した頃には，母親たちは逆に大抵こういった状況下では自らの乳幼児の気をそらしたり，無視したり，しつけをしたりしていた。

　興味，喜び，そして苦痛に関しては，予測通り最も早い月齢に信号システ

ムが発動し，その後の15カ月間にわたって継続的な進化を遂げていった。興味に関しては，視覚的注意深さが情緒の存在を示唆していた一方，喜びに関しては，声に出したり，微笑んだり，体をくねらすなどの動的行動が最も顕著だった。一般的に，興味を引き起こす原因は対象物や相互作用のない人々であったのに対し，喜びの最も一般的な原因は人々との交流であった。双方の情緒に対し，典型的な引き金となる刺激は，月齢があがるにつれて複雑さを増した。苦痛は乳幼児の初期の段階から存在し，乳幼児が泣き声をあげるときに（通常すすり泣きやワンワン泣くことだが）気づかれる情緒で，赤ら顔やびっくりした反応などの他の手掛かりとなる動作を伴わなかった。ほとんどの母親たちは，これらの情緒的反応を身体的病理や不快感の結果とみなしていた。

　このように，全体としてみて，母親たちは自分の子どもたちの情動的行動に一貫したパターンを認識していた。これらは特定の状況の下で発生し，他の状況では発生せず，個別の情緒としてラベル付することが可能であり，かつ一定の母親の応答につながった。乳幼児の行動は年齢が上がるにつれてますます複雑かつ組織化されてきたが，3カ月〜18カ月までを通じて乳幼児の信号には明確性があり，母親の応答には規則性があった。母親たちの観点からは連続性には目を見張るものがあった。しかし，さらなる推論が必要であるように思われた。われわれのデータの示唆するところによれば，対人情動交流のレベルでは連続性があり，このような連続性が乳幼児の経験に多大な貢献をもたらしている可能性があった。乳幼児期の初期において，母親たちは初期の情動経験により多くの統合と拡張した意味づけを行う傾向にあるようであった[注5]。後には，乳幼児の組織化の能力はより首尾一貫性を増し，養育者とのやり取りの外部で持続される。

注5) これと同様に極端な情緒を規制しようとする母親の支援と合わせてBion（1962）の初期乳幼児の経験における「容器としての母親」という概念が想起される。

乳幼児期における変容

　情動的自己の理論において持ち上がるもう一つの課題は，乳幼児期における変容に関するものである。われわれは，現在質的転換の転機となる期間があり，行動が再組織化され，新たな活動の様式が発現するという認識を有している。これらの期間は，状態または覚醒の発達，認知，知覚，そして運動および情緒の発達における広汎な変化を伴うため，この時期が，標準的な中枢神経系（CNS）の調整の転換を反映したものであると信じるに足る根拠がある。「自我形成に関する発生場理論」においてスピッツ（Spitz, 1959）は，これらの時期を新たな「精神的体制因」であると提唱した。われわれの先の縦断的研究では，これらの時期を「生物行動学的転機」の時期としている（Emde et al., 1976）。これらの時期を発達上の「非連続性」つまり認知発達段階間の境界を示すものであると指摘している研究者たちもいる（McCall, 1979; Uzgiris, 1976）。

研究の視点：生物行動学的転機の四期

　現在研究者の間では，このような標準的変容の時期に関して顕著な見解の合致がみられる。2カ月，7～9カ月，12～13カ月，18～21カ月に変化することが確認されている。

　これらの発達変容期すべてにおいて情動が際立っている。スピッツは，あらたな体制因の「指標」として情動を挙げている。今後10年間の研究によって，われわれがこれらの変容についての理解を深められることを期待している。それは単に見解が合致しているからではなく，新しい枠組みの測定法が出現してきたからである。それらの測定値というのは，行動過程の測定法，たとえば，情動の体制化や社会的相互作用に関するものや生理学的過程の測定法，たとえば，中枢神経系の成熟事象に関する電気生理学や急速な成長に関する内分泌学に関するものなどを含む（Lampl, & Emde, 近刊）。情動が

調整的な転機の時期において極めて重要な役割を担っている可能性は，いくつかの現象を簡単に概観することで強調できる。

生後1年間の転機

　生後2カ月での発達上の変容は，生後最初の2カ月間に確認された覚醒時間の増加という背景のもとにおこる。覚醒時間の配分もまた変化し，昼間は長くなり，夜には短くなる。さらに，覚醒の質的変化が生じる。むずかりが減り，数人の観察者たちが述べているように，覚醒時間は，おもちゃ操作であろうが対人的であろうが，探索的活動の増加にみられるような「新たな用途に」利用され始めるとしている（Dittrichova & Lapackova, 1964）。実際，学習能力の向上はオペラント条件付け，古典的条件付け，および馴化（習慣化）の三つの実験分野で示された。2カ月を過ぎると乳幼児はさまざまな手法を用いて学習をすることが可能となり，社会的な状況で行動を適応させたり変化させたりすることが可能となる。そして見慣れたものへ順応することが可能となり，学習した活動を完成し，その結果，新奇な物に対する探索が可能となる。ピアジェ（Piaget）が，認知発達のスキーマという概念の中で，乳幼児が「興味のある情景を持続させるための」活動にますます没頭する時期だ，と指摘している段階である（Emde & Robinson, 1979内の考察を参照）。

　およそ2カ月頃より，初めて親となった人々は，しばしば自分たちの赤ちゃんが人形のような生物から人間らしくなったと指摘する。しかし，すでに確認されている認知や状況の変化がこの新たな感覚に貢献しているものの，これらは情動の分野の変化に比べれば些細なものなのである。この時期に，かなり劇的に出現し，赤ちゃんと共に過ごし続けたいという喜びと励みを与える3つの変化を考えてみる。ここに含まれるものとしては，（1）視線を合わせること（アイコンタクト）の増加，（2）社会的微笑，そして，（3）社会的発声などが挙げられる。生後2カ月頃の目と目を合わせることの増加は，自然な状況でも記述はあるが（Robson, 1967），実験における記述もなされている（Haith et al., 1977）。社会的微笑も生後2カ月頃に花開く。微笑はそ

れ以前から発達上に先駆するものがあると確認されているが，この時期に微笑は（身体的状態に関連する）内発的なものから，外発的微笑への変化があるため，この反応は予測可能かつ社会的なものとなる（Emde & Harmon, 1972）。社会的な発声，つまり他者の顔に反応する際のクーイングは，社会的微笑の開花期から1～2週間以内に始まる。これらを合わせることで両親は赤ちゃんは茶目っ気があると感じるようになる。赤ちゃんが覚醒している最中に近づくと，微笑や発声や見つめあいといったやりとりが表出することが多くなり，このことによって，肯定的で楽しみに満ちた対面となり，日々の決まりきった養育に快い楽しみを加えることになる。

　生後7～9カ月になると，次の主要な転機が起きる。この時期に向けて乳幼児はお座りをしたり這い這いを始めている。自力で移動ができるようになることで，乳幼児の世界は再び変化をみせる。認知の領域において，乳幼児は手段と目的達成の関係の理解を示し始め，行動から独立した出来事を期待するという意図性が出現し始める（ピアジェの感覚運動発達における第四期の始まり）。さらには，視野から見えなくなることが忘れることとは一致しなくなる。乳幼児は，意図的にその下に隠されて消えてしまったかのようにみえた物を覆っている布を取り除くことができる。この達成に関連して，情緒的能力の進歩がみられる。われわれは，乳幼児がこの時期には回避に先立って恐れの表現を示し，また接近に先立っては喜びをみせることを確認している。つまり，いまや遊び心を持つだけでなく，実際に遊ぶことができるのである。単純な遊び，いないいないばあや社会的ゲーム，ボールやお気に入りのおもちゃのやりとりを始める。フロイト（1920）やスピッツ（1957）は，これらの遊びにはいかに撤退と復帰というテーマがあるのか，そして，いかに養育者が近づいたり離れたりすることや，乳幼児がこのような経験にうまく対処して扱える支配感覚を養い始めていることと関係するのかを論じている。

　この変化は7～9カ月の間の別の転機である覚醒と睡眠の状態の体制化にも予兆がみられる（Emde et al., 1976）。しかし，最近研究が進んでいる別の変化があり（Horner, 1980の考察を参照），これが両親たちにとっては特

別な情緒的な意味を持っている。これまで，赤ちゃんは，他人よりも両親に対して微笑んだり嬉しそうにしたりしても，代理の人が養育をすることにも比較的問題は少なかった。しかし，この時期になると状況が変わる傾向にある。赤ちゃんは，母親や父親が立ち去ってしまうと泣き叫ぶことがあり，見知らぬ人が近づくと，しばしば苦痛を示したり，さらには怖がったりさえする。また，最近実施されている実験的研究では（Fouts & Atlas, 1979），別の形でこれを報告している。乳幼児は6カ月でも9カ月でも同じように母親の顔を報酬として経験するが，見知らぬ人の顔に対しては6カ月では中立時に経験しているものの，9カ月に至ると負の強化となる。この転機後には，代理の養育はより困難なものとなる一方，両親にとっては自分たちは必要とされている特別な存在であるのだと感じられるようになる。この発達上のメッセージは一般的に避けられないものであり，親以外の人では代理は務まらないということなのである。

われわれは，時として1年目のこれらの転機となる変容について，社会的特性に関連付けて言及してきた。2カ月目の転機を「社会性の目覚め」，そして7〜9カ月目の転機を「焦点化された愛着の開始」としているのである。いずれにせよ，これらの転機は乳幼児の社会的世界における新たな体制化の段階の始まりを意味し，何が必要で，何が報酬となるのか，何を期待してよく，何が相補的となるのかという観点を示している。

2年目の転機

生後2年目の変容は，今のところ生後1年目の変容ほど詳細に研究されている分野ではない。しかしながら，目覚ましい特徴についての報告がなされている。

12〜13カ月には大抵歩き始めることになり，よちよち歩きの時期が始まる。乳幼児は，認知面では世界において独立した存在であることを理解し始め，それぞれが固有の特性を持つことも理解し始める。言語面では，単語が特定の対象を表すという合意の上に成っていることを理解できるように

なる。象徴機能は新たな領域に入っていく（Kagan, 1981; McCall, 1979 を参照）。乳幼児は，それまでに見たことがなく，その時点では反応のレパートリーにないまったく新奇の行動を模倣することができるようになる。情動の領域においてもまた，重要な変化がみられる。多くの研究者たちが，世界を探索する1歳の乳幼児にしばしばみられる「高揚的」気分について論じている（Mahler et al., 1975; Sroufe, 1979）。実験では，乳幼児が12カ月になると，恐れを喚起する可能性があるおもちゃを使っている際に，それをうまく制御できると苦痛を軽減させることが可能だが，それより年少の場合には難しいことが示されている（Gunnar, 1980）。前述したように，社会的参照は，情動的不確実性のある状況で顕著に表れる。さらに，この時期に乳幼児は情動表現を道具的あるいは意図的に利用し始める。赤ちゃんが「思い通りにする」ために，微笑んだり，ふくれつらをするような表情を利用できることに両親たちは気づく。すでに論じたように，怒りはこの段階ではしばしば特定の人に対して向けられる。それに応じて，乳幼児は今まで以上に責任を負う必要に迫られ，両親は養育者としての役割に加えて「しつけを担う人」の役割を果たしはじめ，情緒を社会化することについて気に掛けるようになる（例として怒りや悲しみを促進するべきか抑制するべきか，など）。

　18〜21カ月は，この次の変容の時である。マーラーと彼女の同僚たちは（1975），幼児が成長する自律性を精力的に行使する一方で，しばしば母親を突き放したりしがみついたりの双方の行動をとることを描写している。認知に関しては，幼児は動作の手順を覚えて模倣することができ，実在するもの同士の象徴的関係を理解することができるようになっている。二語発話で主語と述語を使うこともできるようになる。情動面では，この時期に「頑固で」「意味論的な，〈ノー〉」という言葉を駆使し始め，癇癪を起すことが増える。マーラーと彼女のグループが指摘しているように，気分の揺れ動きや悲しみの兆候すらあると考えられている。これらの気分の動きは，再接近危機の始まりと彼らは関連付けている（Mahler et al., 1975）。母親との交流を観察していると，「つきまといと逃げ去りのパターン」が見受けられる傾向にある。

つまり，それ以前は「情緒的補給」のタイプであった母親とのやりとりが，意図的に母親との接触を求めるか，あるいは，密接な身体的接触を回避することに取って代わられる。まるでよちよち歩きの幼児は自分が親と分離した存在であり，世界を支配するために障害となるものを敏感に自覚しているかのようである。明らかに，このことによって幼児の社会的世界には更なる変化がもたらされる。養育者たちはこれらの情動的変化にさまざまな方法で反応する。これは，しばしば養育者自身の発達上の分離・個体化の経験を反映した形で行われる。中には自律を誇らしく感じて励ますものもいれば，不安で保護的になるものもいる。

発達的変容における情緒の役割

これまでみてきたように，情動の変化は毎回新たな発達的体制の水準への転機を伴うことが典型的である。当初のわれわれの考えでは，情動の変化が転機の予兆，あるいは「前触れ」であると想定していたが，縦断的観測はそうではないことを示唆している（Emde et al., 1976）。それどころか，情動的行動の変化が最も明らかなのは転機の終結段階で，運動的，知覚的，および認知的変化がすでに起こった後であることを発見した。発達的変容の不可解な謎についての考えをめぐらせるうちに，情動の変化が発達的変容の最終段階で発生するのは，その他の変化を統合する誘因を与えるためではないかという見解に到達した。もし，そうであれば，われわれの情緒のさらに新たな適応的役割をも特定することになる。すなわち，統合を導く役割である。情緒は，ここでは二つの様式を用いて体制化のより高次の水準で適応機能を維持する。一つは「社会的フィードバック」（世話されたり報酬をうけたりするもの）であり，もう一つは「内的フィードバック」（新奇で興味深く，楽しみながら習得されたと感じられるもの）である。これらの二つの様式は新たなレベルで世界と関わりあう励みとなり，よって存在と交流の世界を広げることになる。

私の考えを要約すると，成熟上のの事象により，状態，知覚，認知，およ

び運動と言語発達の体制内で一連の変容的変化が生じる。情動の変化は多くの場合劇的であり，これらの成熟上の事象を反映しているかもしれないが，新たな水準の体制において統合と，持続する機能とを与える適応的役割を果たしていると考えられる。この論文では，フィードバックと統合の社会的様式について力説している。経験的様式に関してより詳細に論ずる必要がある。さらに，ここでは情動について一般的な意味としてのみ論じている（何が楽しく，不快か）が，それぞれの情緒に関する個別の特徴についても更に詳しく論ずる必要がある。

乳幼児期から初期児童期への全体的な移行

まだ多くの研究がなされる必要が残されているため，2年目の変容の時期については不確実性がかなり残っている。しかしそれにも増して，より広い時期，具体的には乳幼児期から2〜3歳にかけての幼少期への移行の時期の研究を行う際に興奮を覚えるのである。それには，いくつかの理由がある。まず，この期間には主要な発達上の獲得があり，その発見によって人は他の霊長類と区別される。しかし，この獲得の開始の時期と様式はいまだ解明されていない。第二に，この時期は乳幼児期から児童期への行動の連続性が説得力のある論拠をもち始める時期である。第三に，この時期は二度目の情動の変容的な役割が現れる時期であり，その役割は情動的自己に新たな側面を与えるというものである。

研究の視点：連続性へと導く変容

この時期に得られるいくつかの発達上の習得で，学際的研究が集中している分野となりつつあるものを列挙してみよう。すでに自己認識，自己意識，および性同一性の出現については示唆してきた。その他に習得されるものとしては，言語，象徴遊び，そして認知能力の進歩，例えば原因帰属や社会規範を認識し始めることなどである。社会的および情動的発達におけるこれら

の興味をそそられる獲得に関連した分野が特に精査の対象となりつつある。

　社会的領域では，児童は社会的関係性についていくらかの理解を示し始める。重要な他者が同席している場面では，よちよち歩きの幼児は仲間にいれてもらえるか「仲間外れにされるか」に対して敏感に反応するということが実証されている。自律性の感覚の増加に伴い，子どもはパーソナルスペースや個人の所有に対する感覚を養い始める。これらの特性に関しては，さらなる適切な論説と理解が求められている。

　この時期にはまた，重要な情動面での獲得が行われる。表象能力の増加と同時に，子どもはこの時期に課題に失敗するのではという不安の兆候を示したり，努力して成功したときの誇らしげな様相も見受けられる。ここでまた，新たな認知能力に基づいた他のより複雑な情緒が現われる。ここに含まれるものには，恥やそれに続く罪悪感の初期の形態とみられるものがある。また，情緒表現は手段として利用され始める。つまり，特定の表現（たとえば，微笑，怒っているような声，または悲しげな様子）が目的をもって大人に影響を与えるために使われるのである。そして，これに対応して，情緒表現は社会化され，そのうちのいくつかのもの（特に怒り，悲しみ，および恐れについての表現）は時には抑制されたり「仮面で隠されたり"masked"」する。

　この時期は新たな変容がたくさん起きる時期であると同時に，行動の連続性が明らかになる時期でもある。われわれが再考察しているように，最近の研究では，生後12カ月に観察された行動の個体の変数は，それがどれだけ目立つものであったとしても，極端な状況以外では，その後の乳幼児期の行動を直接予測できないことが示唆されている。一方，複数の縦断的研究によれば，3歳児における変数のいくつかは，少なくとも就学に至るまでは維持されるという考えを支持している。生後1年とその後の間は，発達上の事象における連続性は明らかに欠如している。それとは対照的に，1〜3歳児期に生じる自己体制化の資質によって，われわれは行動の連続性について理解することができるであろう。もちろん，われわれがすでに把握しているように，生後2年目の間に乳幼児は自身の経験を内部実行機能（inner executive)に関連付けて自身を有能または無能（Bandura, 1981 を参照），ある面では「良い」または「悪い」と評価するようになることはもっともであると思われる。2〜3歳時に自己認識が強固なものとなり，特定の行動を持続させ，他のものは排除するということを促進する経験の枠組みが与えられる。この時期に葛藤と，失敗の可能性，大人の基準を破ること，社会的スキル，および他の子どもによる支配に対する反応のきまったパターンが出現するかもしれないことを示唆している。それ故に，この時期を研究することによってなぜ葛藤や不安，そして生活上の困苦に対して，他の子より大きな回復可能性（レジリエンス）を有する子どもがいるのかを解明することが期待される。

　情動の理論は，自己体制化を理解し，乳幼児期から初期児童期の経験の架け橋となるこの年齢期における連続性を見いだすという点で，大いに役立つことが期待される。ここまで概要を述べたように，子どもはこの時期には自己体験のための情動の核を携えてくる。この時期は，言語がその機能を果たし始めるため，情緒信号は社会的コミュニケーションにおいてその重要性は低くなっている。しかし体制化された感情状態は，社会的交流や私的な体験に対しては文脈を提供し続ける。従って，情動表現はこの時期に「社会化」するのみならず（つまり，これらは社会的談話のための受け入れ可能な背景となる），より感動的なことには，「内的感情状態が益々体制化される」のである。この過程は，内在化された「対象」との情緒的なつながりが作り上げられる時に生じる。そしてそれはまた，パターン化された感情状態が特定の一群とつながることで生じ，それらは出来事の記憶と関係し，予期したり，内的情動を伝達する際に用いられる。(Emde, 1980; Engel, 1962; Freud, 1926 を参照)。これらの一群はこの期間に端を発し，不安，恥，抑うつ，および罪悪感の前兆の情動信号を含んでいるというエビデンスがある。しかし，さらなる研究の必要性があることは明白である。われわれは，個別の家族の社会化の慣習における個体差や，さまざまな情動交流の違いが，いかに，子どもが内在化するものに対して影響するかを，より一層学ぶ必要がある。葛

藤，コーピング，およびストレスとの関係の中で，パターン化された感情の状態や内在化された情動信号システムについて理解する必要がある。

共感的な変容における情緒の役割

　情動の第二の主要な変容の役割は，共感を媒体にこの期間に習得される。共感性を通じて子どもは他人の経験に「触れる」。経験は，自身の経験外の，まったく新しい他の経験に触れることによって変容される。発達上の変容における情緒の役割と同様に，共感している最中の情緒は，新たな視点，新たな統合に向けて個人を動かす。両種の変容には調節的な転機が関与しているが，共感性を通して，対人相互作用に関する変容は短期の枠組みですすむのに対し，発達上においてはより長期の枠組みとなる。それでも，両方の変容過程は，われわれがその核に触れているという点では類似している。

　共感性については，いまだ，さらなる研究を要する。ツァン－ウェクスラーおよびラドカ－ヤーロウ（Zahn-Waxler & Radke-Yarrow, 1982）らの研究により，われわれは，向社会的行動（そして，推論によって共感性過程）が生後2年目から始まると考えている。他の認知と情緒をつなぐ基本的ではあるけれども複雑な能力の出現とともに，他者の痛みに共感する能力はこの時期に成熟するのではないかと考えられている（たとえば，誇り，恥，および予期不安など）。また，事象の原因を推論し，自身が他者を傷つけたり助けたりする行為者としての感覚を認識する能力との不可欠なつながりがあるであろう。これらは，解明されるべき問題点のほんの一部である。さらには，ケイガン（近刊）および，ホフマン（Hoffman, 1983）が示唆しているように，幼い子どもはこの共感過程ゆえに，賞と罰の経験の有無にかかわらず，攻撃的な行動に対し道徳規範を課す傾向がある程度みられるかもしれない。もし，この考えが正しいということが実証されれば，道徳性の発達の起源に関するわれわれの理解に深い意義を与えるであろう。ただし，われわれは，個人差，特に攻撃性，怒り，および共感性の能力が異なる子どもたちの差，また家庭における社会化の経験の違いについての研究をさらに続ける必要がある。

結論：変容的情動と自己体験

　われわれは，情動は発達と共感の双方において変容すると推論してきた。スピッツ（1959）の仮定するところによれば，情動の変化が乳幼児期における新たな精神体制の指標として役立つ。さらにわれわれは，情動は統合的であると主張する。情動によってわれわれは新たな段階の理解，つまり新たな原則に従うコーピングまたは行動の「枠組み」を経験することができる。それゆえ，このことは「再設定」の一種ではあるが，私の考えでは，従来，プリブラムおよびメルゲス（Pribram & Melges, 1969）によって示唆されたように，行動の一時的な休止というよりは，より持続的な種類の再設定である。

　発達的変容であれ，共感的変容であれ，そうした情動は新しく意欲をかきたてる情報の一部として経験される。快楽的に肯定的であっても否定的であっても，情動はいつでも本来固定されたものではなく，力動的で，多様な要素を新たな局面で統合することを駆り立てるものである。新たな関係の発見へと導くため，情動の変容的機能は認識論的といえるかもしれない。したがって，変容的役割において，情動はわれわれが新たなものに直面し，変化することを約束するように思える。

　ここでわれわれはジレンマに直面する。この情動の変容的な役割と，人の経験における連続性を提供しているという，われわれが描いてきた情動的核の概念とをいかに一致させればいいのだろうか？

　まず，われわれが検討しなければならないのは，「システム」の原則である。われわれは，発達における多極性の中で機能している。エリクソン（Erikson, 1950）やサンダー（Sander, 1975）が述べている発達段階に関係した対立極性に加えて，「進行中の」発達上の対立極性，すなわち分化／統合，動揺／安定，および自立／相互関連性などと特定されうるものである（Werner, 1948）[注6]。したがって，いつでも変容と安定は，これらの両極性の傾向の力動

注6）　その他の発達上の極性に関する議論については，Emde（1983）を参照のこと

的調節に関連して説明することが可能なのである。変容的情動においては，新奇なものと変化（分化の側面）への動きがあるのと同時に，安定的で自己一貫性のある傾向（統合の側面）もある。経験という観点からは，このことを次のように述べることができる。新たな関係性が評価される一方で，人間的でなじみのある感覚や，個別に意味があり一貫したものに対応する感覚もあるのだ。

ジレンマについての第二の解答は最初のものと関連している。情動機能は自己安定的特性があり，その上，それらの中には，共感的過程の変容的側面が増加する生後2年目に次第に顕著になるものがある。考察の結果，われわれは乳幼児期の一番早い段階から，生物学的体制に基づいて，情動は経験に対して安定化をもたらす効果があるという見解に達した。経験に対する情動的核は，知覚の評価，情報処理の先導（Hoffman, 1978; Zajonc, 1980 の最近の研究を参照），および活動の選択に影響を与えている。これらは何が快か不快かによって，そして個々の情緒の特定な側面によって生じている。情動は，過去の経験の貯蔵と検索の役割ゆえに，ますます安定化の効果も持ち合わせるようになっている（Bower, 1981; Rovee-Collier & Fagan, 1981 を参照）。確かにいえることは，自己認識，表象，および象徴的機能が合わさることで，予期的信号・情動システムが生じ，情動的記憶の自己安定化の役割が重要性を増すことを期待できるということであろう。

さらなる研究を推進する必要があるが，われわれは非常に抽象的になってきた。なにか鮮明な話で締めくくらせてもらいたい。社会的参照における1歳児について思い起こしてみよう。なんらかの活動の最中に不確実な状況に直面する。彼らは立ち止まり，迷い，そして他者の情緒表現の表情に目をむける。すると，彼らの感情が変化するように見受けられる。他者の感情を通じて「代行の」学習体験がなされたかのように，変容によると見られる行動の変更がなされる（Campos & Stenberg, 1981）。これらの乳幼児を観察するにつけ，われわれにはひとつの情動の核が，他の核とつながるという最も根源的な人間の過程を目撃しているかのような見慣れた感じと一貫性のある

感覚が沸き起こる。しかしまた，われわれにはそれぞれ異なる個性があるのだという印象も受ける。この印象は，数多くの乳幼児を観察する際に繰り返し見いだすことでますます明確となる。この現象を理解し，共感を持って体験するにつけ，似ている乳幼児は二人といないことを確信する。われわれの研究ではまだとらえられていないものの，この初期の段階でさえわれわれの核においては，一貫性と変容の双方が情動的自己に存在するのだと確信している。

文　献

Abelson, R. P. and Sermat, V. (1962). Multidimensional scaling of facial expressions. *Journal of Experimental Psychology,* 63; 546-554.

Amsterdam, B. K. (1972). Mirror self-image reactions before age 2. *Developmental Psychology,* 5; 297-305.

Arend, R., Gove, F. L., and Sroufe, L. A. (1979). Continuity of individual adaptation from infancy to kindergarten: A predictive study of ego-resiliency and curiosity in preschoolers. *Child Development,* 50; 950-959.

Arnold, M. (1960). *Emotion and Personality.* New York: Columbia University Press.

Bandura, A. (1981). Self-referent thought: A developmental analysis of self-efficacy. In *Social Cognitive Development: Frontiers and Possible Futures,* ed. J. H. Flavell and L. Ross. Cambridge, Eng.: Cambridge University Press.

Bertalanffy, L. von (1968). *General System Theory, Foundations, Development, Applications.* New York: George Braziller.

Bion, W. R. (1962). *Learning from Experience.* New York: Basic Books.

Block, J. (1971). *Lives Through Time.* Berkeley: Bancroft Books.

Bower, G. (1981). Mood and memory. *American Psychologist,* 36; 129-148.

Bowlby, J. (1969). *Attachment and Loss,* vol. Ⅰ: *Attachment.* New York: Basic Books.

Bowlby, J. (1973). *Attachment and Loss,* vol. Ⅱ: *Separation.* New York: Basic Books.

Brazelton, T. B. and Als, H. (1979). Four early stages in the development of mother-infant interaction. The *Psychoanalytic Study of the Child,* 34; 349-369. New Haven: Yale University Press.

Bretherton, I. and Bates, E. (in press). The development of representation from 10 to 28 months: Differential stability of language and symbolic play. In *Continuities and Discontinuities in Development,* ed. R. N. Emde and R. J. Harmon. New York: Plenum.

Bridges, K. M. B. (1933). Emotional development in early infancy. *Child Development,* 3; 324-341.

Butterworth, G. and Jarrett, N. (1980). The geometry of preverbal communication. Paper presented to the Annual Conference of the Developmental Psychology Section of the British Psychological Society, Edinburgh Scotland, unpublished.

Campos, J., Emde, R. N., and Caplovitz, K. (in press). Emotional development. In *Encyclopedic Dictionary of Psychology,* ed. R. Harre and R. Lamb. Oxford: Blackwell.

Campos, J. and Stenberg, C. (1981). Perception, appraisal, and emotion. In *Infant Social Cognition,* ed. M. Lamb and L. R. Sherrod. Hillsdale, New Jersey: Lawrence Erlbaum Associates.

Clarke, A. M. and Clarke, A. D. B. (1976). *Early Experience: Myth and Evidence.* London: Open Books.

Darwin, C. (1877). A biological sketch of an infant. *Mind,* 2; 285-294.

DeCarie, T. G. (1969). A study of the mental and emotional development of the thalidomide child. In *Determinants of Infant Behavior,* vol. 4. ed. B. M. Foss. London: Methuen.

Dittrichova, J. and Lapackova, V. (1964). Development of the waking state in young infants. *Child Development,* 35; 365-370.

Ekman, P., ed. (1982). *Emotion in the Human Face,* 2nd ed. Cambridge, England: Cambridge University Press.

Ekman, P. and Friesen, W. (1975). *Unmasking the Face.* Englewood Cliffs, New Jersey: Prentice Hall.

Ekman, P., Friesen, W., and Ellsworth, P. (1972). *Emotion in the Human Face.* New York: Pergamon Press.

Emde, R. N. (1980). Toward a psychoanalytic theory of affect: I. The organizational model and its propositions. In *The Course of Life: Psychoanalytic Contributions Toward Understanding Personality Development,* vol. 1: Infancy and Early Childhood, ed. S. Greenspan and G. Pollock. Washington, D.C.: U. S. Government Printing Office.

Emde, R. N. (1981). Changing models of infancy and the nature of early development. *Journal of the American Psychoanalytic Association;* 29; 179-219.

Emde, R. N. (1983). The prerepresentational self and its affective core. *The*

Psychoanalytic Study of the Child, 38; 165-192. New Haven: Yale University Press.

Emde, R. N., Gaensbauer, T. J., and Harmon, R. J. (1976). *Emotional Expression in Infancy: A Biobehavioral Study. Psychological Issues,* Monograph 37. New York: International Universities Press.

Emde, R. N. and Harmon, R. J. (1972). Endogenous and exogenous smiling systems in early infancy. *Journal of the American Academy of Child Psychiatry,* 11; 177-200.

Emde, R, N., Kligman D. H., Reich, J. H., and Wade ,T. D. (1978). Emotional expression in infancy: Initial studies of social signaling and an emergent model. In *The Development of Affect,* ed. M. Lewis and L. Rosenblum. New York: Plenum.

Emde, R. N. and Robinson, J. (1979). The first two months: Recent research in developmental psychobiology and the changing view of the newborn. In *Basic Handbook of Child Psychiatry,* vol. 1, ed. J. Call, J. Nosphitz, R. Cohen, and I. Berlin. New York: Basic Books.

Emde, R. N. et al., (in preparation). Adult judgments of infant emotions.

Engel, G. (1962). Anxiety and depression-withdrawal: The primary affects of unpleasure. *International Journal of Psycho-Analysis,* 43: 89-97.

Erikson, E. H. (1950). *Childhood and Society.* New York: W. W. Norton.

Erikson, E. H. (1959). Growth and crises of the healthy personality. In *Identity and the Life Cycle. Psychological Issues,* Monograph 1. New York: International Universities Press.

Erikson, E. H. (1968). *Identity: Youth and Crisis.* New York: W. W. Norton.

Feinman, S. and Lewis, M. (1981). Social referencing and second order effects in ten-month-old infants. Presented at Society for Research in Child Development, Boston.

Fouts, G. and Atlas, P. (1979). Stranger distress: Mother and stranger as reinforcers. *Infant Behavior and Development,* 2; 309-317.

Fraiberg, S. (1977). *Insighfs from the Blind.* New York: Basic Books.

Freedman, D. A., Cannady, C., and Robinson; J. S. (1971). Speech and psychic structure. *Journal of the American Psychoanalytic Association,* 19; 765-779.

Freud, S. (1905). Three essays on the theory of sexuality. *Standard Edition,* vol. 7, ed. J. Strachey, pp. 125-243. London: Hogarth Press, 1953.

Freud, S. (1915). Instincts and their vicissitudes. *Standard Edition,* vol. 14, ed. J. Strachey, pp. 111-140. London: Hogarth Press, 1957.

Freud, S. (1920). Beyond the pleasure principle. *Standard Edition,* vol. 18, ed. J.

Strachey, pp. 3-64. London: Hogarth Press, 1955.
Freud, S. (1926). Inhibitions, symptoms, and anxiety. *Standard Edition*, vol. 20, ed. J. Strachey, pp. 87-172. London: Hogarth Press, 1959.
Frijda, N. (1970). Emotion and recognition of emotion. In *Feelings and Emotions*, ed. M. B. Arnold. New York: Academic Press.
Frijda, N. and Phillipszoon, E. (1963). Dimensions of recognition of expression. *Journal of Abnormal Social Psychology*, 66; 45-51.
Gaensbauer, T. and Hiatt, S. (1983). Facial communication of emotion in early infancy. In *The Psychobiology of Affective Development*. Hillsdale, New Jersey: Lawrence Erlbaum Associates.
Galenson, E. and Roiphe, H. (1971). The impact of early sexual discovery on mood, defensive organization, and symbolization. *The Psychoanalytic Study of the Child*, 26; 195-216. New York/Chicago: Quadrangle Books.
Galenson, E. and Roiphe, H. (1979). The development of sexual identity: Discoveries and implications. In *On Sexuality*, ed. T. B. Karasu and C. W. Socarides. New York: International Universities Press.
Gallup, G. (1979). Self-recognition in chimpanzees and man. In *Tne Child and Its Family*, vol. 2, ed. Lewis and Rosenblum. New York: Plenum.
Gladstone, W. H. (1962). A multidimensional study of facial expressions of emotion. *Australian Journal of Psychology*, 14; 95-100.
Gunnar, M. R. (1980). Control, warning signals and distress in infancy. *Droelopmental Psychology*, 16; 281-289.
Haith, M. M., Bergman, T., and Moore, M. J. (1977). Eye contact and face scanning in early infancy. *Science*, 198; 853-855.
Hiatt, A. S., Campos, J., and Emde, R. N. (1979). Facial patterning and infant emotional expression: Happiness, surprise, and fear. *Child Development*, 50; 1020-1035.
Hoffman, M. L. (1978). Toward a theory of empathic arousal and development. In *The Development of Affect*, ed. M. Lewis and L. Rosenblum. New York: Plenum.
Hoffman, M. L. (1983). *NIMH Task Force Paper*. Washington, D. C.
Horner,T. M. (1980). Two methods of studying stranger fearfulness in infants: A review. *Journal of Child Psychology*, 21; 203-219.
Izard, C. (1971). *The Face of Emotion*. Meredith, New York: Appleton-Century-Crofts.
lzard, C. (1977). The emergence of emotions and the development of consciousness in infancy. In *Human Consciousness and Its Transformations*, ed. J. M. Davidson,

R. J. Davidson, and G. E. Schwartz. New York: Plenum.
Izard, C. (1978). Emotion as motivation: An evolutionary-developmental perspective. *Nebraska Symposium on Motivation,* 26. Lincoln: University of Nebraska Press.
Izard, C. (1982). Measuring emotions in human development. In *Measuring Emotions in Infants and Children,* ed. C. Izard. Cambridge, England: Cambridge University Press.
Izard, C. et al. (1980). The young infant's ability to produce discrete emotional expressions: *Developmental Psychology,* 16; 132-140.
Jacklin, C. N. and Maccoby, E. E. (1978). Social behavior at thirty-three months in same-sex and mixed-sex dyads. *Child Development,* 49; 557-569.
Jung, C. (1939). *Integration of the Personality.* New York: Farrar and Rinehart.
Kagan, J. (1981). *The Second Year.* Cambridge: Harvard University Press.
Kagan, J. (in press). Continuity and change in the opening years of life. In *Continuities and Discontinuities in Development,* ed. R. Emde and R. Harmon. New York: Plenum.
Kagan, J., Kearsley, R., and Zelaso, P. (1978) *Infancy, Its Place in Human Development.* Cambridge: Harvard University Press.
Kagan, J. and Moss, H. A. (1962) : *Birth to Maturity.* New York: John Wiley.
Klinnert, M. D. et al. (1982). Social referencing: Emotional expressions as behavior regulators. In *Emotions in Early Droelopment,* ed. R. Plutchik and H. Kellerman. New York: Academic Press.
Kohut, H. (1977). *The Restoration of the Self.* New York: International Universities Press.
Lampl, M. and Emde, R. N. (in press). Episodic growth in infancy; A preliminary report of length, head circumference and behavior. In *New Directions for Child Development,* ed. K. Fischer. San Francisco: Jossey-Bass.
Lazarus, R. S. (1968). Emotions and adaptation. In *Nebraska Symposium on Motivation,* ed. W. Arnold. Lincoln: University of Nebraska Press.
Levinson, D. (1978). *The Seasons of a Man's Life.* New York: Ballantine Books.
Lewis, M. and Brooks-Gunn, J. (1979). *Social Cognition and the Acquisition of Self.* New York: Plenum.
McCall, R. B. (1979). The development of intellectual functioning in infancy and the prediction of later I. Q. In *Handbook of Infant Development,* ed. J. Osofsky. New York: John Wiley.
Mahler, M., Pine, F., and Bergman, A. (1975). *The Psychological Birth of the Human Infant.* New York: Basic Books.

Matas, L., Arend, R., and Sroufe, L. A. (1978). A continuity of adaptation in the second year. *Child Development*, 49; 547-556.

Money, J. and Ehrhardt, A. (1972). *Man and Woman, Boy and Girl*. Baltimore: Johns Hopkins University Press.

Moss, H. (1983). Review of longitudinal research. *NIMH Task Force Paper*. Washington, D.C.

Osgood, C. (1966). Dimensionality of the semantic space for communication via facial expression. *Scandinavian Journal of Psychology*, 7; 1-30.

Oster, H. and Ekman, P. (1977). Facial behavior in child development. In *Minnesota Symposia on Child Psychology*, vol. 11, ed. A. Collins. New York: Crowell.

Papoušek, H. and Papoušek, M. (1982). Integration into the social world. In *Psychobiology of the Human Newborn*, ed. P. M. Stratton. New York: John Wiley.

Plomin, R. (1983). Childhood temperament. In *Advances in Clinical Child Psychology*, vol. 6, ed. B. Lahey and A. Kazdin. New York: Plenum.

Plutchik, R. (1980). *The Emotions*. New York: Harper and Row.

Pribram, K. H. and Melges, F. T. (1969). Psychophysiological basis of emotion. In *Handbook of Clinical Neurology* vol. 3, ed. P. J. Vinken and G. W. Bruyn. Amsterdam: North-Holland Publishing Company and New York: American Elsevier.

Robson, K. S. (1967). The role of eye-to-eye contact in maternal-infant attachment. *Journal of Child Psychology and Psychiatry*, 8; 13-25.

Rovee-Collier, C. and Fagen, J. W. (1981). The retrieval of memory in early infancy. In *Advances in Infancy Research*, vol 1, ed. L. P. Lipsitt and C. K. Rovee-Collier. Norwood, New Jersey: Ablex.

Russell, J. A. and Ridgeway, D. (1983). Dimensions underlying children's emotional concepts. *Developmental Psychology*, 19; 795-804.

Sackett, G., Sameroff, A. J., Cairns, R. B., and Suomi, S. J. (1981). Continuity in behavioral development. In *Behavioral Development*, ed. K. Immelmann, G. Barlow, L. Petrinovich, and M. Main. Cambridge, England: Cambridge University Press.

Sameroff, A. J. and Chandler, M. (1976). Reproductive risk and the continuum of caretaking casualty. In *Review of the Child Development Research*, vol. 4, ed. F. D. Horowitz et al. Chicago: University of Chicago Press.

Sander, L. W. (1962). Issues in early mother-child interaction. *Journal of the American Academy of Child Psychiatry*, 1; 141-166.

Sander, L. W. (1964). Adaptive relationships in early mother-child interaction. *Journal of the American Academy of Child Psychiatry,* 3; 231-264.

Sander, L. W. (1975). Infant and caretaking environment: Investigation and conceptualization of adaptive behavior in a system of increasing complexity. In *Explorations in Child Psychiairy,* ed. E. J. Anthony. New York: Plenum.

Sander, L. W. (1983). Polarity, paradox, and the organizing process in development. In *Frontiers of Infant Psychiatry,* ed. E. Galenson, J. Call, and R. Tyson. New York: Basic Books.

Sandler, J. and Rosenblatt, B. (1962). The concept of the representational world. *The Psychoanalytic Study of the Child,* 17; 128-146. New York: International Universities Press.

Scherer, K. R. (1979). Nonlinguistic indicators of emotion and psychopathology. In *Emotions in Personality and Psychophysiology.* New York: Plenum.

Schulman, A. H. and Kaplowitz, C. (1977). Mirrorimage response during the first two years of life. Developmental Psychobiology, 10; 133-142.

Sorce, J. F. and Emde, R. N. (1981). Mother's presence is not enough: The effect of emotional availability on infant exploration. *Developmental Psychology,* 17; 737-745.

Sorce, J. F., Emde. R. N., Campos, J., and Klinnert, M. D. (in preparation). Maternal emotional signaling-its effect on the visual cliff behavior of 1-year-olds.

Spencer, H. (1890). *The Principles of Psychology.* New York: Appleton.

Spitz, R. (1957). *No and Yes.* New York: International Universities Press.

Spitz, R. (1959). *A Genetic Field Theory of Ego Formation.* New York: International Universities Press.

Sroufe, L. A. (1979). Socioemotional development. In *Handbook of Infant Development,* ed. J. Osofsky. New York: John Wiley.

Stenberg, C. (1982). The development of anger expressions in infancy. Unpublished.

Stenberg, C., Campos, J., and Emde, R. N. (1983). The facial expression of anger in infancy. *Child Development,* 54; 178-184.

Stern, D. (1977). *The First Relationship. Mother and Infant.* Cambridge: Harvard University Press.

Thomas, A. and Chess, S. (1977). *Temperament and Development.* New York: Brunner/ Mazel.

Tomkins, S. S. (1962-1963). *Affect, Imagery, Consciousness,* 2 vols. New York: Springer.

Tronick, E. (1980). The primacy of social skills in infancy. In *Exceptional Infant,* vol. 4, ed. D. B. Sawin et al. New York: Brunner/Mazel.

Uzgiris, I. (1976). *Organization of Sensorimotor Intelligence*. New York: Plenum.

Waddington, C. H. (1962). *New Patterns in Genetics and Development*. New York: Columbia University Press.

Werner, H. (1948). *Comparative Psychology of Mental Development*, revised edition. New York: International Universities Press, 1957.

Woodworth, R. W. and Schlosberg, H. S. (1954). *Experimental Psychology*. New York: Holt.

Wundt, W. M. (1896). *Grundriss der Psychologie*, (quoted in Izard, 1971).

Zahn-Waxler, C. and Radke-Yarrow, M. (1982). The development of altruism: Alternative research strategies. In *The Development of Prosocial Behavior*, ed. N. Eisenberg. New York: Academic Press.

Zajonc, R. (1980). Feeling and thinking: Preferences need no inferences. *American Psychologist*, 35; 151-175.

前進へ向けて[注1]

―― 発達と精神分析に対する情動過程の統合的影響 ――

　本章は，精神力動的な臨床における考え方が，情動の組織化モデルという方向に発展し，多領域にわたる研究がその考え方の幅を広げてきたことについて論じていく。情動過程が統合的に（統合の方向で）影響するということは，精神分析理論においてはあまり注意が払われてこなかった。そのような影響について，早期発達における研究の例を用いてレビューを行った。そこでは，情動過程が個人の発達の中で複数のシステムに対して横断的に統合する方向で影響を与えることが明らかになっている。関連した流れの中で，情動過程は，個別性と他者とのつながりの両方の発達の誘因となっている。自己の情緒的核という概念は新しい意味を得て刷新されている。そこで，「他者と関係する自己」についての情緒図式（スキーム）という重要な精神分析概念についてもレビューを行った。精神分析において，情動過程の統合的な影響は主に意識しない形で作用するが，それについては今後の研究が必要である。

　精神分析は，創始された時代においては，決定論的で還元主義的な方法を志向するものだった。その名前に示されているように「分析」が強調されていた。もっとも，その歴史が進展する中で，精神分析的なものの考え方において，臨床実践においても理論というより広い舞台においても，しだいに意味の複雑さや統合的な過程の重要性を考慮に入れるようになってきたのであ

注1）　本章は，1999年7月27日に，サンチアゴの国際精神分析学会第41回大会で発表される予定である。

る。われわれは，ただ分析し，還元し，分解し，そして死んでいくわけではない。われわれは，統合し，蓄積し，構成し，そして生きているのである。われわれは，それほど，統合やつなげることやまとめ上げることに，分析することと同じくらい，関心を持っている。もっとも，矛盾した言い方なるが，統合的な影響が最前線に立つということはめったにないことである。

　情動のさまざまな過程についても同じようなことが言える。情動のさまざまな過程は個人の生活において大事なことを扱うものである。それらには生物学および文化に根ざした精神機能という側面がある。その機能は短期的な意味でも長期的な意味でも，体験された出来事に意味と価値を与えるものである。情動のさまざまな過程は大事なことを扱っているので，それらのさまざまな過程やその中の個々の情緒が，ものごとを繋げたり寄せ集めたりする際にある役割を果たすこと，言い換えると発達の中で生じる統合においてある役割を果たすことが予想されるのである。しかし，われわれは情動のさまざまな過程についてこのように考えることはめったにないことなのである。

　本章では，情動のさまざまな過程の統合的な影響に関する概念のいくつかについてレビューを行う。レビューするのは，刺激的な議論や問いかけ，実証研究や臨床上の探究などによって，われわれを前進させるという控えめな目的のためである。精神分析の主要な関心事は情緒の調節障害とその結果に関わっていることは明らかである。無力感や不安，抑うつ，そしてその他の苦悩（作動している情緒における自己破壊的な要素を含む）といった情緒が，精神分析の仕事の特徴として突出している。[注2] 本章は，比較的目立っていないこと，すなわち，情緒や情動のさまざまな過程の統合的な影響に注意を向けることになる。

注2）「感情 affect」や「感情の affective」という言葉を使う時に，「認知」とか「認知の」という言葉を使う時と同じように，私は精神活動のより大きな領域に注意を向けたいと思っている。「情緒 emotions」とか「情緒の emotional」という言葉を使う時は，怖れとか怒りとか幸福感というような，より特定の過程に注意を向けたいと思っている。

発達の統合と相互作用する特質について

　統合とは何か。すでに述べたように，一般的には，統合とはつながることを意味する。統合は，まとまりをもった全体が部分の総和（足し算）以上のものになるように部分同士を連結することを意味する。発達に特化した意味では，統合は，発達しつつある個人と環境の間の新たな協働のただ中でまとまりを得ること（Sander, 1980）と考えることができる。あるいは，発達している個人が「環境との決定的な出会い」を経験している時に徐々にかみ合っていくこと（Erikson, 1959, p.53）と考えられる。統合においては，以下の二つの側面が目につく。（1）発達において生じる「組み入れていくような変化」が関連している側面と（2）そのような変化のただ中で個人の連続性とまとまりを維持することが関連している側面である。さまざまな情緒が発達上の統合の二つの側面を導くということが，本章の主題である。[注3]

　発達とは何か。発達の定義について検討してみると，統合の役割とその相互作用過程の役割が強調されることになる。発達は，その定義上，経時的な個人の中の変化に関わっている。それらの変化は，しだいに組織される複雑

注3）　読者は，「統合」という言葉が本章では，もう一つの意味で用いられていることがわかるだろう。私は可能な限り，概念と知識とを，そして，われわれの精神分析的思考の歴史的な標準と臨床や科学のさまざまな分野を超えた現在の思考とを繋げようと試みるつもりである。興味深いことに，精神分析の世界の文献における「統合」は，ほぼすべて，概念の連結という意味で用いられてきた。われわれの領域につけられた「精神分析」という名称は，われわれが統合という過程，あるいは「精神-統合」を無視しがちだということを示唆している。臨床的な観点からは，しばしば統合の過程は放っておいてもなんとかなるという前提が置かれていた。すなわち，私たちが被分析者との仕事（分析の作業）をうまく行うなら，被分析者が自分で繋げていくことや，「新しい段階」に進むことや，「他者と関係する自己」についての新しいレベルの理解を得ることは，分析上尊重される（放っておかれる）べき問題と考えている。精神分析家だけでなく，発達にかかわる科学者にとっても，一般に，統合を理解する過程は困難を伴うという指摘もなされている。従って，本章では，統合それ自体の性質に理論上の焦点を合わせて，情動過程を統合の「誘因」と考えることが役立つということについて述べる。

さに関わっている。発達が，それぞれの部分の分化だけではなく，全体を形成する部分間のつながりにも関わっており，部分と全体を整えることにも関わっている。さらに，強調するに値する発達の側面がある。発達は，その性質として，相互作用的である。あらゆるレベルで，発達上のさまざまな過程は，互いに作用しあっている構成要素とシステムとの相互作用に関わっている。発達している個人にとっての個人的な意味がそれによって拡大し，変形し，再組織化することになる。このようなことが，相互作用と交換という変化し動いていく状況（コンテキスト）の中で起きるのである。人間にとってとりわけ重要な環境上のコンテキストは親密な関係であり，これが本章の一つのテーマになるだろう。

情動についての精神分析的観点の変化

　情動についての精神分析的観点の変化に関して，以前の二つの概説（Emde, 1980, 1988）では，組織化モデルの方向への動きについて描写した。観点の変化は，フロイト（Freud）の晩年の思索とともに始まったのだが，その変化の中に，フロイト以後の臨床および科学の世界で起きた根源的な変化が組み込まれていったのである。しだいに，情動は快や不快という直接的な感情も含む多面的で複合的な過程であると考えられるようになった。生物学に根ざしながら，そのような過程は価値を評価するものであり，精神機能と行動を組織化する際に無意識的および意識的に機能する認知的活動にも関わっているものとして見られるようになった（Emde, 1988 が示した Freud の文献を参照のこと；以下の文献も参照すること：Brenner, 1974；Engel, 1962；Jacobson, 1953；Schur, 1969）。組織化モデルは，情動は信号であり自我の中に位置しているというフロイトの定式を引き継ぎ，拡張したものである。信号を発する際，情動は自動的に機能し，調整する役割を果たす。信号不安は無力感という状態によって圧倒されることを防いでくれる。無力感についてフロイトは，幼少期の体験に由来する階層的に配置され内在化された心のさ

まざまな構造に結びつくものであると記載している。以前の概説に書いたように，フロイト以後の精神分析の理論家たちは（以下の論文を参照すること：Anthony, 1975 ; Bibring, 1953 ; Brenner, 1975 ; Engel, 1962 ; Kaufman, 1977）信号不安と類似した形で信号抑うつを描写している。信号抑うつにおいては，自尊心を調整し，それ以上の極度の抑うつを避けることにつながるような連続した発達上の事象が存在している。ほかの情動の過程の信号発信機能も調整する役割を持つものとして描写されてきた。それらの中には，安全感からの信号発信（Sandler, 1960 ; Sandler & Joffe, 1969）や，肯定的な情動の信号発信（Engel, 1962 ; Jacobson, 1953）が含まれている。

　この道筋にそって，情動も葛藤をもたらすものとしてだけではなくて，自律的に適応する方向で作用するものとして見られるようになった（Hartmann, 1939）。情動は，調節不全の状態になることもあり，病理とも関係しているけれども，断続的な特徴を持つものでもなく，あるいは典型的に外傷的なものでもなく，われわれの人生の連続した側面として見られるようになった。日常生活においては，さまざまな情動が，興味や没頭，退屈や欲求不満，そして世界との関わりを調整していて，それらの情動を，快－不快という次元に沿って配列することができる（以下の論文を参照すること：Blau, 1955 ; Castelnuovo-Tedesco, 1974 ; Jacobson, 1953, 1957 ; Novey, 1961 ; Rangell, 1967）。他者に対する情動信号は，早期の発達（Basch, 1976 ; Rapaport, 1953 ; Shur, 1969）だけではなく，精神分析過程（Greenacre, 1971 ; Spitz, 1956）においても重要であると言われてきた。実際，新しく生まれてきた組織化モデルは，その主要な特徴として，対象関係に対して情動を中心に据えることを指向しているということがある（Emde, et al., 1976 ; Kernberg, 1976 ; Landauer, 1938 ; Novey, 1961 ; Rangell, 1967 ; Schafer, 1964 ; Stern, 1985）。

情動についての学際的な観点の変化

　情緒の研究の領域は理論の多様性が特徴だったが，近年，組織化モデルという言い方で，考え方がまとまりつつある。[注4]このモデルは，最近の精神分析の考え方について既に描写したことと大部分一致しているが，それを超えて先に行っている。このモデルが，統合的な影響についての新しい知識に枠組みを与えるものであるので，レビューするに値する。

　情緒過程が，複雑なシステムの一部であって，そこには，機能を果たす道筋の中で動的に統合されていく他のさまざまな過程との相互作用が存在するということについては，今や広い範囲で承認されている。多数のフィードバック・ループが，知覚，動機づけ，情緒，認知，そして行為などを含む心的システムの内部およびシステム間に存在している。そこでは相互に調節し合うことが特徴的である。私が信じるところでは，3つの観点が現在の研究上の考え方を結びつけている。

　第一は，組織化・適応的観点である。この観点において，現在では情緒は能動的で適応的な過程と見なされている。情緒は，（1）個人の中にある動機づけの素因と（2）個人と個人の間のコミュニケーションという2種類の適応的な機能を果たす。このように，すでに指摘したように，情緒は内と外の両方向に向かうのである。研究においては，2種類の時間枠の中での現象が目立っている。つまり，短期的に作用する過程（例えば，Paul Ekman (1994)の考えに従う人のほとんどなら「本来の情緒」と考えるだろう。恐怖や怒りにおける過程）と気分や気質と呼ばれるより長期に作用する過程である。本章の後の方で，私は，情緒現象の第3のセット，つまり，現在進行中の過程は，めったに研究されないし，意識されてもいないのだが，発達と精神分析において不可欠なものであるということを論じることになる。この観点のも

注4）　学際的思考によって特定の情緒について調べられていて，自らを情緒研究の領域と読んでいるのだが，私は「情緒」と「情緒の」という言葉は，ここでは文献に繋げる目的で採用した。

う一つの重要な側面は，調節の原理に関連している。他の心理生物学的システムと同じように，そこでは，調節されて適応的に機能する日常的な領域と，めったに生じることはないが，「十分ではない」か「多すぎる」かのどちらかの特徴を持つ調節不全という極端な領域が存在している。本章では，新しいものをもたらすことに関係する調節という側面に注目するつもりである。

情緒についての研究者の間では広く承認されている第二の観点は，複雑さに関連している。ある種の情緒は（例えば，幸せ，怒り，恐怖，悲しみ），かつては基本的なもの，あるいは他の情緒が発展する基礎となる建設用のブロックのようなものと見なされていたが，研究によって，ものごとはそう単純ではないことが示されてきた。情緒は，今や，意義深い構成要素と配置を持つ情報の流れという心的過程であるという観点から見られるようになっている。構成要素の配置を整えることは，しばしば，直線的ではなく複雑である。このように，情緒という構成要素が，評価，期待，覚醒，快や苦痛の感じ，自律神経系や身体的なフィードバックと，あるいは，身振り手ぶり，行為，他者とのコミュニケーションからのフィードバックのサブシステムとも関わりながら，あらゆることが，さまざまな物事の配置の中で起こり得るのである。そして，さまざまな物事の配置が，異なった文脈で生じるのである。つまり，情緒は，特定の状況との相互作用的なつながりに左右されて生じるのである（Ellman et al., 1996 ; Lazarus, 1991 ; Scherer, 1984）。この観点から見ると，精神分析家たちは，精神分析の作業の経過を通して現れてくる新旧のパターンを伴って変化し続ける情緒の構成要素と配置を扱っているのである。

第三は，関係性の観点であり，文脈の重要性を明示するものである。情緒は，かつては主に研究室での単純化された実験や隔離された設定の中で調べられていた。これは，もはや通用しない。今や，すべての情緒は人物と環境の関係性に関わっているということが理解されている。従って，情緒は，もっと自然で現実に適用できる状況の中で研究される必要がある。もっと明確に言うなら，情緒は，対象や人間によって形作られる環境と関係している中で，その個人が（さまざまな意図や価値評価を持ちながら）持つ目標という点から

一番よく理解できる構成概念である（Campos et al., 1989 ; Lazarus, 1991）。

　これらの情緒についての三つの観点は，抽象的に思われるかもしれないが，これらの観点は，われわれが分子遺伝学や発達神経生物学における現在進行中のさまざまな発見を枠付けて考える際に役立つだろう（Emde et al., 1996）。特定の文脈に関連して，情緒の構成要素と配置に対して影響を与えるメカニズムが，今や，一覧表として示されつつある。このような期待は，取るに足らないものではない。クラウゼ（Krause）とその同僚たち（Anstadt et al., 1997 ; Krause, 1997）は，情緒についての研究とこのような問題を扱っている精神分析的精神療法を含む現代的な観点を提示している。さらに，われわれは，遺伝子の中に潜在しているものが特定の環境において活性化されることや遺伝子の発現が環境上の文脈に深く影響を受けていること（Gottlieb, 1992）を学んできた。情緒的な過程の構成要素に関する遺伝子と環境の影響は，発達とともに変化するようである。精神分析の作業においては，発達は，親密で次第に複雑になり情緒的が色合いを伴う対人関係の中で起こる経験のやり取りに関わっている。そして，それに対応する形で（精神分析的介入の機会を含めて）遺伝子と環境の影響は変化するのだろう。[注5]

注5）　われわれの MacArthur 縦断的双生児研究の最近の分析結果（Plomin et al., 1993）は，1歳から2歳の時期の遺伝や環境の情緒への影響の変化する局面について一つの説明を提供している。よちよち歩きの幼児のもう一人の人の苦痛に対する共感の情緒反応のさまざまな要素の中に，認知的な方向での視覚的確認や情緒の誘発，助けようとしたり，慰めようとしたり，分かち合おうとする向社会的行動などが含まれる（Zahn-Waxler et al., 1979, 1992）。そのような要素への遺伝や環境の影響は，二卵性双生児に比べて，一卵性双生氏が類似しているパターンによって示されるのだが，さまざまの年齢でさまざまの影響があって変化するのである。それに加えて，われわれがテストをする状況で「苦痛」を示す人によってもそのような影響は変化する。見知らぬ検査者が苦痛を示す場合には，子どもの共感的な反応には，主に遺伝が影響するということがわかった（一卵性双生児が二卵性双生児に比べて非常に類似していた）。もしも，母親が苦痛を示す場合には，主な影響は分かち合っている環境のタイプによるものであった（二卵性と一卵性の双生児の結果がほぼ類似している）。言い換えるとテストをする文脈によって大きな違いが生まれた。恐らく，毎日の親やその他の人との相互作用の中で双子の間で共有された強力な社会化の影響は，子どもの共感反応を引き出すのが母親という文脈では，主要な影響を与えることになるし，検査者が引き出すという文脈ではそうではないということだろう。

幼児の年代における統合的影響

　このような背景とともに，情動的過程がどのように発達上の変化と発達上の連続性に向けて統合的な影響を与えているのかについてレビューしよう。変化に関わる過程と連続性に関わる過程は，相互に依存しているが，別の項でそれぞれ光を当てられるだろう。われわれは，早期の発達に焦点を合わせることになる。というのは，この年代においてなされた広範囲にわたる研究があり，そうした研究によって，われわれは情動信号が統合する方向でのつながりを促進する「急速に発達する過程」に光を当てることができるようになったからである。

情緒と発達上の変化：児童期早期の移行期

　私は情動の過程が一生を通じて統合的な影響を与えると信じているが，多分，もっとも劇的な例は早期の児童期の移行期の間に生じるのである。30年前に出版された先駆的な理論的モノグラフ論文の中で，スピッツ（René Spitz）は乳幼児の発達は直線的な様式で生じるのではなく，段階的なものであると指摘している（Spitz, 1959）。スピッツは，子どもの最初の2年間における段階的な移行期の三つの時期について，それぞれ，情緒の新しいパターンに関連付けて，その特徴を述べている。これらの移行期については，縦断的な研究で次々と実証的に確認されている（Emde et al., 1976）。今日，われわれは子どもの最初の4年間において六つの移行期の時期を示すことができる。われわれがそのような移行期について現時点で考えると，それらが，変化が広汎で永続的であるような発達上の時期なのであり，個人と環境の関係性の中での大きな新しい方向づけに関わっているということである（Emde, & Campos, 出版準備中）。情緒の過程の新しいパターンと新しい情緒信号が現れ，そして，それらが子ども自身と子どもの家族の中での役割における他の変化のための舞台となる事象を提供するのである。

以下に記述する六つの移行期については，かなりの臨床そして研究上の証拠資料が存在している。本章で提唱した情動の組織化モデルの線に沿って，情緒の新しいパターンとそのパターンの関係性とかかわる側面を強調しながら，手短かにそれらの移行期について光を当てたいと思う。情緒の新しいパターンは，その信号を外部と内部に送る機能に基づいて，新しいつながりを促進する役割を果たす。

　第一の移行期は，出生，及び，新生児期の間に生じる出生後の調節上の適応に引き続いて起きるものである。泣くという形の情緒表現が優勢で，それは養育者に対して苦痛と「来て！　何かを変化させて！」という要求のメッセージを伝えるものである。全体として，養育者と臨床家の両者が必要性や動機の強さを評価するために，泣くという情緒表現と警報／覚醒と不活発さが役に立つものである。また，これらの情緒表現は，新生児が他者による調節という文脈の中で，自分を落ち着かせる能力を経験し，その能力への信頼を獲得するという内的な信号発信過程を指し示している。言い換えると，新生児は養育者との親密なつながりの中で，一つの人格を体験し，それを表現し始めるのである。これは，ブラゼルトン新生児行動評価（Brazelton, 1969 ; Sameroff, 1978）でよく理解できる事実である。

　情緒表現の変化ということは，新生児期に引き続く，五つの発達上の移行期の特徴について述べる際にも目立った特徴となっている。そのような変化は，典型的には，それぞれの移行期の間に起きてくる他の広汎な心理生物学的な変化の終わりの方で生じるものである。以下の記述において，読者は，移行期を示す年齢はおおよそのものであり，移行期の時期の個人差は子どもが年長になるほど大きくなる（Emde et al., 1976）ということを知っておいていただきたい。

　社会的（社交的）微笑の始まりと開花が，2カ月から3カ月に起こる移行期の印である。この新しい情緒表現には，そのさきがけ（前駆）となる現象はある（Emde & Harmon, 1972を参照すること）のだが，喜びを増大させ，そして，それに内的な変化を示す他の情緒信号が伴うものである。これらの変化の中には，楽しく新しい体験の最中での驚きや覚醒したまま持続する興味の表現

などが含まれる。後者の情緒表現は，目と目を合わせる能力の高まりと相まって，社会的（対人的）関わりや学習の新しい機会を提供するものとなる。内的であると同時にコミュニケーションに開かれたものでもある喜びは，母親や他の人との微笑みをお互いに交換しあうことや，そうした相互作用の際に生じる興奮の増大によって示される。これらの情緒表現の統合的な影響は，家族における役割の期待の変化の中にも見て取ることができる。両親は，典型的には，自分たち自身の赤ん坊との対人相互作用を増加させるだけではなく，自分たちの赤ん坊を家の外に連れ出して，他の人に見せるという反応を示す。新しい親たちは，自分たちの用心深い，笑顔を見せている赤ん坊が，今や人形ではなく人間らしくなっていることをわれわれに話してくれるのである。

人見知り（苦悩）の始まりと主要な養育者との分離の苦悩は，6 カ月から 8 カ月にかけての移行期が終わりに向かう時に生じる新しい情緒の配置の一部分である。家族は，乳児の内面の変化に対して，期待をさらに変化させるということで反応する。乳児は，家族に対して，家族が今や新しい意味で特別な存在になっていることを教えているのである。というのは，分離や代理の養育が，苦悩の高まりのために，以前とは異なった結果をもたらすからである。しかし，この時点で，情緒信号の発信における他の変化もある。それらの変化は，認知的および社会的情緒的な組織化における広汎な変化も意味しており，新しい家族の期待や役割を強調するものでもある。社会的（対人的）参照は，この時点で始まる。今や，乳児が不確かな状況に遭遇した時に，重要な他者（たいていは母親，もしくは父親）の情緒表現を見いだそうとするということが始まっている。その他者の中に見て取れる，あるいは声から聞き取れる情緒によって，乳児はこちらに向かってくる知らない人や見慣れないおもちゃに近づいたり，避けたりするのである（Emde, 1992 の研究の要約を参照すること）。

歩行の開始とその社会的情緒的な帰結に関連した喜びの横溢は，10 カ月から 13 カ月の移行期の印である。マーラー（Margaret Mahler）とその同僚たちを含む臨床家たちは，この時期を子どもの養成の情動が増加し，得意になっている気持ちや誇らしい気持ちを伝える情緒を示す時期としてその特

徴を表現している（Mahler et al., 1975）。断続的な苦悩は，歩行に関連した痛みの結果としても経験される。もっとも，たいていは，子どもは広がった物理的世界と養育者の禁止のために不確かさについての情動状態を経験するようである。従って，社会的参照と距離を取ることを指向する大人との情緒的コミュニケーションの使用が，この移行期の特徴である[注6]。よちよち歩きの幼児は，探索を促進するために，養育者からより多くの「燃料補給」を必要としているのである。この時点で，より多くの自律性が存在しているが，より多くのつながりも見られるのである。情動のコミュニケーションは，元気付けや克服のためだけでなく，安全という理由でも，子どもの新しい役割の変化を促進することになる。

　18カ月から22カ月の移行期の広汎な変化は，時に，乳幼児期から早期児童期への移行の時期として記述されてきた。それは，その変化に自己を振り返る意識や二語文・三語文の会話の始まりが含まれているからである（Fenson et al., 1994 ; Kagan, 1981 ; Lewis, & Brooks-Gunn, 1979）。新しい情緒のパターンとつながりは，なお劇的である。たとえば，早期の倫理的な情緒が現れる。そのような情緒の一つが共感である。よちよち歩きの幼児は，もう一人の人の苦痛に共鳴して自己の苦痛の感情で反応するかもしれないが，ツァン・ウォクスラーとラドカ・ヤーロウ（Carolyn Zahn-Waxler, & Marian Radke-Yarrow）とその他の人たち（Radke-Yarrow et al., 1983 ; Zahn-Waxler et al., 1992）が十分に証明したように，幼児は，世話したり，

注6）　われわれは，縦断的な対照群を置いた研究において，上で述べた情緒的な変化は，すべてのよちよち歩きの幼児に起こるわけではなく，早く歩き始めた幼児に起こることを見出した（Biringen et al., 1995）。この研究で早く歩き始めた幼児は，移行期の前，その最中，そしてその後で，特異的な情緒的な素質を持っているという特徴を持っていた。身体的な束縛に対する苦痛を表現するという素質である。身体的束縛というのは，例えば，服を着せられているとか，椅子に座らせるとか，ベッドに置くというようなことが含まれている。従って，正常な乳幼児についてのこの研究は，タイミングと気質と重要性を強調したものとなった。発達上の移行期に正常な形だが早めに入っていく子どもたちは，もう少し遅く移行期に入っていく子どもたちに比べて，異なった情緒体験をするかもしれないということである。

慰めたり，助けたりするような，他者を指向した社会性のある行動を始めるかもしれない。内的な信号発信の変化を示すもう一つの情緒のパターンは，ケーガン（Jerome Kagan, 1981）が表現したように，規範を破ることへの苦悩である。よちよち歩きの幼児は，時々，壊された人形や汚れたおもちゃに遭遇した時に，それが期待されていることから逸脱しているために，混乱してしまう。恥の表現の始まりもこの時期に起こるかもしれない。さらに，ほかの情緒信号発信の上での変化には，言語上のノーの獲得（Spitz, 1957）やサンダー（Sander, 1962）やマーラーら（Mahler et al., 1975）によって，うまく記述された世話をする形の相互作用の結果に対する見かけ上の消極性や不機嫌さがある。家族が再びそのような情緒の変化に反応して，子どもの役割を再組織化するのは，驚くべきことではない。子どもは，自分の意志（たとえば，どこを子どもが歩くかということについて）やある種の情緒の調節（例えば，怒りの爆発を減らし，もっと欲求不満に耐えること）に対してより責任を持たされるようになる。子どもが社会化することへの要求は，それに対応して増えていく。

　3歳から4歳の移行期には，修学前の子どもは，物語（ストーリー）を作り出す能力を持つようになる。情緒を含んだ体験について，組織化された（まとまりを持った）物語を話せる能力を持つことは，発達上，もう一つ重大なものを獲得したことになる。それは，子どもが過去の体験や未来の予想を筋の通った形で表現することができるだけではなく，それを言語で描写し，もう一人の人と共有することができるということである。このようにして，子どもは，子どもと母親が離れている保育ケアの場で起きた出来事について，母親に話すことができるようになるのである。物語を話すことで，情動上の意味を生み出すことの準備をし，そして，典型的には情緒的に予想していなかった場面や葛藤に対処することになる（Wolf et al., 1984）。また，ブルーナー（Jerome Bruner）が強調しているように，物語を話すことで，子どもは未来の出来事に対して他の可能性を試すことができるようになる（Bruner, 1986）。このようにして，子どもが，家族状況や葛藤，可能性や役割につい

214

て理解したことが，しばしば，物語を語ることの中で演じられ，そしてつなげられるのである。[注7]

情緒と発達上の変化：
日常において自己維持的情緒の上に加わる自己高揚的情緒

　情動過程は，移行期の時だけではなく日常的な意味で発達上の変化を拡大する。そして，認知発達にもつながっている。このように，しばしばわれわれが，社会的（対人的）な関わりや熟達する喜びに対する驚きや興味や切望やと呼ぶような情緒は，ピアジェ（Jean Piaget, 1936）が「認知的同化」と呼んだような，子どもが世界について「正しく理解」しようとしたり，基本的な生物学的傾向として新しい知識を探し出すことに没頭したり，あるいは，見慣れたものに関して新しい知識を持とうとしたりする傾向と同時に生じてくるものである。

　「正しく理解する」ことは，早期の小児期において目立ってはいるが，私が別のところで発達の基礎的モデル（1990）として言及したように，それは人生全体を通じた発達の一側面でもある。肯定的な情緒は，増大する組織化の中での喜びを示していて，自己と他者からのフィードバックを提供する内からと外からの信号を伴っている。ざっと情緒過程のこの側面に注意を引くために，私は，以前，そのような情緒について，「ネゲントロピー（エントロピーの低い状態）の喜び」と呼んだことがある。それは，すべての情緒は，エントロピーの結果や欲動（衝動）放出であるという早期の精神分析理論（Rapaport, 1959）と対照的な考え方を提示するためであった。

　発達途上にある人間を，情緒によって導かれる過程である増大する複雑

注7）　情緒がこもった語り（ナラティブ）のテーマにおいて，個人的な違いを評価することは，幼い子どもの家族関係の理解を知ったり，エディプス期の始まりの倫理と情緒のテーマの多様性を知ったりするための窓を提供する研究技術の基盤を形作っている。系統的に引き出された遊びに伴う語りが，情緒的および行動上の問題の有無に結びついていることを見出した（Bretherton et al., 1990；Buchsbaum, & Emde, 1990；Oppenheim et al., 1997a, b；Toth et al., 1997；Warren et al., 1996）。

さの中で，情報を探し求め，情報を処理するものとして精神分析的に理解する方向への移行は，エリクソン（Erikson, 1950），フェニヘル（Fenichel, 1945），フロイト（1905），ハルトマン（Hartmann, 1939），ローワルド（Loewald, 1960, 1971），そしてスピッツ（1959）の思考のある部分が背景となっている。この変化についての詳細なレビューは，ボウルビー（Bowlby, 1969），ブッチ（Bucci, 1997），エムディ（1980），リヒテンバーグ（Lichtenberg, 1989），ピーターフルンド（Peterfreund, 1971），そしてショア（Schore, 1993）の論文に見いだすことができる。

　ネゲントロピー的情緒と名づけるよりも，今の私は，自己維持的情緒と対比しながら日常の自己高揚的情緒の機能について考えたいと思う。否定的な色合いを伴う情緒過程も，新しい観点や知識を取り込む形での学習を動機付けるがゆえに，自己高揚的であり得るのだが，不安や無力感，恐怖，怒り，悲しみ，抑うつ，嫌悪，恥，罪悪感，その他の否定的な情緒信号は，普通，防衛的で自己維持的なものである。こうした情緒は，普通，防衛的に警報を出したり，身を守る機能や，あるいは，落ち着かせたり一貫性を持たせる機能を果たしている。精神分析理論と臨床の仕事は，必然的に主に自己維持的で防衛的な情緒に関わるものである。われわれの多くの文献記録によると，これらの情緒は，抑圧されて「追い払われた」記憶や期待，あるいは安定性や一貫性を維持するための機能と結びついているのである。そして，もちろん，肯定的（陽性の）情緒と否定的（陰性の）情緒の両方が，組織化された防衛過程においてある役割を果たし得るのである。安全で落ち着くということは気分が良いものである。

　肯定的および否定的情緒が，自己高揚と自己維持／防衛的認知過程の両者においてある役割を果たすということは，かなりの力動的な複雑さを示している。これは実験的研究者たちが新しい情報の取り込みとして知っていたことによって説明できる。環境上の出来事が，すでに知られていることと，少し，あるいは中等度に食い違っているところがある場合に，それは興味深いこととして体験される傾向がある。もし極端に食い違っている場合には，怖いこととして体験されるかもしれない。同様に，親しみのあるイメージが予

想していなかった文脈で出現することは驚きとして体験されるかもしれないし，そして，その出現があまりに突然でなければ，とても楽しいことさえある。もっとも，食い違っているということを心の中で解消するためのその人のもくろみに制限や抑制が加わるような時には，欲求不満や怒りが生じるかもしれない（Izard, 1977）。それに加えて，もしもその企てが実行されて，食い違っていることが解消された時には，克服したことに伴う喜びが生じるかもしれない（Morgan & Harmon, 1984）。

情緒と発達的連続性：
情動的核，社会的参照，そして情緒応答性

　これまでわれわれは発達上の変化を強調してきた。情緒のさまざまな新しいパターンは，発達上の移行の際に新たなつながりを導き，日々の情緒信号によって新しい経験の数々につながっていく。そこでわれわれは情緒と発達の連続性に戻ることにする。以前（1983）私は，個々の人間は，個別化されていて持続的な情動のモニタリングのパターンがあるために，それぞれが生涯を通じた発達の変化の中で，早い時期から連続性という感覚を獲得するのだということを提示した。自己の情動的核についてのこの理論は，ランゲル（Rangell, 1967）とイザード（Izard, 1977）によって以前になされた示唆から生まれたものである。この理論は，基盤となる生物学的有機体が存在するが故に，そして，早期に出現し，比較的変化しないさまざまな情動過程において生き生きとした関係性が存在するが故に，パターン化されており反応性を持つ情動的核が，それぞれの個人に，一貫性という統合された感覚を与え，事実，それによってわれわれはさまざまに変化しても自分は同一であると思えるのである。われわれの情動的核は，また，人としての他者に接触する際にも，一貫性の感覚を与えてくれる事も提示された。従って，情動的核は，自己の核であるとともに，間主観性の核でもあると見なすことができるだろう。結局，情動の核は，われわれが個体として深い所で感じていることに対して，意味と一貫性を与えてくれる故に，われわれにわれわれの経験が掛け

替えのないものであるという感覚をもたらしてくれるのだ。

　この理論の証拠となる基盤については，1983年の論文や，それに続いてさらに入念に練られた論文（Emde et al., 1991）でレビューされている。乳幼児には，何が快で何が不快かによってさまざまな経験をモニタリングする生得的な能力があるのだという結論は多くの研究によって支持されており，――その能力は，生涯を通じて，世界とつながり学んでいくことを導き続けるのである。一般的に幅広い種に備わっている情緒的一貫性についての生物学的準備性は，多くのパターン化された情緒的表現（たとえば，幸せ，怒り，怖れ，悲しみ，嫌悪，興味など）が乳幼児期に生じるということを見てもわかる。これらのパターン化された情緒的表現には，進化上の基盤があるとダーウィンは指摘した（1872）。さらに，文化を超えて（特に顔の表情においては）一貫した情緒パターンがあるということについては，かなりの証拠があり，情緒表現の次元構成が生涯を通じて類似しているという実験上の証拠がある。しかし，もっと重要なことに，個人の情緒的反応の仕方に関して，かなりの個体差があるという証拠がある。そして，時と共に，情緒は，その個人の特定の経験について評価を示すものになる。情緒パターンの一貫性は，一般的な意味と特定の意味の両方で，われわれの臨床実践および日常の経験の中で利用されている。情緒的コミュニケーションによって，われわれはもう一つの人間性に触れることができるのであり，また，自分がユニークな形で中核的に関心を向けていることを味わうこともできるのである。

　乳幼児の研究は，自己の情動的核が形成されるための重要な環境上の必要条件を指摘している。すなわち，養育者の一貫した情緒的コミュニケーションと情緒応答性である（Bowlby, 1973 ; Campos et al., 1983 ; Feinman, & Lewis, 1981 ; Mahler et al., 1975 ; Sorce & Emde, 1981）。幼児期の再早期から，情緒は自己調節体験に対して一貫性の感覚を与えるのだが，このようなことが起きるのは「自己調節をする他者」が存在するときだけである（Sander, 1985 ; Stern, 1985）。多くの研究者たちは，養育者の反応性によっていかに一貫した情緒交換ができるようになるのかを述べてきたが，その情

緒的交換には，当てにすることができるものとして，行ったり来たりを繰り返す共鳴経験が含まれている（Emde et al., 1991 ; Tronick, 1980 ; たとえば，Erikson の基本的信頼についての見解, 1950）。スターン（1985）が理論化しているように，そのような情緒的交換の結果，乳幼児が情動をたくさん含んでいる相互作用の体験について表象の原型を形成するのだと仮定するのは妥当なことである。さらに，乳幼児が養育者の情緒応答性を常に察知するための特別の情緒的手続きを発達させていくことも明らかなことのように思われる（Clyman, 1991）。われわれが既に述べてきたように，生後7～9カ月までに乳幼児の社会的参照という過程が存在しているが，そこで，乳幼児は，行動を導くものとして重要な他者からの情緒的信号を探し求めるのだが，そうすることで情緒的信号の連続性を役立てることができるのである（Emde, 1992 ; Feinman & Lewis, 1983 ; Klinnert et al., 1983）。

早期の道徳性の発達は，情緒的に導かれた一貫性について，もう一つの重要な側面を説明してくれる。社会的な相互性についての内在化されたさまざまな規則や，物事がどのようにあるべきかという基準や人々がどのように行動するのかという基準が，幼児期に養育される経験の結果として内在化されるのである。情動的プロセスが早期発達のさまざまな形をまとめるのに一定の役割を果たしているということは，そのようなさまざまな規則が侵害されるような状況に乳幼児が出くわした時に情緒的苦痛の信号を発するという事実によって示されている（Emde et al., 1987; Kagan, 1981）[注8]。

注8) これらのアイディアの多くは，より最近の研究や観察に基づいているが，精神分析的思考の重要な側面にしっかり繋ぎ止められている。とりわけ，自分が情緒的に一貫しているという感覚は，幼児期早期の養育者の一貫性のある情緒応答性に根ざしているという考えの背景は，多くの精神分析的な考え方の中に見いだされる。注目すべき概念の中には，幼児期早期の感情の「対話」(Spitz, 1965), 「ほどよい母親（good enough mother）」と「抱え環境」(Winnicott, 1965), 受容器（container）としての母親（Bion, 1962), 乳幼児の情緒的な合図と欲求に対する親の感受性と波長合わせ（Bowlby, 1973 ; Brazelton & Cramer, 1996 ; Mahler et al., 1957 ; Osofsky & Eberhart-Wright, 1989 ; Stern, 1985）などがある。これらの中には，また，よちよち歩きの幼児の「情緒的エネルギー補給」の欲求に反応する親の情緒応答性（Mahler et al., 1975）や，子どもの感情状態に反応して，一貫性の感覚が持てるように親が提供する応答的反応性（Kohut, 1971, 1977 ; Stolorow et al., 1987）なども含まれる。

自己の情動的核についての再考：背景にある情緒的過程

　この時点で，自己の情動的核についての概念を再考することが適切であろう。最初は，基本的な枠組みについてである。進化に基盤を持つ広くさまざまな種にみられる情緒的経験とその表現のための潜在能力は，人類において発達し，その能力によって，われわれ自身および他者とのコミュニケーションの基本的で一貫性のあるやり方をわれわれは与えられている。もっとも，われわれが共有する人間の情緒に対するこのような潜在的能力を超えて，精神分析家は情緒に関する個体差に主要な関心を寄せている。個人の情緒的経験とその表現のために早期に現れ組織化される一連の一貫性のあるパラメータという概念は，いくつかの点で，気質という概念と似ている。気質についての研究に基づいた一つの主要な定義は，情緒性のこれらの特徴という点では，まさに永続的な個体差に重点を置いており（Goldsmith & Campos, 1982），もう一つの定義は，一貫性を持って情緒的に反応する際の行動上の両極を標的にしている。「情動的核」という比喩的な用語を用いた時に，私の念頭にあったのは気質ではなかった。気質という素質は，情緒的に反応することに歪みを与える可能性があるのだが，そのような素質は個人の一貫した体験を導くことには関連していない。私の念頭にあったのは，ある人の連続性に寄与するような進行中の情緒過程をモニターするということである。注目すべきことに，進行中の背景となる情緒過程は，日常的な意味で常に起きていることであり，情緒についての理論家たちがあまり議論していないことである。情緒という研究領域では，代わりに短い時間の幅の情緒反応やもっと長期間の気分や気質と呼ばれる情緒的素質に焦点づけられていたのである（Ekman & Davidson, 1994；Scherer & Ekman, 1984；Lewis & Haviland, 1993の議論を参照のこと）。私の考えでは，情動的核は，われわれの経験に日常的で連続的な影響を与えるものである——それらの影響は，われわれが普段あまり気づいていないが，ある意味でいつも心の中にある背景的な影響

なのである。その最初の定式化の後に，自己の情動的核という概念は，手続き知識と心的活動，すなわち，ふだんは円滑に作動する心的手続きを支配している重要な「規則」が中断された時だけ，しばしば認識されることになる無意識的自動機能の領域に関連づけられたのである（Emde et al., 1991)。

　以前の考察で例証したように，元々の概念のもう一つの見地は，情動的核が，早期の発達過程において内在化されていく繰り返される情緒的経験を通して，重要な他者と体験につながっていくということであった。この系列の考え方は，早期に永続的に組織化される自己と他者についての情動的表象の重要性を強調する多くの他の同時代の精神分析的思想家たちともつながっている（特に Kernberg, 1990，そして Stern, 1985)。

　もっとも，今や，より多くのことを述べることができる。第一に，情動的核による一貫性については，どのような見解においても，それが複雑な相互作用過程であって，包括的な単一の過程でないということに言及しなければならないのである。第二に，進行中の背景的情緒過程という見解を支持する結果が出されてきたということである。神経学者のアントニオ・ダマシオ（Antonio Damasio, 1994）は，情緒，心的機能，そして意識に関心を持っていて，極めて類似した概念に収束する彼自身や他の研究者たちの研究についてレビューした。ダマシオは，多くの皮質および皮質下の脳の局在部位に広く分布している現在の身体状態について複合的な表象を持つものとして，「背景感情」を概念化している。われわれは，このような感情に，時折気づくだけであるが，どのように感じているかと聞かれた時に，大人としてそのことについて報告することができる。このような感情によって，われわれは，変化の最中でも同じままだという錯覚を保ち，現在進行中の同一性という感覚を持つことができるとダマシオは強調している（p.115）。

　第三に，私はもう一つ重要な観点を加えたい。現在進行中の情緒過程は，それが呼び起される時のそれぞれに特別な状況のなかで重要な点で構築されたり再構築されたり，記憶システムに関連して絶えず活動しているのである。さまざまな情緒は過去の特別の関わりの経験に結びつけられているため

に，似たような現在の状況によって活性化されるようである。このことは，「他者と関係する自己」についての情緒スキーマについて非常に有用な概念を導いてくれる（Bucci, 1997 ; Horowitz, 1991）。自己の情動的核は，潜在的様式で存在している，このようなスキーマの複合体として考えることができる。これらの中には，力動的な意味で無意識的なもの，あるいは「排除された（抑圧された）」ものが含まれるとともに，いつでも活性化され得る自動的な技能に類似した手続きであるおかげで非意識的であるものも含まれるのである。

個体性と関係性についての精神分析的考え方：
他者との関係における自己の情緒的スキーマ

二人の精神分析の理論家が，現在進行中の情緒的背景が発達上重要であることを指摘している。両者とも，それが適応的機能のために重要であることと，それが他者に関係における自己の表象との結びついていることを強調した。サンドラー（Sandler）は「安全性の背景」ということを概念化しているが，それは，発達上の経験と精神分析の両方における知覚の意味の組織化その評価のための参照枠を与える現在進行中の感情ということを意味している（Sander, 1960 ; Sandler & Joffe, 1969 ; Sandler & Sandler, 1978）。ボウルビーもまた安全性の感覚ということを概念化しており，それは現在進行中の情緒的背景を意味している（1969）。背景にある安全性の感覚は，探索を可能とするのだが，その起源は，一貫していて情緒的な感受性のある養育を受ける経験にある。そのような養育においては，乳幼児のさまざまな要求に対する応答と情動的コミュニケーションが内在化されるのである。

多くの研究者が，自己と他者を関連付ける現在進行中の情緒過程について考える基盤を提供してきた。何人かの研究者は，「他者と関係する自己」の情動的表象は，早期の養育者との関係性の経験の中で，その経験とともに生じ，その後も継続するということを強調している（Bion, 1962 ; Erikson,

1959 ; Fairbairn, 1963 ; Guntrip, 1971 ; Klein, 1967 ; Sandler, 1980 ; Spitz, 1959 ; Winnicott, 1965)。カーンバーグ（Kernberg, 1976）は，最も明確に，乳幼児期に生じ，情動や自己と対象に関連する統合された動機づけの基本単位について理論化した。この見解は，現在の専門用語では「他者と関係する自己」についての情緒的スキーマとして考えることができる。養育者と共に快または不快として経験される最大に達した情動状態は，内在化された時には，似たような情動体験を繰り返すか，または避けるかのどちらかの願望に沿って動機づけを行う。カーンバーグの定式化が意味しているのは，体験の構造化は，情動によって組織化された「他者と関係する自己」の表象と一緒に生じるということであり，そのような構造化は潜在的または現在進行中の形で継続していくということである。

　もう一度，ボウルビーに戻ってみよう。ボウルビーによれば，アタッチメントシステムは常に活性化した状態であり続ける。意識しなくとも，アタッチメントの対象となる人物の接近可能性のモニタリングは「アタッチメントのワーキングモデル」として概念化されたものによって生じる。このモデルは，他者に関係する自己の表象を含む期待の構えの集合体であり，おそらく――本章の専門用語を使うなら――自己を高める（安定したアタッチメントの場合）または自己保全的／防衛的な（不安定なアタッチメントの場合）情動によって結びつけられている。さらに，アタッチメント関係のワーキングモデルは，発達経過を通して継続し，児童期から成人期において，再構築されるのである。

　スターン（Daniel Stern, 1985, 1989）は，乳幼児の対人関係世界の発達として，他者に関係する自己の個人的な発達について述べている。日々の現在進行中という意味で，主たる養育者との相互作用の表象は一般化され，予測と後に続く行動を導く。対人関係世界は，「情動調律」によって促進される発達と同じように，非常に情動的なものである。この「情動調律」は，個別の情緒と「生気情動」（時とともに，強度や興奮とリズムが変化する）の両方に間主観的な反応性と見なされるもので，養育者と乳幼児の間の相互作用

の体験において生じるものである。スターンは，経験は原型的様式で分類されるようになるという，認知科学から得たアイディアを利用した。このような様式は，しばしば情動と関連付けられるが，スターンはこのような配置のすべてが情動によって組織化されるのかという疑問については答えずにそのままにしている（1989）。

フォナギーとターゲット（Fonagy & Target, 1997）によって明確にされた「内省機能」または「メンタライジング」についてのさまざまな概念は，「他者と関係する自己」に結びつくとともに情動を含む最近の精神分析概念である。「内省機能」とは，他者および自己の心的状態（すなわち，気持ち，信念，そして意図）をよく理解する能力のことを言っている。この能力は，他者の行為を解釈する際に用いられ，そして，自己組織化に対して現在進行中の一貫性に与えるのである。このような機能は，発達早期に学習されるスキルとして思い描けるものだが，通常，自動的な手続きとして生涯を通じて非意識的に作動する。その発達上の起源は，おそらく，両親と乳幼児の間で行ったり来たりするような情動の交換と関連付けられる。このように，乳幼児の情動的表現を母親が「映し出す（ミラリング）」時，乳幼児の情動を「母親」が代わりに表現したものを，子どもが表象することで，子どもの自己状態の表象として配置されるのである（p.683）（Gergely & Watson, 1996 参照）。

「他者と関係する自己」の情緒スキーマについての理論は，特にブッチ（Wilma Bucci, 1997）によって説得力のある形で示された。認知や神経科学から近年の知識を引き出しながら，ブッチはそのようなスキーマを精神分析に関わる多くの精神活動の中心に据えている。読者は，ブッチの情報処理の視点が本章と同じ方向に進んでいくことがわかるだろう。そこで，私はもう少し詳しく彼の視点をレビューしようと思う。情緒過程の構成要素は，認知，行動，そして生理的な機能を包含しており，複雑なものである。従って，機能的にほぼ同じ種類の情緒のかたまり（たとえば，情緒のカテゴリー化）に経験を区切ることも複雑なのである。怒りのようなそれぞれの情緒については，幅の広い典型が存在するであろう。従って情緒の原型を考えることの有

効性が主張されているのである。情緒の原型は，個人の経験によっても，状況によっても，そして変化していく発達という文脈によっても，変化するものである。ブッチによれば，情緒のスキーマは非言語的形態で発達し始める，その非言語的形態には，準象徴過程（並列分散処理システムというモデルで示されるような知覚的,内蔵感覚的,および運動覚の感覚）も象徴的なイメージも含まれる。そして，後に，言語上の構成要素が組み込まれるのである。情緒のスキーマは，原型としての「他者と関係する自己」の表象であり，情動状態が共有されるエピソードの反復を通して組み上げられるものである。そのような情動状態は，特定の人や出来事に反応して繰り返し活性化されるのである。ブッチは次のように述べている。

　ある対象を繰り返し観察することによって機能的にほぼ同じ種類（の感情）や原型的なイメージが形成されるのと同じ意味で，「自己と関係する他の人物」と関わるような，共通の情緒的核を伴うエピソードの繰り返しによって，生成されたエピソードの原型的なイメージから，機能的にほぼ同じ種類のもの（感情）が形成されるのである。

　記憶に取り込まれたそのような原型的なエピソードは，人が願望や要求を抱いていて，ほかの人物が何をしそうなのか，そして自分はどんな気持ちになりそうなのかについての期待をもたらすような状況で，何が起こりそうかについての事実上のワーキングモデルとなるのである。別の言い方をすれば，そうしたエピソードがたくさん発生して，それらが共通の情動的核を持つ経験の中で機能的に同等なものとして一つにまとまり，そして，永続的な元型形態を生み出すのである。

　増大していく発達上の複雑さのために，さまざまなスキーマがさまざまな情緒のカテゴリーやさまざまな関わりの状況とつながるようになる。このように，ブッチの理論は，スターンの対人的中核自己の特徴と経験に対して現在進行中の情動的核というわれわれの概念とをつなぎ合わせたものである。

（準象徴的な，非言語定象徴の，および言語的な）処理のための多様なコードというブッチの理論はエレガントであり複雑でもある。記憶の中の情緒スキーマは固定されたものでも変化しないものでもない。それらはいつも働いており，適応的に機能している中で絶え間なく改善されている。つまり，それらは新たな対人経験のただ中で，変化も示すし，同時に連続性も示すのである。もっとも重要な点は，「他者と関係する自己」についての情緒スキーマは，他の元型的スキーマよりも発達の過程を通じて変化に抵抗を示すということである。なぜなら，そうした情緒スキーマは，幼児期早期に対人経験につながる形で準象徴的にインプットされたものの強い影響を受けるからである。こうして，ブッチが言うように，これらのスキーマは自己の組織化や転移の基礎となる。このことによって，われわれは，精神分析に対してこのような方向で考える動機を扱う次のセクションへ導かれる。

精神分析への動機

「他者と関係する自己」の情緒スキーマの現在進行中の，組織化する影響ということを含むモデルの有用性は，現在の研究や発達指向の臨床の考え方によって例証されるだろう。

実験研究の実例

二つの非常に実りある領域の精神分析研究は，上述したモデルに類似した理論モデルを用いている。それぞれの領域は，多くの研究者のグループが作り出すたくさんの調査研究を生み出している。そして，われわれに実証的研究論文の豊かな集積を提供している。それぞれの領域は，精神分析の下位分野として位置づけられることが多いが，私は限られた文献引用によってそれらに言及するだけになるだろう。

第一の領域は，アタッチメント研究の領域である。乳幼児のニードと情緒的キュー（手がかり刺激）に対する感受性の個人的違いに関わる早期の養

育経験は，研究者たちによって，親との分離と再会の際に乳幼児にみられる安定型および不安定型のアタッチメント行動のパターンについて後で観察される個人差と結びつけられている（レビューのために，DeWolff & van Ijzendoorn, 1996 の多数の研究についてのメタ分析を参照すること）。

　これらの研究結果は，養育者との繰り返し行われる情緒的交換が「他者と関係する自己」についての極めて重要な現在進行中の内在化された情緒的期待（これをアタッチメント研究者たちが「アタッチメントのワーキングモデル」と呼んでいるのだが）につながるという考えを支持している。研究結果は，内在化されるものが関係性特異的だという考えを支持している。「父親と関係する自己」についての現在進行中の情動的期待は，「母親と関係する自己」についての現在進行中の情動的期待とは別に組織化されるのである。後の方の研究結果は，一連の世代縦断的研究の中でもっとも劇的なものだった。これらの研究では，アタッチメントの安定性の伝達を研究するためにメイン（Mary Main）とその同僚たちによって開発された精神分析的指向の方法である成人アタッチメント・インタビュー（Main, 1993 を参照すること）用いている。両親は母親の妊娠中にインタビューを受け，そして，アタッチメントのワーキングモデルの個人差について分類されている。そして，これらは，1 年以上後に，その親と幼児との分離と再開における観察されたアタッチメント・パターンと関連している。世代を超えて一貫していることが，いくつかの研究によって認められている（再び van Ijzendoorn, 1996 のこうした研究のメタ分析とレビューを参照すること）。フォナギーと同僚によって現在進められている縦断的研究も特に注目すべきものである（Fonagy et al., 1991 ; Steele et al., 1996）。親の以前の成人アタッチメント・インタビューにおける分類は，母親については子どもが 1 歳時に，父親については 18 カ月時に観察されたアタッチメントの分類を予測した。もっとも，二つの親－子どもの組（母子と父子）の分類の間では，最小限の重なりしかなかったのである。これらの結果は，早期発達における著しい関係特異性を示唆している。乳幼児は，「他者と関係する自己」の情緒スキーマの独立したモデルを内在

化し，それらは，乳幼児とそれぞれの親との間の相互作用についての個別の歴史に基づいている。そして，それらの個別の歴史は，今度は，それぞれの親自身のアタッチメントの歴史の個々の表象とつながっているのである。

「他者と関係する自己」の情緒スキーマのモデルを活用している第二の研究領域は，大人の精神分析治療過程に関係している。多数の研究によって，精神分析的な治療を通じて見られる中心的関係性のエピソードを特徴とするルボルスキー（Lester Luborsky）とその同僚たちの先駆的な仕事が拡張されている。転移の反復のパターンは，予想される他者の反応と関係する自己の願いを含むモデルに従って同定される。それによって，中核的葛藤関係テーマ（CCRT）法は，さまざまな類似の方法を生み出した。それらの方法は，精神分析治療における転移パターンの定式化を導くシステムと考えることができる（CCRTの優れたレビューと他の関連メソッドを参照すること；Luborsky & Luborsky, 1993）。こうした方法は，精神分析よび精神療法のセッションを録音して文字に起こしたものをさまざまな方法でコード化したデータ・セットを利用している（Kächele & Thomä, 1995；Thomä & Kächele, 1987）。

臨床的思考

臨床的な関わり合いは，精神分析を発達的過程として，そして，特別の種類の親密さを確立することを頼りとする濃密な体験として見る観点に由来している。それ自体，まさに情動的な事態なのである。情動的コミュニケーションは，精神分析の定式化，その関係の維持，中断，修復や終結において用いられる。養育される関係性における親密さを持たない乳幼児は存在しないと言えるのと同じように，精神分析的関係性における親密さを持たない精神分析も存在しないと言えるだろう。そして，それと並行して，情緒応答性のある養育者と情緒応答性のある精神分析家なしには，どちらの種類の親密な関係性においても有益な発達過程は存在しないだろうと言えると私は信じている。われわれが行う必要のあることは，専門的に抑制された精神分析状

況の中でどのような種類の情緒応答性が適切であるのかに関する問いに，理論的で実証的な関心を向けることである。そして，研究することができる場合に，その研究結果の成り行きしだいで技法における変化が導かれることも導かれないこともあるかもしれない。われわれが扱ってきたいくつかの根拠をレビューし，そして考えるためにいくつか実例を挙げることによって説明してみよう。ここで，再び，私は，早期の発達過程との類似性を指摘することによって，退行や経験の密接な類似性を示唆しているわけではない。それよりも，私は，発達の早期に現われ，生涯を通じて持続し，そして精神分析の進展にとっても不可欠の，発達の基本的な側面についての問いを提起しているのである。

　精神分析な仕事の初期の段階では，特別の親密な関係に入っていく体験に関連した不安や苦しみを伴うものだが，そこで，背景となる情緒過程がとりわけ重要なのである。被分析者は，安全や安定についての現在進行中の感覚について，さまざまな種類のワーキングモデルを持ち込む。しかし，個々の違いはあるにしても，新たな情動体験には，分析者と作業する関係についての信頼と信用を含む現在進行中の一揃いの期待を持ちながら，入っていかなければならない（Greenson, 1967）。つまり，早期の発達と同じように，信頼と安定の感覚によって，より大きな自律性がもたらされるのである。そうした感覚が，情動的に意味のある体験や再体験を伴う自由連想を可能にする。しだいに，「重要な他者と関連する自己」の情動スキーマが想起されて，そして再活性化される。この過程は，もちろん，直線的ではなく，容易なものでも急速なものでもない。それは不規則であり，動的であるための難しさがあり，そして，時間がかかる。あるいは，その過程は，注意深く，情緒的に敏感な分析者でなければ生じない。分析者の積極的コミュニケーションにおける個々の違い（変異）の影響はどうなのだろうか。カウチに横になった時と対面の時という違いの影響はどうなのだろうか。精神分析作業の後期においては多くのさまざまな情緒が生み出され，そして，結局，葛藤に苦しめられる転移体験という特別の状況（配置）がはっきりと現れる。「他者と関

係する自己」の古い適応的でない情動スキーマの再活性化が起こり，やがて，解釈の助けを借りて，そうしたスキーマのより有益な方向での再組織化（Bucciが認知科学の用語でそうしたスキーマの「再カテゴリー化」とよぶであろう）の機会が訪れる。今，ここでの情動体験がもたらされて，今や新鮮な形で実を結び，そして精神分析における「新たな始まり」が可能になる。

　本章のテーマは，情動過程が統合的な発達上の変化へ向けて影響を与えるということである。発達における「新たな始まり」は，新たな情動体験や情動パターン，そして新たな情動表現を含むことが予想できる。そして，既にレビューしたように，特別の情緒は，しばしば新たな関係性の文脈で生じる新たな構成要素や配置を伴う複雑なものである。ここで，いくつか関連する疑問が生じる。われわれは分析作業中に生じる新たな情緒に対して適切な注意を払っているだろうか。新たな情緒やその情緒のつながりを認識して解釈する際に，分析者はどのような役割を果たすのだろうか。新しい適応的な統合を促進するために，そのような新しい体験を精神分析状況の内部と外部の両方において真に理解するためには一定の時間が必要であるように思われる。個別の違いの影響はどのくらいのものだろうか。新しい情動パターンやそれらの情動パターンを統合することを練習したり「試してみたり」するために割り当てられた時間の影響はどのくらいのものなのだろうか。

　本章のもう一つのテーマは，情動過程が発達上の連続性に統合的な影響を与えるということである。精神分析作業における「新たな始まり」は，核となる自己感覚を確認することや，今や「他者と関係する自己」の情緒的スキーマの力動的集合体としてよりうまく概念化されるだろうものとつながっているに違いない。ある人の経歴的な過去と現在進行中の情緒的人生との新しいつながりは，関係性と環境のさまざまな文脈に対してより柔軟に適応できるようになる必要がある。人は，変化の可能性がたくさんあるにもかかわらず，一貫していられるのだという安定性を感じる必要がある。再び問うことになるが，このような新しい統合を練習するために割り当てられた時間における個別の違い（変異）の影響はどんなものだろうか。これらの新しい情動的に

導かれた統合に対する精神分析家の情動反応性の違いの影響はどうなのだろうか。

情動的つながりを伴う発達上の変化と連続性は，どちらも，熟慮し内省する能力から利益を得るのであり，本章で精神分析の仕事における解釈という活動の役割を否定する意図は全くない。精神分析の技法上考慮すべきことには，コフート（Kohut, 1971）が強調したように，内省と共感の両方が含まれるのである。

このことは，より理論的・実証的な探索に値する情緒的コミュニケーションの二つの領域をわれわれにもたらす。すなわち，(1) 情動信号の発信，および，(2)共感と無意識的コミュニケーションの二つの領域である。レビューしたように，情動信号の発信は，さまざまな情動プロセスと情緒パターンの質を含んでいるものだと認識されている。そして，本章の考え方によって新たな疑問が提起されることになる。警告を与えることや防衛を動員することに加えて，情動信号は新しいつながりの中での役割を果たしているだろうか。情動信号は，精神分析作業の発展の段階を通じて，そして転移性の活性化されたスキーマが再組織化されるにつれて，変化するだろうか。防衛だけではなく，自己高揚感も予期するものとしてして，情動信号を考えることは有益であろうか。情動信号の発信の大多数は，自動的，無意識的で，直観的な手続き上のスキルとして生じる。この事実は，他の疑問も提起する。被分析者の情動信号発信のパターンが変化した結果として，精神分析家の情動信号発信のパターンはどう変化するのだろうか。精神分析という特別な発達の経験に寄与している精神分析家からの情動信号の統合的な影響はあるのだろうか。もしそうならば，それらをどのように特徴づけ，それらの結果をどのように考慮すればよいのだろうか。

このことは，二つ目の領域，つまり共感と無意識的コミュニケーションの領域につながっている。数人の研究者によって記述されたように，精神分析家の共感は，無意識的コミュニケーションを含んでおり，逆説的には，喚起された無意識的情動にはある程度の快適さがあることを前提としている

(Beres & Arlow, 1974 ; De M'Uzan, 1980 ; Rothenberg, 1987)。このような過程において，レボヴィシ（Lebovici, 1998）が指摘したように，精神分析家の共感は，「より単純な」情緒に共鳴するだけではなく，葛藤や両価性といったより複雑な情緒も含んでいるのである。他の研究者は，精神分析家の「平等に漂う注意」に付け加えて，精神分析家の情緒的反応性の重要性を強調している（Heimann, 1950 ; Sandler & Sandler, 1978 ; Lipton, 1977 ; Tyson, 1986 ; Kohut, 1971 ; Loewald, 1986）。重要だと考えられることは，無意識的空想が情動を伴って喚起されるための現在進行中の準備状態である。言い換えれば，逆転移に基づく統合的で情動的なコミュニケーションが生じるための準備状態である。再度述べるが，多くの理論的疑問が明確にされることが待たれる。われわれはより有効なやり方で，このような情動的コミュニケーションの組織化された複雑さに取り組むことができるだろうか。これらの過程の一部分をなす現在進行中の情緒的構成要素とは何だろうか。力動的には無意識であり，矛盾していることに，手続き上のスキルの過程とは対照的な過程の構成要素とは何だろうか。患者の情動状態とのさまざまな程度の「調和」に対して及ぼす影響とはどうだろうか。ブッチ（1997）は，スターン（1985）と同じく，精神分析の作業において許容可能な範囲で「情動調律」が起こる必要があることを前提にしていた。言語的で象徴的な機能を準象徴的機能につなげる「参照的過程」によって，新しい情緒的意味の獲得が可能になり，「他者と関係する自己」の情緒的スキーマの再組織化が可能になった時にのみ，このことが起こるのである（Bucci, 1997）。本章の序論のところで述べたように，われわれは，精神分析作業が新しい情緒的つながりと統合的プロセスを含んでいることは当然のこととみなす傾向がある。われわれはこうした疑問について探索し始めたばかりなのである。

認知神経科学とのつながりと未来の方向性

　情動過程とその統合的な影響についてのわれわれの定式化は，認知神経科

学における知識の進歩と一致していなければ，あまり有益なものとならないだろう。

　この分野の研究での最近のレビューが，精神分析家であるショア（1994, 1997）やブッチ（1997）によって提供されてきた。さらに，情動過程についての生物学的基盤やより高度の統合的な脳機能に新たな光を投げかける非常に面白い本の数々が，指導的な立場の神経科学者達によって書かれてきた（Damasio, 1994 ; Edelman, 1992 ; LeDoux, 1996）。分子遺伝学，細胞神経科学，生きている脳の画像検査などのより新しい方法が，加速度的にわれわれの知識を増やし，今や，発達上の研究もなされるようになっている。本章ではこの領域を取り扱っていないが，われわれのテーマと一致するいくつかの論点を以下のように選択して言及することは可能である。

　1．情報処理という観点の有効性については強い合意がなれている。この観点から見ると，情動過程は，価値付けや何が重要かということを扱っている。このような過程は認知も含んでいるが，環境やその人の活動からのフィードバックだけではなく現在進行中のさまざまな生理的機能からのフィードバックも含まれる。この過程の結果は意識的なものかもしれないが，継続的で多面的で，情動に導かれた情報処理は，自覚や前頭葉機能を必要とする焦点づけられた注意の外側で起こるものである（Bucci, 1997 ; Damasio, 1994 ; Gazzniga, 1985 ; LeDoux, 1996）。

　2．神経科学における新たな方法は，今や情緒的情報処理のための脳の構造や経路に関するわれわれの知識を前進させている。情緒的機能の際に活動的になる場所は，系統的により古い領域である扁桃体や前部帯状回に集まっていると考えられているが，そこには，前頭葉（活動を予測し分類し計画する）や海馬（記憶との連結に関わる），あるいは視床下部と自律神経機能，視床下部‐下垂体‐副腎の内分泌システムやより広く分布している神経伝達物質の核からの重要な入力が存在する。顔や四肢の筋肉からのフィードバックのつながりもまた重要である。

3．特定の情緒パターンに対する局在と神経回路についてはなお解明途上である。情緒の中には，主に生得的な制約によってパターン化されるもの（たとえば，怖れ，怒り，幸福感，悲しみ，嫌悪など）もあるし，主に記憶や認知的評価によってパターン化されるもの（たとえば，恥，罪悪感，妬み，嫉妬など）もある。動的な経路や相互作用的な連結についてわれわれの知識を進歩させることは，局在を同定するのと同じように重要である。LeDoux (1996) は，非常に重要な実験的研究によって，恐怖刺激の処理に対して2つの経路がある事を示した。一つの経路は素早く作動して，感覚刺激を視床から扁桃体に直接送り込み，感覚野や前頭前皮質は関与しない。扁桃体への直接的な経路により，生得的にパターン化された反応に従って潜在的危険性のある刺激に対して，その刺激が何についてのものなのかを推測したり何らかの意識的過程を引き起こしたりする前に急速に反応することが可能となる。

4．神経科学者たちは，情動信号発信や「他者と関係する自己」のスキーマというわれわれの知識に対して一つの根拠を提供し始めている。この根拠に関する研究はショア (1994) によって詳細にレビューされている。われわれが予想していたことだが，脳の前頭前皮質の領域は，個人に関連するという点から随伴性（行動の結果付随的に起きること）を分類することに関わっている。その連結を通して，過去と未来の成り行きに関係するシナリオがつくり出され，これらのシナリオには「他者と関係する自己」についての情動を伴う知識という財産が含まれているのである。さらに，ダマシオが言っているように，自己についての神経基盤は，内的参照という現在進行中の過程に関わっている。これには以下の二種類の表象が含まれている。すなわち，(1) その人の自伝的な過去の記憶と起こりうる未来が作り上げているある人の同一性についての表象と，(2) 背景にある身体状態と情緒の状態についての表象である。このように，自己感覚の機能は，多くの脳領域の協調した活動と関わっており，連続的な再構築の結果なのである。その活動の中断が起きない限り，その再構築の動きはめったに自覚されることがない。ダマ

シオ (1994) とルドゥ (LeDoux, 1996) の両者の理論によると，予期する信号としての情動は自動的に作動し，個人の発達の間に適応的に学習された構造として発生するものなのである。この点は，精神分析理論と類似している。

発達における不確実性と情緒的に導かれた代替案

　われわれは，謙虚になりつつ希望も持てるような，他のいくつかの科学的考察で終わることにする。本章は，発達の相互作用的な性質を熟考する事へと導くような統合に関する問いから始まった。そして，発達遺伝学からの知識が，これらの熟考に加わり，われわれは遺伝子が相互作用的に働く事を学んだ。すなわち，遺伝子は，関与する環境と一緒になってはじめて働くものなのである。ゴッティブ (Gottieb, 1992) が述べたように，遺伝的－環境的「協働活動」は，生体のすべてのレベルで生じている。そして発達している間の相互作用は非常に複雑なものであり，機能に従いながら，確率論的，位相幾何学的かつ選択的な形で生じるのである (Edelman, 1992 ; Ellman et al., 1996)。さらに，発達における移行は「確率論的後成説」という観点から考えられなければならず，そこでは環境からの諸入力とそれらのタイミングが大きな役割を担う (Gottlieb, 1992)。このイメージは，動的システム思考 (Smith & Thelen, 1993) やコネクショニズムとして知られている人工知能分野の発達への適用 (Ellman et al., 1996) における最近の進歩の数々によって広がっており，両者ともそのようなプロセスのモデル化のためのガイドラインを提供しており，その多くが自己組織化と言われるものであろう。コネクショニズム論者の考え方では，進化は適応的成果を確実なものにするが，そこに至るまでの正確なステップが明記されるわけではないことを強調している。つまり，適応的成果の起源は多様であり，しばしば間接的なものである。進化によって与えられたメカニズムは，時に最適なものではないかもしれないが，大抵はうまく働き，柔軟性をもたらすものであう。科学が答えられないことに直面するので，われわれは謙虚になる。一方，コネクショニズ

ムによる新たなモデル化は，われわれに現実の人生と同じように不確実性と予測不能性をもたらす。一方で，われわれは希望が持てるだろう。というのは，われわれは変化する世界の中での代替的な発達の経路を理解することの重要性について思い出すからである。われわれがそのような経路について学べば学ぶほど，われわれが人の力にならないといけないような機会も増えるのである。

　発達的思考のこの道筋から結論として科学的考察について述べると驚かれるかもしれない。それは自己決定，想像力，創造性に対して，一定の役割を持つものとわれわれが考えていることに関連している。精神分析家はしばしば不適応的な堅固さや反復に焦点を当てるが，われわれは，人間が他者と共に創造的な成果を生み出せる想像上の代替物や内的世界を作り上げる能力を持っていることが特徴であることを高く評価するようになった。精神分析の過程においては，転移という「かのような体験」は，解釈を用いながら情動に導かれる作業を通じて，代替えとなる可能性を高める機会を提供するのである。そして，さらに情動過程の統合的な影響が可能になる。このようにして「かのような」（体験）が「もしも○○だったら」という種類の思考や計画や意志決定を導く可能性がある。このように，情緒に導かれた先を予想する想像活動は，意図というものを持つようになった人間の統合的な発達の特徴なのである。そうした活動は，ずっと驚きの源泉であり続けるのである。

謝　辞

　Jay & Rose Phillips Family Foundation の援助には深く感謝する。原稿の早期版で論評してくれた Wilma Bucci, Lorraine F. Kubicek そして Joy D. Osofsky にも感謝を捧げる。

文　献

Anstadt, T. et al. (1997). Affective dyadic behavior, core conflictual relationship themes and success of treatment. *Psychotherapy Research,* 7; 397-417.

Anthony, E. J. (1975). Childhood depression. In *Depression and Human Existence*, ed. E. J. Anthony & T. Benedek. Boston: Little, Brown & Co., pp. 231-277.

Balint, M. (1952). New beginning and the paranoid and the depressive syndromes. *Int. J Psychoanal.*, 33; 214-224.

Basch, M. F. (1976). The concept of affect: a reexamination. *J. Amer. Psychoanal. Assn.*, 24; 759-777.

Beres, D. & Arlow, J. A. (1974). Fantasy and identification in empathy. *Psychoanal. Q.*, 43; 26-50.

Bibring, E. (1953). The mechanism of depression. In *Affective Disorders*, ed. P. Greenacre. New York: Int Univ. Press, pp. 13-48.

Bion, W. R. (1962). *Learning from Experience*. New York. Basic Books.

Biringen, Z. et al. (1995). Affective reorganization in the infant, the mother, and the dyad: the role of upright locomotion and its timing. *Child Devel.*, 66; 499-514.

Blau, A. (1955). A unitary hypothesis of emotion: I. Anxiety, emotions of displeasure, and affective disorders. *Psychoanal. Q.*, 24; 75-103.

Bowlby, J. (1969). *Attachment and Loss: Vol. I (Attachment)*. New York: Basic Books.

— (1973). *Attachment and Loss: Vol. II (Separation, Anxiety and Anger)*. New York: Basic Books.

Brazelton, T. B. (1969). *Infants and Mothers: Differences in Development*. New York: Delacorte Press.

—& Cramer, B. G. (1990). *The Earliest Relationship*. Reading, MA: Addison-Wesley.

Brenner, C. (1974). On the nature and development of affects: a unified theory. *Psychoanal. Q.*, 43; 532-556.

— (1975). Affects and psychic conflict. *Psychoanal Q.*, 44; 5-28.

Bretherton, I. et al. (1990). Assessing internal working models of the attachment relationship; an attachment story completion task for 3-year-olds. In *Attachment in the Preschool Years; Theory, Research, and Intervention*, ed. M. T. Greenberg et al. Chicago and London: Univ. Chicago Press.

Bruner, J. S. (1986). *Actual Minds, Possible Worlds*. Cambridge, MA: Harvard Univ. Press.

Bucci, W. (1997). *Psychoanalysis and Cognitive Science; A Multiple Code Theory*. New York: Guilford Press.

Buchsbaum, H. K. & Emde, R. N. (1990). Play narratives in thirty-six-month-old children: Early moral development and family relationships. *Psychoanal. Study*

Child, 40; 129-155.

Campos, J. J. et al. (1989). Emergent themes in the study of emotional development and emotion regulation. *Devel. Psychol.,* 25; 394-402.

—et al. (1983). Socioemotional development. In *Handbook of Child Psychology: Vol. I* , ed. M. Haith & J. J. Campos. New York: Wiley, pp.783-915.

Castelnuovo-Tedesco, P. (1974). Toward a theory of affects. *J. Amer. Psychoanal. Assn.,* 22; 612-625.

Clyman, R. B. (1991). The procedural organization of emotions: a contribution from cognitive science to the psychoanalytic theory of therapeutic action. *J. Amer. Psychoanal. Assn.,* 39; 349-382 (supplement).

Damasio, A. R. (1994). *Descartes' Error.* New York: Avon Books.

Darwin, C. (1872). *The Expression of Emotions in Man and Animals.* London: John Murray.

De M'uzan, M. (1980). Countertransference and the paradoxical system. In *Psychoanalysis in France,* ed. S. Lebovici & D. Widlöcher. New York: Int. Univ. Press.

Dewolff, M. S. & Van Ijzendoorn, M. H. (1996). Sensitivity and attachment: A metaanalysis on parental antecedents of infant attachment, *Child Devel.,* 68; 571-591.

Edelman, G. M. (1992). *Bright Air, Brilliant Fire.* New York: Basic Books.

Ekman, P. (1994). Moods, emotions, and traits. In *The Nature of Emotion,* ed. P. Ekman & R. J. Davidson New York: Oxford Univ. Press.

—& Davidson, R. J. (EDS.) (1994). *The Nature of Emotion.* New York: Oxford Univ. Press.

Ellman, J. L. et al. (1996). *Rethinking Innateness: A Connectionist Perspective on Development.* Cambridge and London: MIT Press.

Emde, R. N. (1980). Toward a psychoanalytic theory of affect: I. The organizational model and its propositions. In *The Course of Life: Psychoanalytic Contributions Toward Understanding Personality Development. Vol. I: Infancy and Early Childhood,* ed. S. Greenspan & G. Pollock. Washington, DC: U.S. Government Printing Office, pp. 63-83.

— (1983). The pre-representational self and its affective core. *Psychoanal Study Child,* 38; 165-192.

— (1988). Development terminable and interminable: Ⅱ . Recent psychoanalytic theory and therapeutic considerations. *Int. J. Psychoanal.* 69; 283-296.

— (1990). Mobilizing fundamental modes of development–an essay on empathic availability and therapeutic action. *J. Amer. Psychoanal. Assn.,* 38; 881-913.

— (1992). Social referencing research: uncertainty, self, and the search for meaning. In *Social Referencing and the Social Construction of Reality in Infancy*, ed. S. Feinman. New York: Plenum Press, pp. 79-94.
—& Campos, J. J. (in preparation). The concept of developmental transitions.
—& Harmon, R. J. (1972). Endogenous and exogenous smiling systems in early infancy. *J. Amer. Acad. Child Psychiat.*, 11; 177-200.
—et al. (1991). The moral self of infancy: affective core and procedural knowledge. *Devel. Rev.*, 11; 251-270.
—et al. (1976). Emotional expression in infancy: A biobehavioral study. *Psychol. Issues*, 10 (37). New York: Int. Univ. Press.
—et al. (1987). The do's and don'ts of early moral development: psychoanalytic tradition and current research. In *The Emergence of Morality in Young Children*, ed. J. Kagan & S. Lamb. Chicago: Univ. Chicago Press, pp. 245-277.
—et al. (1996). Proceedings of the National Institute of Mental Health Conference on Developmental Plasticity.
Engel, G. (1962). Anxiety and depression withdrawal: the primary affects of unpleasure. *Int. J. Psychoanal.*, 43; 89-97.
Erikson, E. (1950). *Childhood and Society*. New York: Norton.
— (1959). Identity and the life cycle. *Psychol. Issues*, 1 (1). New York: Int. Univ. Press, pp. 50-100.
Fairbairn, W. R. D. (1963). Synopsis of an object-relations theory of the personality. *Int J. Psychoanal.*, 44; 224-225.
Feinman, S. & Lewis, M. (1981). Maternal effects on infants' responses to strangers. Paper presented at the meeting of SRCD, Boston, MA, April 1981.
—&— (1983). Social referencing at ten months: a second-order effect on infants' responses to strangers. *Child Devel.*, 54; 878-887.
Fenichel, O. (1945). *The Psychoanalytic Theory of Neurosis*. New York: Norton.
Fenson, L. et al. (1994). Variability in early communicative development. With commentary by M. Tomasello, C. B. Mervis and J. Stiles. *Monographs of the Society for Research in Child Development*, 59 (5, Serial No. 242).
Fonagy, P. & Target, M. (1997). Attachment and reflective function: Their role in self-organization. *Devel. & Psychopathol.*, 9; 679-700.
—et al. (1991). Maternal representations of attachment during pregnancy predict the organization of infant-mother attachment at one year of age. *Child Devel.*, 62; 880-893.
Freud, S. (1905). *Three Essays on the Theory of Sexuality*. S.E. 7.
Gazzaniga, M. S. (1985). *The Social Brain*. New York: Basic Books.

Gergely, G. & Watson, J. (1996). The social biofeedback model of parental affect-mirroring. *Int J. Psychoanal.*, 77; 1181-1212.
Goldsmith, H. & Campos, J. (1982). Toward a theory of infant temperament. In *The Development of Attachment and Affiliative Systems,* ed. R. N. Emde & R. J. Harmon. New York: Plenum, pp. 161-193.
Gottlieb, G. (1992). *Individual Development and Evolution.* New York: Oxford Univ. Press.
Greenacre, P. (1971). *Emotional Growth.* New York: Int. Univ. Press.
Greenson, R. R. (1967). *The Technique and Practice of Psychoanalysis, Vol. 1.* New York: Int. Univ. Press.
Guntrip, H. (1971). *Psychoanalytic Theory, Therapy, and the Self.* New York: Norton.
Hartmann, H. (1939). *Psychoanalysis and the Problem of Adaptation.* New York: Int. Univ. Press.
Heimann, P. (1950). On counter-transference. I*nt. J. Psychoanal.*, 31; 81-84.
Horowitz, M. J. (1991). Emotionality and schematic control processes. In *Person Schemas and Maladaptive Intetpersonal Patterns,* ed. M. J. Horowitz. Chicago and London: Univ. Chicago: Press, pp. 413-423.
Izard, C. (1977). On the development of emotions and emotion-cognition relationships in infancy. In *Origins of Behavior: Affective Development,* ed. M. Lewis & L. Rosenblum. New York: Plenum.
Jacobson, E. (1953). The affects and their pleasure-unpleasure qualities, in relation to the psychic discharge processes. In *Drives, Affects, and Behavior,* ed. R. Loewenstein. New York: Int. Univ. Press, pp. 38-66.
— (1957). Normal and pathological moods: their nature and functions. *Psychoanal. Study Child,* 12; 73-126.
Kächele, H. & Thomä, H. (1995). Psychoanalytic process research methods and achievement. In *Research in Psychoanalysis: Process, Development, Outcome,* ed. T. Shapiro & R. N. Emde. Madison, CT: Int. Univ. Press, pp. 109-129.
Kagan, J. (1981). *The Second Year: The Emergence of Self-Awareness.* Cambridge, MA: Harvard Univ. Press.
— (1994). *Galen's Prophecy: Temperament in Human Nature.* New York: Basic Books.
Kaufman, I. C. (1977). Developmental considerations of anxiety and depression: psychobiological studies in monkeys. *Psychoanal. Contemp. Science,* 4; 317-363.
Kernberg, O. F. (1976). *Object Relations Theory and Clinical Psychoanalysis.* New York: Jason Aronson.

— (1990). New perspectives in psychoanalytic theory. In *Emotion: Theory, Research, and Experience*, ed. R: Plutchik & H. Kellerman. New York: Academic Press, pp. 115-131.

Klein, G. S. (1967). Peremptory ideation: structure and force in motivated ideas. *Psychol. Issues*, 5 (2-3), Monograph 18/19, ed. R. R. Holt. New York: Int. Univ. Press.

Klinnert, M. D. et al. (1983). Social referencing: emotional expressions as behavior regulators. In *Emotion: Theory, Research and Experience: Vol. 2*, ed. R. Plutchik & H. Kellerman. New York: Academic Press, pp. 57-86.

Kohut, H. (1971). *The Analysis of the Self*. New York: Int. Univ. Press.

— (1977). The Restoration of the Self. Madison, CT: Int. Univ. Press.

Krause, R. (1997). *Allgemeine Psychoanalytische Krankheitslehre. Band 1. Grundlagen*. Stuttgart: Kohlhammer.

Landauer, K. (1938). Affects, passions and temperament. *Int. J. Psychoanal.*, 19; 388-415.

Lazarus, R. W. (1991). *Emotion and Adaptation*. New York and Oxford: Oxford Univ. Press.

Lebovici, S. (1998). Lettre ouverte à Robert Emde et réponse à ses questions concernant l'empathie. In *Le bébé et les interactions précoces*, ed. A. Braconnier & J. Sipos. Paris: Presses Univ. France, pp. 9-26.

Ledoux, J. (1996). *The Emotional Brain*. New York: Simon and Schuster.

Lewis, M. & Brooks-Gunn, J. (1979). Toward a theory of social cognition: the development of self. In *New Directions in Child Development: Social Interaction and Communication during Infancy*, ed. I. Uzgiris. San Francisco: Jossey-Bass, pp. 23-33.

—& Haviland, J. M. (Eds.) (1993). *Handbook of Emotions*. New York and London: Guilford Press.

Lichtenberg, J. D. (1989). *Psychoanalysis and Motivation*. New York: Analytic Press.

Lipton, S. D. (1977). The advantages of Freud's technique as shown in his analysis of the rat man. *Int. J. Psychoanal.*, 41; 16-33.

Loewald, H. W. (1960). On the therapeutic action of psycho-analysis. *Int. J. Psychoanal.*, 41; 16-33.

— (1971). On motivation and instinct theory. *Psychoanal. Study Child*, 26; 91-128.

— (1986). Transference-countertransference. *J. Amer. Psychoanal. Assn.*, 34; 275-287.

Luborsky, L. & Luborsky, E. (1993). The era of measures and transference:

the CCRT and other measures. *J. Amer. Psychoanal. Assn.*, 39; 329-351 (supplement).

Mahler, M. S. et al. (1975). *The Psychological Birth of the Human Infant: Symbiosis and Individuation.* New York: Basic Books.

Main, M. (1993). Discourse, prediction, and recent studies in attachment: implications for psychoanalysis. In *Research in Psychoanalysis: Process, Development. Outcome,* ed. T. Shapiro & R. N. Emde. Madison, CT: Int. Univ. Press, pp. 209-244.

Morgan, G. A. & Harmon, R. J. (1984). Developmental transformations and mastery motivation: measurement and validation. In *Continuities and Discontinuities in Development,* ed. R. N. Emde & R. J. Harmon. New York: Plenum, pp. 263-291.

Novey, S. (1961). Further considerations on affect theory in psycho-analysis. *Int. J. Psychoanal.,* 42; 21-31.

Oppenheim, D. et al. (1997a). Children's narrative representations of mothers: their development and associations with child and mother adaptation. *Child Devel.,* 68; 127-138.

―et al. (1997b). Emotion regulation in mother-child narrative co-construction: associations with children's narratives and adaptation. *Devel. Psychol.,* 33; 284-294.

Osofsky, J. D. & Eberhart-Wright, A. (1989). Risk and protective factors for parents and infants. Paper presented at Cornell Symposium on Human Development, Ithaca, NY.

Peterfreund, E. (1971). Information, systems and psychoanalysis: an evolutionary biological approach to psychoanalytic theory. *Psychol. Issues,* 7 (1/2) (Monograph No. 25/26). New York: Int. Univ. Press.

Piaget, J. (1952). *The Origins of Intelligence in Children,* 2nd Ed. New York: Int. Univ. Press.

Plomin, R. et al. (1993). Genetic change and continuity from 14 to 20 months: the MacArthur Longitudinal Twin Study. *Child Devel.,* 64; 1354-1376.

Radke-Yarrow, M. et al. (1983). Children's prosocial dispositions and behavior. In *Handbook of Child Psychology (4th Ed.),* ed. E. M. Hetherington, Vol. 4, ed. P. H. Mussen. New York: Wiley.

Rangell, L (1967). Psychoanalysis, affects, and the human core. *Psychoanal. Q.,* 36; 172-202.

Rapaport, D. (1953). On the psychoanalytic theory of affect. *Int. J. Psychoanal.,* 34; 177-198.

— (1959). The structure of psychoanalytic theory: a systematizing attempt. *Psychol. Issues*, 2 (2) Monograph 6. New York: Int. Univ. Press.

Rothenberg, A. (1987). *The Creative Process of Psychotherapy.* New York: Norton.

Sameroff, A. J. (1978). Summary and conclusions: the future of newborn assessment. In *Organization and Stability of Newborn Behavior*, 43 (5-6, Serial No. 177), ed. A. J. Sameroff. Monographs of SRCD, pp. 102-117.

Sander, L. W. (1962). Issues in early mother-child interaction. *J. Child Psychiant.*, 1; 141-166.

— (1980). Polarity, paradox and the organizing process in development. Presentation at First World Conference on Infant Psychiatry, Cascais, Portugal.

— (1985). Toward a logic of organization in psychobiological development. In *Biologic Response Styles: Clinical Implications*, ed. K. Klar & L. Siever. Monograph Series of the American Psychiatric Press.

Sandler, J. (1960). On the concept of superego. *Psychoanal. Study Child*, 15; 128-162.

— (1962). Issues in early mother-child interaction. *J. Amer. Acad. Child Psychiat.*, 3; 231-264.

—& Joffe, W. G. (1969). Towards a basic psychoanalytic model. *Int. J. Psychoanal.*, 50; 79-90.

—& Sandler, A. (1978). On the development of object relationships and affects. *Int. J. Psychoanal.*, 59; 285-296.

Schafer, R. (1964). The clinical analysis of affects. *J. Amer. Psychoanal. Assn.*, 12; 275-299.

Scherer, K. R. (1984). On the nature and function of emotion: a component process approach. In *Approaches to Emotion*. Hillsdale, NJ: Lawrence Erlbaum, pp. 293-318.

—& Ekman, P. (Eds.) (1984). *Approaches to Emotion.* Hillsdale, NJ: Lawrence Erlbaum.

Schore, A. N. (1993). *Affect Regulation and the Origin of the Self.* Hillsdale, NJ: Lawrence Erlbaum.

— (1994). *Affect Regulation and the Origin of the Self. The Neurobiology of Emotional Development.* Hillsdale, NJ: Lawrence Erlbaum.

— (1997). Early organization of the nonlinear right brain and development of a predisposition to psychiatric disorders. *Devel. & Psychopathol.*, 9; 595-631.

Schur, M. (1969). Affects and cognition. *Int. J. Psychoanal.*, 50; 647-653.

Smith, L. B. & Thelen, E. (Eds.) (1993). *A Dynamic Systems Approach to*

Development. Cambridge & London: The MIT Press.

Sorce, J. F. & Emde, R. N. (1981). Mother's presence is not enough: effect of emotional availability on infant exploration. *Devel. Psychol.,* 17; 737-745.

Spitz, R. A. (1956). Transference: the analytical setting. *Int. J. Psychoanal.,* 37; 380-385.

— (1957). *No and Yes: On the Genesis of Human Communication.* New York: Int. Univ. Press.

— (1959). *A Genetic Field Theory of Ego Formation.* New York: Int. Univ. Press.

— (1965). The evolution of dialogue. In *Drives, Affects, Behavior, Vol. 2,* ed. M. Schur. New York: Int. Univ. Press, pp. 170-190.

Steele, H. et al. (1996). Associations among attachment classifications of mothers, fathers, and their infants: evidence for a relationship-specific perspective. *Child Devel.,* 67; 541-555.

Stern, D. N. (1985). *The Interpersonal World of the Infant.* New York: Basic Books.

— (1989). The representation of relational patterns: developmental considerations. In *Relationship Disturbances in Early Childhood: A Developmental Approach,* ed. A. J. Sameroff & R. N. Emde. New York: Basic Books, pp. 52-69.

Stolorow, R. D. et al. (1987). *Psychoanalytic Treatment. An Intersubjective Approach.* Hillsdale, NJ: The Analytic Press.

Thomä, H. & Kachele, H. (1987). *Psychoanalytic Practice. 1 Principles.* Berlin: Springer-Verlog.

Toth, S. L. et al. (1997). Representations of self and other in the narrative of neglected, physically abused, and sexually abused preschoolers. *Devel. & Psychopathol.,* 9; 781-796.

Tronick, E. (1980). The primacy of social skills in infancy. In *Exceptional Infant: Vol. 4.,* ed. D. B. Sawin et al. New York: Brunner/Mazel, pp. 144-158.

Tyson, R. L. (1986). Countertransference evolution in theory and practice. *J. Amer. Psychoanal. Assn.,* 34; 251-274.

Van Ijzendoorn, M. H. (1995). Adult attachment representations, parental responsiveness, and infant attachment: a meta-analysis on the predictive validity of the Adult Attachment Interview. *Psychol. Bulln.,* 117; 387-403.

Warren, S. L. et al. (1996). Can emotions and themes in children's play predict behavior problems? *J. Amer. Acad. Child Adolescent Psychiat.,* 34; 1331-1337.

Winnicott, D. (1965). Ego distortion in terms of true and false self. In *The Maturational Processes and the Facilitating Environment.* New York: Int. Univ. Press, pp. 140-152.

Wolf, D. P. et al. (1984). Agency and experience: Actions and states in play narratives. In *Symbolic Play. The development of social understanding*, ed. I. Bretherton. Orlando: Academic Press, pp. 195-217.

Zahn-Waxler, C. et al. (1979). Child rearing and children's prosocial initiations toward victims of distress. *Child Devel.*, 50; 319-330.

―et al. (1992). Development of concern for others. *Devel. Psychol.*, 28; 126-136.

発達の基本的様式の動員

―― 共感的な応答性と治療的行為 ――

　肯定的な発達の推進力は治療行為によって動員される。この推進力は，一連の発達の基本的様式という視点から明確にされるが，それは生物学的に備わっていて，近年の研究を通して明らかにされてきたものだ。この様式は乳幼児期にあらわれ，生涯続くものだ。この発達の基本様式が再活性化される環境は，治療関係によって提供される。治療者の共感的応答性が，この様式が作用できるように背景の大きな影響力として働いているのではないかと仮定している。共感と応答性の発達的側面は，大人の制御機能の重要性と共有された意味の構造とを強調している。

　この論文は心理療法の理論への寄与という観点から，早期の発達過程に関するいくつかの新たな視点を検討するものだ。
　まず，大きなジレンマから始める。ここ数十年，精神分析の理論家たちは，治療的行為と早期の養育過程とには関連があるという洞察を表明してきた。しかし，これらの二つの領域をつなぐ定式化（formulation）は臨床活動において広く受け入れられているわけではない。何故だろうか？　よく考えてみると，いくつかの説明ができそうだ。まず，第一に定式化はしばしば隠喩によって魅力的に思えるが，精神分析的な治療におけるテクニカルなルールを破るような面倒な意味も含んでしまうということだ。第二に，定式化は臨床的な理論の大部分と融合されることなく，独立して存在してきたということだ。治療体験の情緒的側面は一番に強調された点だったが，その理論の中でもよりよく知られている認知的あるいは解釈的側面とは結びつけて説明

されてこなかった。第三に，そのような定式化は子どもの観察や調査から得られた知識と統合されてこなかった。更なる問題として，統合しようと試みても早期の発達とその後の発達とをつなぐような証拠をほとんど見いだせてこなかった（Emde, 1981 参照）。第四に「飛躍しすぎる」問題がある。定式化は心理療法や分析の中で乳幼児期の経験を大人の転移体験へと結びつけるが，あまりにも直接的につなげられる傾向がある。つまり，その間何年もの間に発達が進んでいることが，ほとんど考えられていないのである。

アレクサンダー（Alexander）の心理療法における「修正感情体験」の定式化に対する批判は，この観点から理解することができる（Alexander の原著 [Alexander & French, 1946]。Eissler による批判 [1950, 1953]，Lipton の後の視点 [1977] をそれぞれ参照）。コフート（Kohut）（1971, 1977）の「修正共感体験」（つまり，早期の子ども時代の主養育者の共感の失敗は精神病理の原因となり，後に分析の中での修正的な共感体験が必要となるということ）として考えられるものに関する定式化への近年の批判も同様だ。

私は，これらの問題についてのわれわれの考え方は拡大しつつあると考えている。臨床家は精神分析の作業において，解釈と同様に共感も重要な役割を持っていると認識するようになってきた（Kohut, 1959; Schafer, 1959; Beres & Arlow, 1974; Friedman, 1978; Shapiro, 1981; Stolorow et al., 1987 参照）。一部この認識のおかげで，コフートの定式化は，課題を抱えているにもかかわらずアレクサンダーのそれよりも臨床的な注目を集めている。それに応じて，発達研究者は変化という側面だけではなく，連続性という新たな側面にも気づくようになった。

以前の論文で（Emde, 1988）私は，次のことをレビューした。いかに最近の乳幼児期研究が，乳幼児－養育者関係の経験とその経験の中での情緒応答性が，連続性と後の適応的変化の潜在能力とを確立するために中心的役割を果たすことを指摘しているかということだ。さらに，乳幼児期研究と精神分析的臨床理論を繋げることは，動機づけ構造に関する提言を生んだ。その提言とは，以下のようなものだ。われわれの種には，早期に現れる動機づけ

構造が生物学的に堅固に備わっており、それは乳幼児－養育者関係という特定の文脈の中で発達し、人生を通して持続するのだ。以来、私はより多くのことがいえることに気づいた。これらの動機づけ構造もまた、発達の基本的様式であると考えられるということだ。つまり、それらは大人になっても一連の治療的行為の中で共感を通して動員されうる、生涯にわたるプロセスなのである。

共感の発達的側面

　生涯にわたる発達過程について検討することが大切だということは、幾人かの研究者によって認識されてきたことだが（たとえば、Erikson, 1950; Loewald, 1960; Benedek, 1970; Fleming, 1975; Sandler, 1985; Settlage, 1980; Emde, 1980; Bowlby, 1988）、精神分析の主流の中には統合されてこなかった。共感が可能にするものを考える際、私は以下の原則を強調することが必要であると考えている。

　第一の原則は、個人の発達に関係するものだ。発達は連続的なプロセスである。児童期や青年期だけでなく、成人期になっても続いていくものだ。発達の影響は、生涯にわたって、社会環境の中でその個人と他者に互いに双方向的なものである。さらに、発達は統合のプロセスで、絶えず組織化しつづけている。人間の象徴化の能力によって、現在において発達は過去を利用し、未来に向かう。

　第二の原則は、発達の文脈に関係する。発達は社会的関係という文脈の中で生じる。自己と他者の表象が生まれると同時に関係性の経験は内在化されるので、早期の養育関係は形成的なものだ。後の関係性も、子ども時代やその後生涯を通じて発達を"形作り"、影響を与える。さらに、後の関係性は、初期の内在化された経験が問題のあるものであったときに、非常に有益な影響をもたらすことができる。それは、関係性が親密であったとき（つまり献身、信頼、そして情緒応答性といった暖かな空気があったとき）や、新たな

対話や探索が生じるような条件が存在したときに生じる。従って、発達というのは、いつもある程度相互的で共有されるものなのである。

　第一の一連の原則は、治療者の一般的な特徴を連想させる。それは滅多に議論されることはないが、共感にとって重要なものでありそうだ。第二の一連の原則は**治療的プロセス**の一般的な特徴を思い起こさせる。

共感についての治療者の特性

　養育の役割は一番に強調すべき特性だ。多くの精神分析についての著者が、精神分析家の共感の根源は、早期の母子関係の中での相互性の経験にあると述べている（たとえば、Deutsh, 1926; Ferreira, 1961; Gitelson, 1962; Loewald, 1960）。実際に幼少期に経験した形成的な養育経験が、その子どもが親になった時の養育者としての役割に影響を与えるという証拠が、現在多くの研究の中で示されている（Fraiberg et al., 1975; Main et al., 1985; Ricks, 1985）。しかし、養育に関する精神分析的な議論の中では、重要なポイントがしばしば無視されている。治療者の共感的な反応は、乳幼児の反応ではなくて、養育者の反応の役割を具現化したものであるということだ。多くを与えられたものは、多くを与え返そうとするものだということは事実ではある。しかし、（治療者が）ケアするために乳幼児期の経験に退行し、その後どうにかして役割を反転させなければならないという理論家たちの主張は、不必要な複雑化を生んでいるように見える。治療的なケアには大人の養育機能を用いればよいのである。

　ウィニコット（Winnicott, 1960）はこのことに気づいた根拠を示し、親－乳幼児関係を精神分析的に考える際には、乳幼児側の経験だけでなく、母親側の経験も同時に考える必要があると主張した。特に、赤ちゃんの発達していくニーズに応えるのを可能にする、母親側の質や変化を考える必要があるのだ。ウィニコットが述べたように、関係性理論は二つに分けられるが、このことはセラピーの実践においてしばしば見過ごされている。スピッツ（Spitz, 1956）と後のギッテルソン（Gitelson, 1962）は、「分析家のディアト

ロフィックな機能」について説得力を持って記述した。この機能は分析家の治療したいという意志，良い意味での逆転移と言えるものを含んでいる。ディアトロフィックな機能は乳幼児期に由来すると考えられていた。しかし今やわれわれは以下のこと知っている。それは大人の養育に対して疑いようもなく，独立した，生物学的な，そして成熟に導く寄与をもっているということだ。パプセクとパプセク（Papousek & Papousek, 1979）が論評したように，養育への生物学的な準備性についての明らかな証拠がある。動物行動学やダーウィンの進化論的な知見からすると，われわれは以下のように問うても良いだろう。「他に方法があるだろうか？」養育に対しての強力な生物学的な準備性が種に備わっていなければ，どうして生き残れるのだろうか？

　養育についての心理学は，強力で普遍的な生物学的準備性という視点を含んでいる。ならば，この準備性は，心理療法的－精神分析的関係の中で治療者によって活性化されるものではないと考えてもよいかもしれない。もしそうならば，これはもっと注目に値することだ。治療者の中には他の治療者よりもこの準備性が高い者がいるのだろうか？　他の人と比べて，この大人の発達側面の同調に対するニーズが高い人がいるのだろうか？

　大人の発達と養育役割に関連する一つの側面は，われわれが「発達的共感」と呼ぶ治療者の能力と関係がある。治療的作業における共感は発達上に基礎を置いている。この種の共感にはある程度の自我の発達が必要であり，そして通常，年齢や経験とともに増大するものだ。共感している間は一過性の同一視が生じ，それには一時的な他者との融合感覚が必要である。そして，援助的であるためには分離の感覚がその後に続かなければならない。さらに，患者にとって発達的に適切なものを感じ取ることも必要だ。この過程は早期の養育にみられる別の側面に似ている。それは，発達の最近接領域といわれるものだ。この中では，母親は情動的に親密で，分かちあい，しかし我が子をより高い発達段階に牽引するのに必要な環境を過不足なく与える。この適切な養育の側面は，元々ヴィゴツキー（Vigotsuky, 1934, 1978）によって提唱されたものだが，それ以来発達心理学の主流においてワーチ（Wertsch,

1985),ケイ（Kaye, 1982),ブルーナー（1983）そして,ロゴフ（Rogoff, 1987）によって記述され,研究されてきた。

　精神分析において,治療者の活動にみられるこの特徴は,多くの研究者に記述されてきた。ベレスやアーロウ（Beres & Arlow, 1974）は,自己愛的な人は充足感を得るために他者と融合する傾向にあるので,分離の感覚を保持する力がなく,共感的であるのが困難であると指摘した。レーワルド（Loewald, 1960),グリーンソン（Greenson, 1960),シェイファー（Schafer, 1959）らは皆,治療者の共感的な応答性について議論しているが,それは患者の潜在能力という力動的で変化のある視点を含むものだ。シェイファーは「生成的共感」という理論において,このプロセスは「昇華された親の反応」（p.354）であり,成人のもつ高次の精神的体制からもたらされ,成長を促進するものであることを示唆した。さらに,治療者の情動信号は共感にも深く関わっており,葛藤的な影響だけでなく,前意識的で自律的な影響も考えておかねばならない（Engel, 1962; Emde, 1980)。

　グリーンソンは,このプロセスには二つの問題の極があると強調している。一方は抑制されすぎていること,もう一方は制御不能であることだ。従って,養育者の情緒応答性と同様,共感は情動調節のプロセスなのである。つまり,養育と丁度同じように,調節の障害が有り得る。－調節の不足や過剰,そして不規則で一貫性のない調節である。グリーンソンの述べた二つのタイプとは,患者に巻き込まれるのを恐れるあまり共感を抑制しすぎる者と,激しく巻き込まれ過ぎて制御不能になり,その結果観察者であり分析者であるという立場を失う者である。グリーンソンが述べたように,治療者は分離されていると同時にほどよく巻き込まれなければならないし,そしてこの二つの状態の間を行き来できなければならない。他の分析家たちも,葛藤のないより広い意味での共感にとって,同様の特徴が重要であると述べている（Ferenczi, 1928; Sharpe, 1930; Reik, 1936; Fliess, 1953; Kohut, 1971; Schafer, 1959)。より最近では,シャピロー（1981）が共感的な反応の"不発"は,分析家側の逆転移や現在のストレス,没頭に関係があると述べている。シェ

イファー（1959）は，治療者がほどよく巻き込まれている状態と，ほどよく客観視している状態を行き来することができるように，制御プロセスにおいて「情動信号を自由に利用できること」が重要であると強調した。フレミング（Fleming, 1975）が「システム感受性と反応性」と呼んだものの中に，同様のスキルが含まれている。——分析家の基本的な能力である情動信号を感知し，利用し，実際に臨床に適用するスキルのことである。

創造性も治療者のもう一つの特徴で，われわれの発達的視点が焦点を当てるものだ。養育と同様に大人の発達の一側面であり，おそらく生物学的に準備されているという性質を共有するものである。たとえば，共感的なコミュニケーションは治療的な関係において創造的な活動であるといえる。つまりそれは，多様な意味を凝縮し，気配りを働かせ，美的体験のように刺激的な多義性をもつものだ。それはまた，特別に保護された文脈の中でのみ情動を表現することを許すようだ。シェイファーが指摘したように，この治療的活動はクリス（Kris, 1952）の描写した美的体験にあたるものだ。芸術作品を鑑賞する際，人は最適な距離感と美的な幻想の間でバランスを取ろうとする。このすべては，われわれに主な養育機能を思い起こさせる。それはウィニコット（1953）によって，「経験の中間領域」という言葉で非常に説得力を持って描写されたものである。つまり，母親は子どもとの特別な共有時間を繰り返し育てる。そして，探索行動と遊び心を高めるために，論理的で現実的な判断は一旦保留されるということである。

このことはわれわれに創造的な共感的態度の一側面を想起させる。それは遊び心に満ちている（プレイフルである）ということだ。ただ否定的な情動や辛いことにさらされながら探索活動をするように促すだけではなく，驚きや他の肯定的な情動の可能性を促進し，それらを利用する。実際，治療者の楽しい驚きを感受する力は，探索活動や予期せぬ発見の基礎となっている（Reik, 1936; Schafer, 1959）。奇妙なことに，治療活動についての精神分析の文献の中に，肯定的な情動についての記述はめったに見られない。しかし，この肯定的な情動を利用することは，失敗に耐えられる雰囲気を作るだけで

なく，失敗に対する興味を生む。もちろん，主な失敗は転移性歪曲から生じる。しかし，多くの理論家が強調しているように（Kohut, 1977; Loewald, 1980; Rothenberg, 1987; さらに以下の議論も参照），転移は自滅的な側面だけではなく，積極的で肯定的な側面もあるのだ。

　ローゼンバーグ（Rothenberg, 1987）は心理療法における創造性の役割について，非常に精神分析指向の論文を寄稿した。創造性は，成人の機能の貴重で高次な側面である。治療者の創造性は，逆説や隠喩，時にはユーモアの中に多くの場合皮肉を伴って（治療者は，そのプロセスに喜びを覚えるのだが）あらわれる。ローゼンバーグはまた，共感は「非常に不安定な，力動的で相互作用的な共有の感覚」(p.64) を含む相互創造的なプロセスである，と強調している。従って，それは刺激的で，認知的葛藤をはらみがちで，新たなイメージや定式化に繋がりやすいのだ。時間と空間を超えた経験のレベルを理解し把握するために，創造的な治療者は，ヤヌス的かつ同一空間的プロセスとローゼンバーグが述べたものに関与する。それらは一次過程（つまり，圧縮と置き換え）のことを言っているのではない。むしろ，創造的な結果を達成するために，経験のレベルを情動的かつ認知的な内容に調和させる複雑な能力を示している。ローゼンバーグが指摘したように，芸術家同様，創造的な治療者は，それがどんなに頭を悩ませるような夢の報告であっても，抵抗や症状形成のパターンであっても，個人的な幻想であっても，行き詰った感覚であったとしても，「その素材」に対して愛情を持つ。私は，創造的治療者は発達的プロセスにも愛情を持つと信じている。探索が分化と統合を生むだろうという期待がそこにはある。注意深い楽観主義的態度が持続しているのだ。良い母親と同じように，探索と成長を促すために，治療者は喜んで不確かさを求め，不安に耐えるということを表明するのである。

　シェイファー（1959）の「生成的共感（generative empathy）」についての論文の中で，アイヒホルン（Aichhorn）の "*Wayward Youth*"（1951）から事例の一部が抜粋されている。そこでは，逆説的な介入がどのように情緒的反応性の創造的な形態になりうるのかが描写されている。介入は患者を次

のステップへと動かし，自立をはっきりと認識し，さまざまな選択肢を用意する。この事例の中で，アイヒホルンは，不信感が強く反抗的な少年に「提案があるんだけど……もし嫌なら質問に答えないで」と伝えた。その少年がなぜかと尋ねると，アイヒホルンはこう答えた。「もし私が君にとって嫌な質問をしたら，君は本当のことを言わないからね。」すると少年は尋ねた。「どうしてわかるの？」アイヒホルンはこう答えた。「誰もがそうするからだよ。君も例外じゃない。私だって初めて会った人に何でも話したりしないよ」。

　われわれは治療者の共感の特徴を，大人の発達の特性として強調してきた。このトピックを終わらせる前に，おそらくもう一点つけ加えておくことが大切だと思う。共感は情緒的敏感性や反応性を基礎とはしているが，心理的に準備できている者によって行使される。共感は情緒以上のものを含むのだ。コフートが述べたように，共感は「代理内省」を含んでいる（Kohut, 1959）。それは認知や視点取得，他者や状況についての知識基盤に依拠する。知識基盤は，治療作業において共感するためのバックグラウンドを提供するものだが，非常に複雑なものだ。それは一連のスキーマ，あるいは患者の「ワーキングモデル」（過去，現在そして転移的側面を含む）と考えられるかもしれない。そして治療の中でアップデートされ続けていくものなのである（Greenson, 1960; Basch, 1983）。

共感についてのプロセスの特性

　集中的な心理療法や分析のゴールは，苦しい過去の自滅的パターンを繰り返すことから自由になることであるということには，多くの者が同意するだろう。しかし，もうひとつ重要なゴールがある。これは過去と現在の経験がつながっていることを肯定することを含む。われわれは断絶の感覚（つまり過去は過去とすること）を求める一方で，連続性の感覚（つまり過去の肯定的側面がこれまで乗り越えてきた困難を含めて，自分の過去は自分のもので，今の自分につながっているという感覚を持つこと）を持つことを求めている。治療的プロセスのこの特徴は**肯定的共感**と呼ばれるかもしれない。成功した

治療によって，患者は人生の連続性に肯定感を得られるだろう。自己表象，他者表象というどちらの意味においてもである。ベレスとアーロウ（1974）が述べたように，精神分析的作業のゴールは，患者が過去の自分自身に対する共感を育てられるようになることである。自分自身の否定してきた側面を受け入れるとともに，幼少期から現在まで連続した自分の人生の中に自分自身を位置づけることである。エリクソン（Erikson, 1950）が述べたように，患者が自分自身の一代記を作れるように助けることがゴールなのだ。このことは個性と，生物学，家族，文化に根ざす基本的な価値観とを肯定することに関係する。コフート（1971）は，自身の自己心理学における治療プロセスの中心に肯定的共感的な態度を据えた。疑いようもなく，ほとんどの精神分析の臨床家は，何をおいても，患者の個性に対する深く持続的な畏敬の念を伝える。それ以上に肯定的なものがあるだろうか？

　もうひとつ共感のプロセスの重要な特性は，**意識的であると同時に非意識的である側面を含んでいる**ということだ。共感が無意識のコミュニケーションを含むということは精神分析において長い歴史をもつ考え方であり，ドイッチュ（Deutsh, 1926）によって初めて明言され，最近ではバッシュ（Basch, 1983）によって論評された。治療者の力動的な無意識のプロセスに加えて，別の意味での前意識的あるいは非意識的なプロセスがあるのだ。それらは多面的で同時的な情報処理の能力で，感じ取り，選び，フィルターを掛け，統合し，構築する能力を含む。スキーマ的で一般的な知識を含むものもあれば，手続き的で特殊な知識を含むこともある。人工知能を含む認知科学は，進歩してわれわれの仕事に直接応用できるようになるだろう（精神分析的な起源を持つ統合については，Erdelyi, 1984; Kihlstorm, 1987; Horowits, 1988 を参照）。同様に，発達科学は治療的機能の分野に適用できる重要な情報をもたらすことだろう（Nelson, 1986; Mandler, 1983）。

　無意識的なコミュニケーションの根底にあるメカニズムは，精神分析の臨床家によって限られた方法でのみ扱われてきた。ベレスとアーロウ（1974）は，プロセスの中で言語及び非言語的な合図によって仲介される共感は，芸術家

とその鑑賞者によって共有される美的体験と似ていると述べた。ジェイコブス（Jacobs, 1973）は，共感における分析家の運動活動の役割を強調した（例；無意識なジェスチャーなど）。アーロウ（1969）も同様に，共感における運動的な隠喩の役割を議論している。

　精神分析の臨床家は共感の非意識的側面を，主に分析家と患者との共有体験という観点から考えてきた。このことは共感という行為のプロセスに対して，第三の視点をもたらす。それは**共有された意味も，共有されていない意味も含んでいる**ということだ。共感は前意識や無意識のファンタジーと結びついた情動信号も含む。つまり，転移はもちろん，逆転移の力動も考えなければならない。これまで多くの者が心理療法の作業における情動共有の役割を強調してきた（Little, 1951; Racker, 1958; Schafer, 1959; Greenson, 1960; Beres & Arlow, 1974）。ベレスとアーロウ（1974）は，分析家が共有された患者のモチベーションやファンタジーを理解する際に用いる，分析家の情動信号の警告的役割を強調した。さらに，分析家は，患者の過去の再体験を取り扱うにしたがって，共有体験に徐々に気づいていくのだ。患者はそれを完全に現在の関係性の中で体験しているのではあるが（Little, 1951）。

　発達的な視点はさらなる真実を明らかにした。分析家と患者で共有された情動経験は，新たな二者間の組織的領域を作り出す場であり，患者の誰もが持っているような人間性と独自の個性との両方を肯定する場なのだ。言いかえると，共感は相互に創造的なプロセスであり，そこでは治療関係の経験が独立要因として存在することが認められている。このプロセスは，しばしば多様性という真実を示す隠喩を含んでいる。それは創造的な作業で，その中では全体は部分の総和以上のものである（Rothenberg, 1987）。「交流的共感」とも呼ばれるものは，治療者が自己と他者という複数の役割を同時にとり，経験すると同時にその経験を変容させるプロセスなのだ。探索を促すという目的をもって，そのような創造的で変容的な共感は患者と共有される。

　精神分析の作業においては，交流的共感はおそらく非意識的だろう。実際に，共有された意味という観点で言えば，その内容の殆どは力動的無意識の

レベルで作用する。グリーンソン（1960）は「正しい共感であるには，患者が経験するのとほぼ同様に，忘れ，再抑制する必要がある」（p.422）と述べている。しかし，考えれば考えるほど，ベレスとアーロウの述べたことは非常に卓越していると思う。それは，分析家を他のどの個人とも区別するのに役立つと思う。前者はあるレベルまではそれに賛同するだろうし，後者は得体が知れないと考えるだろう。ベレスとアーロウ（1974）は以下のように続けた。「分析家の共感能力は，分析家が患者の無意識的なファンタジーの存在やその特性にまだ気づいていない段階で，その患者の無意識のファンタジーによって刺激を受ける能力によって測ることができる」（p.45）。

応答性の発達的側面

　人は応答性がなければ共感できない。対人援助の専門家の応答性は治療的行動の土台をつくるものであるということに，分析家なら同意するだろう。応答性は信頼，自信，そして一貫した期待を養うものだ。それ故，それは治療同盟にとって前提条件となる。患者の経験——つまり「基本的信頼感」（Erikson, 1950）や「自信」（Benedek, 1973）——という視点からも，治療者の経験——つまりディアトロフィックな態度（Spitz, 1956; Gitelson, 1962）——という視点からも，乳幼児期や育児との発達的類似が説明されてきた。

　私の考えでは，応答性は早期の養育状況においても，精神分析的／治療的状況の中においても，調節を通じて発現するものである。調節はバランスを保ち，極端さを防ぎ，人生の流れの中で個人が統合を維持し続けることを保障する。発達的な視点からは，調節は安全の枠を越えて最適な探索をさせるよう機能する。この視点は，サンドラー（Sandler, 1960），サンドラーとサンドラー（Sandler & Sandler, 1978），ザメロフ（Sameroff, 1983, サンドラー（1985），ザメロフとエムディ（1978）らなどの，精神分析的発達論者によって発展させられてきた視点とも合致する。また，この視点は分析的技法に関する概論書に書かれたアドバイスとも合致する。分析家は情動的体験

と解釈行為とのバランスを保持する必要があるのだ（Fenichel, 1941; Thoma & Kächele, 1987）。そこで，このセクションでは二つの形態を持つ治療的応答性の発達的側面について議論する。一つは情動調節を通して生じ，もう一つは解釈を通して生じるものである。

情動調節を通した応答性

　これは不確実性から始まるという点で発達と類似する。不確実性やそれに関連する情動体験は，心の状態に信号を送り，通常，共感的で反応の良い他者が存在する時に探索行動に向かわせる。治療者の情緒応答性は，不確実性や不安を経験することに耐えるだけでなく，むしろそれらを共有された相互の体験として経験するよう促す。探求や新たな方向の可能性を促進するためである。

　このことが発達的な類似であることは，最近の乳幼児の社会的参照に関する研究で示された。社会的参照は，不確かな状況に直面した時に，それに応じてその不確実性を解消し，行動を調節できるように，重要な他者からの情緒的な情報を探し出すプロセスである。われわれの社会的参照実験のパラダイムにおいて，見たことのないおもちゃのロボットや，知らない人，一見落ちそうに見えるガラスでカバーされた床（いわゆる視覚的断崖）など，不確実な状況を作りだした。乳幼児が探索の中で，不確実性（たとえば，明らかに下に落ちている床）に直面したら，その乳幼児は母親の顔を見る。もし，母親が恐怖や怒りの信号をだせば，この子は探索をやめてしまうだろうし，もし楽しさや興味を示せば，その子は探索を続けるだろう（Emde, 1983; Klinnert et al., 1983; Sorce et al., 1985）。社会的参照はまた，親からの禁止という不確実状況や，よちよち歩きの幼児のより広い範囲の探索においても記述されてきた。乳幼児の社会的参照はマーラーら（Mahler et al., 1975）が言うところの「確認」や「情緒的補給」，エインズワースら（Ainsworth et al., 1978）が言うところの母親を探索時に「安全基地」として利用することを想起させる。

しかし，乳幼児期と同様，セラピーの中では完全な応答性は特に重要ではない。ウィニコット（1958）が「他者といながらひとりでいること」と述べたことは重要である。患者には，問題について振り返り，深く考え，あるいは，おそらく非常に重要な情動的体験をする瞬間があるのだ。それらの瞬間は，治療者はただだ黙って，サポーティブな存在であるということを示さなければならない。そのような瞬間は，われわれの乳幼児期研究の中で見られる逆説的な時間を思い起こさせる。それは，母親がより大きな意味で情緒応答性をもつために，一時的に情緒的非応答性を発信する時なのである。これは，情緒的非応答性というより，情緒応答性のレベルの違いであるとわれわれは考えるようになった。これはたとえば，母親が読書や食事の準備や電話で話している時など，何かをして忙しい時に生じる。母親はほんのチラッとしか子どもに目をやらなかったり，見ている方向によって，自分が今応答できないということを伝える。もし関係性がうまくいっていれば，子どもはこれらの合図を理解し，探索活動や遊びや他の活動を続ける。それはあたかも母親が「後でね」とか「本当に困ったらいくわよ」と言っているかのようだ。

　同様に，治療者も常に応答的であるわけではないし，応答的であるということを表現しているわけではない。もし実際にそうしたとしたら，浸襲的なことだろう。治療的な意味において，情緒応答性は患者の発達を尊重するということを一番に含んでいる。もし治療者が応答的すぎたり，いつでも応答できるということが表現されすぎていたら，患者の発達の機会が見えなくなるかもしれないし，より集中的な治療の中では，繰り返す神経症的なパターンを明らかにすることや彼らの統合を遮ってしまうだろう。

　治療者が問題の一部にならない限り心理療法はありえない，精神分析は治療者が問題の中心にならなければ効果がない，といわれてきた。これは明らかに転移神経症の重要性に言及しているものだが，加えて分析家側について，サンドラー（1976）によって議論された「役割責任」の側面や，オグデン（Ogden, 1979）やフレミングとベネデク（Fleming & Benedek, 1966）によって議論された投影同一視や生産的逆転移への没頭についても述べている

のだ。さらに，これらのすべての発達は，コンテイン（contain：包みこみ）されたあるいは調節された感覚の中で生じる。特殊な文脈だけがこの種の経験を可能にする。その文脈とは，患者と分析家の両者に理解の共通領域がある場なのである。さらにそこでは，表現することに関する開かれた感覚が共有されており，起こってはならないこと，つまり安全性と制限の感覚も共有されている。子どもの分析を思い浮かべる人もいるだろう。子どもの分析では，言葉や行動のために後者（安全性と制限の感覚）の理解がより直接的になることがある。特に小さな子どもに対しては，分析家は不適切なことをはっきりと述べて禁止する時もあるし，時には「No」という時さえある。このことは，分析家が情緒応答的であり，子ども特有の発達体験に参加していると考えられる。

　集中的な治療プロセスにおいては，治療者は患者が何を成し遂げようとしているかということだけではなく，現在の患者の情動の状態や推測される情動信号にも注意を払わなければならない。分析家自身の情動信号のプロセスを患者が自由に使えるようにして，患者が伝えようとしていることに共鳴する治療者もいる。このことは，情動統制に発達的に類似した二つのものを思い起こさせる。もっとも顕著な類似が情動的ミラリング（映し返し）だ。コフート（1971, 1977）はそれを，治療行為においても幼少期の養育においても確認体験である，と非常にうまく表現した。もうひとつの類似は，治療者が情動的な「足場づくり」を提供する時に言及されるものだ。コフート（1977）やストロロウら（Stolorow et al., 1987）が明らかにしたように，母親が子どもの否定的な情動をなだめ，和らげることは，子どもの耐性や情動「注入」の基盤となる。（winnicott［1960］の「抱える環境」を参照）。患者は小さな子ども同様に，治療体験から特定の状況で特定の情動をどのように「注入」するのかを学ぶ。発達研究者のヴィゴツキーに従って，さらにこう言う人もいるかもしれない。「このことは発達において，『足場づくり』や牽引することによって，人が他者から学ぶプロセスをあらわしているのだ」と。この場合，治療者が（それは母親に似ているが）内的信号として情動を用いること

を実演し,実際に患者自身がそれをできるようにするということである。

解釈を通しての応答性

　これは,動きや方向性を重視するという発達的類似である。上記の応答性は,複雑な情動に対する理解だけでなく,複雑な意図や患者に「理解されている」という感覚をもたらす幅広い認知領域に対しての理解をも含んでいる。しかし,基本的に治療者の応答性はそれ以上の働きをする。それは,動きがあることを期待し,探索を促すのである。スピッツ（個人的な対話より）は,精神分析の良い解釈は患者を次の一歩へと導くと述べた。私は早期の養育から,これが力強い隠喩であると気づいた。ローゼンバーグ（1987）も似たような表現をしている。彼は,患者の新しい方向への反応をかきたてるよう「演じられる解釈」として（p.180),創造的な介入（隠喩や矛盾や皮肉）について論じた。

　解釈を通しての応答性について述べるべきことは他にもある。養育者の足場づくりと同様に,治療的解釈はより高次の統合へと「牽引」する。レーワルド（1960）の言葉で言えば,それらの解釈はつまり「……自我体制の異なるレベルにいる二人の個人が,経験の同一性を形成することに関与する,相互承認である。そういった相互作用の中で獲得された洞察は統合体験なのである」(p.25)。

　レーワルドは議論の中で,この種の統合は必ずしも意識的なプロセスではないということをわれわれに再認識させている。同様に,ブルム（Blum, 1979）は,フロイト（Freud, 1893）が初期の事例報告の中で,患者には治療結果に結びつく力動的なつながりが意識はされなくとも洞察は達成されると述べたことを指摘している。

　最後に,われわれは解釈を通しての応答性の限界について述べなければならない。治療の中で,治療関係とその意味という文脈における分離や再会に焦点が当てられることがよくある。つまり,そういう出来事を理解することが新たな能力や自律性の拡大につながるだろう。しかし,未だに相互的な応

答性についての変数は，二者間表象を探求することによって理解されているという点で限界がある。つまり，三者関係での表象，葛藤，構造化についても検討する必要があるのだ。また，治療関係を超えて検討する必要もある。つまり，家族や仲間，友人との経験によって統合し，さらにそれを拡大していく必要があるのである。

発達の基本的様式の動員

精神分析的作業における解釈へのそれと平行して，治療的行為における共感の役割に対する認識が増大した。発達的視点はある種の特性に焦点を当てる役割を果たしている。治療者側からすると，共感は乳幼児期の経験の退行的な繰り返しというよりも，むしろ大人の機能によるものである。共感の養育的・創造的な側面は，大人の能力である。共感のこれらの側面は幼少期の発達を育むことに強く関係しているし，心理療法の中での発達（成長）にとっても重要なことだ。共感的プロセスは早期の養育においても心理療法においても，肯定的，非意識的で，共有体験となる傾向がある。やはり，明らかに早期の発達とかなり似ている。乳幼児期は，ほぼノンバーバルで，感情的で，非意識的なコミュニケーションによって発達は促進される。さらに，共有された意味のほとんどは潜在的で，手続き的で，新たな探索の中で拡大していくものだ。ここでようやく，われわれは治療的応答性の重要な発達的側面があることがわかってきた。幼少期の養育におけるこのプロセスと同様に，通常われわれが治療行為と呼ぶある種の発達の促進にとって，一貫した応答性は最も重要なものである。情動信号の最適化に関しても解釈行為に関しても，この応答性の中心となる機能的側面の一つは調節である。

ここまでの議論では，精神分析の臨床家たちが，早期の養育状況の中に治療的行為のプロセスとの説得力ある類似点があると述べてきたことを強調してきた。治療者側からみると，養育役割や関連する大人の発達の特徴との類似がある。患者の側から見ると，早期の養育関係における乳幼児の発達体験

との類似がある。ここで，われわれはきわめて重要な点にたどり着いた。それらは単なる類似ではない。私は，これまでわれわれがはっきりと述べてきたことと，この30年間臨床家たちが述べてきたことは，類似というよりも，発達の基本原則であると考えている。この論文のイントロダクションは，この線に沿った提案を暗に示していた。早期に現れる特定の動機づけ構造は生物学的にしっかりと備わっていて，発達には必要なもので，人生を通してずっと続くものだ。乳幼児と養育者との関係という特殊な文脈において発達するこの構造も，発達の基本様式であるといえるだろう。従って，それらは共感を通して動員され，大人の治療行為を拡張するのである。

　私が治療的行為について主張していることは，レーワルドや精神分析の過程を発達体験の特殊な一形態として概念化してきた他の研究者たちによるところが大きい。対象関係論や最近の投影同一視や逆転移についての論文と同様に，自己心理学の大部分と完全に一致している。また，それは最近の乳幼児研究とも一致している。しかし理論的な視点から，重要な生物学的枠組みが付け加えられた。それは生涯を通じて作用している進化，時折「静かな」生物学と呼ばれるものである。

　私は発達過程の基本的な動機づけの側面は，最初に乳幼児期に現れると考えている。行動や自己制御，社会的適応，情動のモニタリングなどに対する根本的な動機は，われわれの進化生物学によると，生まれる前に種にプログラミングされている統制機能であると考えられる。それらは正常な発達の普遍的な特徴だ。おそらくこの普遍性は，なぜわれわれの理論によってそれらが一般的に推論できるのか，なぜ動機として特定されないのかということを説明するだろう。乳幼児がそれらの動機を遊びの中に正常に取り入れ情緒応答性のある養育者と一緒に「練習」する時，それらは3歳までに重要な心理的構造の発達を促す。まず1年目は，自己の情動的核を強固にしていく。2年目は，早期の道徳観の内在化（たとえば，禁止の内在化）と同様に，相互依存の感覚，ルール，共感性を発達させる。乳幼児が世界への興味を広げていく中で，親への社会的参照は共有された意味を拡大することに寄与し，こ

のプロセスにおいて大事なものだと考えられる。そういった環境の中で発達する3年目の構造は，最近になってやっと重要視されるようになった。適切な養育環境の中で充分な肯定的な感情が与えられた時，これらの早期の動機づけ構造は，「我々」という実行感覚の発達に寄与することができるのである。

　さらなる研究が必要ではあるが，これらの早期に出現する動機づけ構造に関して重要な個人差があるのだろうと信じるありとあらゆる理由がある。検証はしていないが，私は乳幼児と養育者の関係性の経験は，この特殊な性質を持つ早期の動機づけ構造には影響を与えないのではないかと考えている。その動機づけ構造は非常に広い範囲に渡っていて，後の経験によって変化しにくいものである。私は時折，経験へのそれらの早期の影響は，特に後の人間関係の中で再活性化されるとき，われわれが「体質的なもの」と考えてきたものの要素を含んでいるのではないかとさえ考えている。こういった考え方はレーワルド（1971），カーンバーグ（Kernberg, 1976），コフート（1977），サンダー（Sander, 1985），ロビンス（1983）といった精神分析的な臨床理論家たちの考え方と合致するだろう。

　私の考えでは，精神病理学は多かれ少なかれ発達的精神病理学である。人生を通して前に進んでいるその人の発達が，道をそれてしまったり，何らかの方法で妨げられたりするのだ。治療的な行為は，特殊な形態の発達的経験を通して改善することとして説明できる。それは相互的で，共感の上に成り立ち，発達の基本様式を動員するのである。

治療的行為の新規まき直し

　私の定式化は，ハンス・レーワルドの考えに特に依拠している。タイトルにある「治療的行為」というフレーズは，レーワルドの1960年のすばらしい論文からとったものだ。その中で彼は，発達的な視点から治療過程を理論化している。レーワルドは，分析家と患者の相互作用のプロセスについて考えることの重要性を指摘している。分析の中で分析家は自我の統合と分裂に介入しながら，より高度であると同時に未発達な相互作用のプロセスを観

察し，探索する。言い換えると，分析家は特に「分析舞台」上の共演者であり，その舞台の上では子どもの発達と小児神経症が再演されているのだ。新たに内在化された関係性のなかで分析家が応答的であるという事実によって，発達は動き始めるのである。レーワルドの言葉では，「分析はそれゆえ，……単に分析家の専門的スキルによってだけではなく，分析家が新たな対象関係の発達に対して自分自身を応答的にするという事実によって，（患者の）自我発達が進むようにデザインされた介入として理解される」（p.17）。

　レーワルドは，バリント（Balint, 1952）の「新規まき直し」という考えを借りて，精神分析の経験によって与えられる発達の機会について述べた。バリントは明らかにその中で，大まかな隠喩にとどまらない表現を用いているからだ。発達を引き起こす誘因，発達の欲動ともいうべきものに言及しているからだ。同じように，分析の開始時に必要である双方向的な条件について議論している者もいる。ガイテルソン（1962）はこれらの条件は「原始的なラポール」の構築だと述べており，グローヴァー（Glover, 1955）は「転移へのレデイネス」といっている。レーワルド（1960）は愛憎入り混じった転移を広く生じさせうる力動に言及した。転移は，新たな発達を開始させるために欲動を動員し，その欲望を活用する。彼の見解では，分析の開始時期における「治療的な要因」は，「早期の'いくぶん'よい母子の状況」（p196）においても見いだされる条件と似ている。

　この定式化の土台を提供しているもう一人の理論家はガイテルソン（1962）である。ガイテルソンは，レーワルド同様，治療の中でも活性化されるであろう，早期の発達の強いエネルギーが存在する可能性を示唆している。彼は「元々は，いくぶん普通の発達に向かうように働く影響因が，分析の状況の中で再び顕れること」（p.198）を「治療的要因」と述べた。ガイテルソンの考えでは，乳幼児期の二者間の状況が，精神分析的状況下で引きおこされるのである。そしてその状態は，発達を前進させるための力を蓄積する。ガイテルソンもレーワルドも，この状況を育てる際には，分析家は個人的な利害関係は持たないと述べている。そこには操作もない。精神分析はせいぜい発

達的経験の特殊な形態とみなされるぐらいだろう。精神分析において，早期の発達の中で遮断された神経症的システムは開かれ，発達的プロセスが再活性化される。ここで付け加えておくべきことは，精神分析において開始するものは幼稚でも退行的でもないということだ。確かに，それは乳幼児期を思わせるものではある。根本的な動機づけのプロセスを動員するための条件を設定することだからだ。しかし，後者は乳幼児期に顕著ではあるけれども，親密な対人関係の文脈において生涯を通して働くのである。それこそが，私が発達の根本的な様式として，それらについて述べていく理由である。

治療行為における"実行的我々（Executive We）"に向けて

　分析中期は転移と抵抗が深まる時期である。作業の中で，意味の広がりが出てくる。この段階は，発達や転移神経症への徹底操作（ワークスルー）が生じる時期として通常表現される。レーワルドの言葉では，新たな対象としての分析家が応答的であることによって，概して自我発達が再開する。私はこれを少し違うように述べたいと思う。分析中期は，患者が力動的な交流経験をするために分析家が応答的である時期である。その交流経験の中では，個体化や防衛的葛藤，真実の追求に対する関心が増大する。どちらの参加者も，さまざまな転移が発現する中で，「今」と「あの時」の経験の対立に携わる。葛藤に直面したとき，探索は大切なものとして共有される。

　私は，新たな共有された意味構造が発達するおかげで，このプロセスが可能になると考えている。そして相互性の感覚が患者と分析家の関係性の経験の中で発展し，患者の"実行的我々"が認知的であると同時に情動的であるところにまで到達する。分析家の情緒応答性が分析活動全体の中で"背景としての安心感"を供給することに加え（Sandler, 1960），分析家は「方向標識」としての機能を果たす（Mahler et al., 1975）。つまり，新たな方向に向かって詳細に分析作業をすることに対して安心感を与える。探索は不確かさと辛さの中で生じるものだ。言い換えるならば，分析中期を通して，分析家は探索の際の参照点として用いられる。コフートやラカン（Lacan）の文献から「ミ

ラリング」——つまり分析家の応答性を描写しているのだが——という言葉を用いる者もいるだろうが，私はマーレリアンの隠喩である「方向標識」という言葉の方が好ましいと考えている。というのも，それはより受動的でない表現であるし，発達的活動に対するガイダンスを意味する表現であるからだ。

　さらに，発達の基本様式の有利な点から，われわれは，このプロセスにさらなる詳細をつけ加えることができる。標準的な生物学的に備わっているプロセスが発現されるが，それらは分析家の相互作用的な情緒応答性に依拠している。レーワルド（1960）が以下のように述べたことは，ほとんどこのことを意味している。「分析において，自我発達にもその回復にも不可欠な要素は，単なる『対象』の内在化ではなく，相互作用のプロセスの内在化であると考える」（p.30）。

　共にある，意味を共有しているという強い感情を経験する瞬間が，精神分析的作業にとっては極めて重要であるということが思い起こされる。それらは，しばしば解釈活動の中での生産的な作業に対して先行し，その周囲を包んでいる。そして，以前は回避されていた情動を統制することに貢献するのである。そういった瞬間が，体制化（そして再体制化）の異なるレベルにおいて生じることもまた事実であろう。

　ジェイコブソン（J.Jacobson, 1987, 未出版）はそのような瞬間について臨床的な考察を行った。分析家の応答的な共感は深い相互性を形作り，そしてその相互性は患者の安心感やさらなる探索を可能にするのである。ジェイコブソンは事例報告の中で，治療者の解釈は，患者に対する情緒的に応答的な反応であると述べている。ジェイコブソンは患者の挑発的な発言に際して，われわれの社会的参照についての研究観察を思い出している。そして，彼は患者のコメントを以下のように理解している。

　　……尋ねるように母親をちらっと見て，「この養育者」にとってこの領域は受け入れられることなのか，耐えられることなのかを確認している。

患者は，しばしばこういう方法で新たな領域に入ると私は考えている。何らかの形で不承認や大失敗が生じることを心配し，そして，われわれの反応を念入りに調べるのだ。この参照行動という概念は，われわれにダーウィニアンの生存的次元に対する正当な敬意を払わせている。というのも，それは時にこれらの参照行動の基盤を形作っているのである。

　相互性の感覚や共有された意味の感覚を，精神分析的な作業に重要な背景変数として議論する者もいる。サンドラー（1988）は，治療の中での「我々」という感覚を，分析的な経験の中で幾人かの患者が示す「背景としての相互性の感覚」と同じとみなしている。しかし，私が述べているのは，より自信の感覚を含んでいるものだ。もっと言えば，不確実性や苦しい情動の最中で，いくらかの力を感じる感覚なのだ。時とともに，この感覚は治療的な経験から得られた共有された意味を取り込み，推進力や力動的な方向性を獲得していく。私はその元々の最適な形態を，「実行的我々（executive we）」と呼んだ。精神分析の中でそれは適応形態となり，それは双方から是認された自己分析の機能の一部になるのである。

　この種の臨床的思考を惹き付けるような刺激が，東洋の精神分析からもたらされている。西洋的な考え方や精神分析は，「我－汝」という弁証法を特徴とする。それ故「我々」という感覚や，「我－我々」という弁証法の考え方を忘れがちだ。東洋の考え方はそうではない。自己愛についてばかり考えているわれわれ西洋現代において，東洋の「我々」という感覚を取り入れた世界観へとシフトしているだろうというのは，おそらく歓迎される皮肉だろう。土居健郎は著書の中で，文化的に埋め込まれた日本の受動的な愛情形態の普遍的側面について述べたが，それは現在，激しい議論へと向かっているようだ。乳幼児期に由来し，甘えとして知られるこの愛情の形態は，早期の養育における変量に影響を受ける重要な基本的プロセスである。それは日本文化に特徴的で，非常に深い相互性の感覚や，乳幼児期に内在化され生涯を通して行動の指針となる「我々」という感覚を反映している。甘えの大部分

は潜在的で，自動的で，気づかないもので，それ自体は宣言的知識というよりも手続き的知識の中で現れる。にもかかわらず，土居はその構造を対象化し解読しようと試みた。そうする中で，彼は精神分析的な治療関係に当てはまる，普遍的特徴を見いだしたのである（Doi, 1987，未刊）。彼のさらなる論文が待たれる。

　再度解釈について戻ろう。共感は自動的に変化へと導くわけではない。転移の文脈において内的葛藤を解釈することが，依然として治療的行為の**必須条件**だ。しかし，分析中期における分析家の共感的な応答性は解釈を育むものだ。レーワルド（1960）の考え方は，この領域では特に有益なものだ。彼は，より高いレベルの分化と統合への分析的な"牽引"というものが存在することを暗に示している。レーワルドは，ヴィゴツキーの発達研究におけるこの視点についての背景には明らかに気づいていない。しかしここに，親がそのような牽引を行う早期の親子経験との類似が示されている。レーワルドは分析家の"中立性"の"肯定的な性質"について以下のように述べている。

　　……成熟した対象関係の能力は，親が子の発達についていくと同時にリードする親の能力によって表現されるものである……分析においては，もしその時々に患者が示す発達レベルの変化に合わせつつも，常に潜在的な成長という視点，つまり未来という視点から，分析家が患者に関わるのであれば，患者との成熟した対象関係は維持される（p.20）。

　それゆえ，分析の中で発達する「我々」という感覚は，幼少期の養育経験と似ており，より未構造だったものを（解釈によって）構造化していくものである。つまり，それはより高いレベルの構造へと橋渡しをして，そして新しいレベルの「我々」が発展しうるのだ。それ故，以下のように疑問に思う者もいるかもしれない。発達の中で（精神分析も含む）統合プロセスの成功を促進する「我々」のサイクルはないのだろうか？　レーワルドは，分析における基本的な発達プロセスであると考えたことについて，以下のように述べている。

……より高次の構造を持つ環境は心的装置の発達に欠かすことのできないものである。有機体と環境との間にそのような差がなければ，何の発達も生じない……分析家はより高次の構造の代表として機能し，これを患者に対して調整する（p.24）。

　分析の仕事は容易ではない。分裂と再体制化は分析の経験の中で何度も生じるプロセスだ。レーワルドは，われわれが乳幼児の社会的参照の研究において用いた視覚的断崖によく似た例を用いた。「過去を再び生きる恐怖は，われわれが到達した安定から転げ落ちる恐怖であり，より混沌とした過去そのものへの恐怖である……真の再統合へは精神的な"作業"が必要である」（p.26）。実際，ジェイコブソンが示唆したように，分析における社会的参照のプロセスは探索と統合に寄与する。

　われわれは既に以下のことを暗に述べてきた。共有された意味という特殊な治療的な雰囲気は，過去の再体験を可能にする。それは単に恐ろしさが緩和されているというだけではなく，肯定的な連続性の源となる可能性があるのだ。レーワルド（1960）はこのプロセスのことを，共有された意味の一形態であると述べた。そこでは，過去の「お化け」が転移の中で解放され，そして，過去の人へと変換されるのである。

　早期の養育経験の再体験には三つの側面があると言えるかもしれない。再体験されるであろう早期の関係様式；再体験されるであろう早期の関係の中の葛藤；自己の一部として再体験されるであろう早期に組み込まれた親のイメージや態度（歪んだミラリング）。言いかえると，患者は来談して，自分自身の核である早期の子ども時代を再体験するかもしれない——その時「自分が見られていたように自分自身を見る」かもしれない。彼は転移の中で生じたこの経験を今に当てはめて，間違った解釈をするだろう。分析家の応答性は，患者が転移的な歪曲を取り払い，自分が今見られているように自分自身を見ることを助けるのである。

　聖書の一文は，このプロセスを詩的に説明している。そこには，社会的参

照や新たな「我々」という感覚を動員することへの希望が表れている。

　私が子どもであったときには，子どもとして話し，子どもとして考え，子どもとして論じたが，大人になったときには，子どものことをやめた。今，私たちは鏡にぼんやり映るものを見ているが，その時には顔と顔を合わせて見ることになる。今，私は一部分しか知らないが，その時には，私が完全に知られているのと同じように，私も完全に知ることになる（コリント信徒への手紙　第13章，新約聖書，ジェームズ王欽定訳）。

　終結のプロセスについていくつか述べることがある。終結に際しては，別れの葛藤だけではなく，治療を通して経験されたことも再び取り扱う必要があるのだ。患者は（分析の中で）起こったことに関する共有された意味を取り入れなければならない。それに伴い，分析家は患者の拡大していく自立が妥当であることを認めなければならない。発達のプロセスの基本的特性がまた思い起こさせられる。早期の養育における安定した愛着は探索行動を生じさせる（Bowlby, 1969）。同じく，親密な関係を築く能力と自立の能力は，相反するのではなく，お互いに並行して発達するのである。

さらに先へ

　結論にあたって，歴史的観点から見た精神分析の技法についての冒頭の見解に戻る。バランスの取れた視点を持つ必要性を再検討しよう。治療行為を修正感情体験として見ること，修正共感体験として見ることは，治療関係を補完的なものとして説明する。患者は否定的な言葉として（つまり，修正すべき幼少期の欠損や歪曲を持つものとして），治療者は肯定的な言葉として（つまり，成熟した共感をもち，修正体験を提供できるものとして）描かれる。逆転移に関する臨床的な文献が広がり，この視点，つまり否定的な側面を拡大する（Emde, 1988 参照）。患者と同様，治療者も否定的な側面を持ってい

る（つまり共感の中に歪曲がある）とみなされる。それらの否定的な側面はよく生じることであり，それが考慮に入れられるのであれば，治療行為において有効に活用されるのだ。この論文は，その拡大された視点に拮抗するもの，つまり肯定的な側面を加えている。分析家にも患者にも肯定的な側面がある。重要で，生物学的に備わっている肯定的な発達の推進力は治療行為によって動き出すのである。この推進力は，近年の発達研究を通して明らかになった発達の基本的様式という観点から記述される。この様式は乳幼児期に始まり，早期の経験の間に歪められるかもしれないし，歪められないかもしれないが，人生を通じて発達の潜在能力として続いていくのだ。治療関係は，発達の基本的様式を再活性化させることができるような環境を提供する。治療者の共感的な応答性は，われわれの作業の中でそれらの様式が背景の大きな影響力として働くことを可能にするという点において特に重要だと考えられる。

　注意すべき点をいくつか挙げて，この肯定的で楽観的な論文を終えねばならないだろう。まず，相互性の感覚や「我々」という感覚は，心理療法のなかで抵抗にあったり，力強い解釈を要したりするかもしれないということを心に留めておくことが重要だ（Sandler, 1988）。二つ目に，多くの肯定的なエネルギーを持っているにもかかわらず，治療的プロセスは困難になりがちだ。早期の経験が，変化に向かう能力を著しく制限するという側面があるのだ。おそらくこれらの側面はフロイトが「体質的」と述べたものに近いものであり，内在化された早期の関係性の経験に起因するものだろう。おそらくこれらの側面はアンナ・フロイトが「自我拘束」と呼んだものであり，特に変化しにくい精神生物学的「基盤」を表している（Sandler, 1988）。三つ目に，われわれは共感を理想化してはならない。シャピロー（1981）が指摘したように，分析家の共感的反応における誤りから危険が生じることもあるのだ。グローヴァー（1931）が，不正確なあるいは未熟な解釈に関して実証したものと同様に，知性化，防衛の強化，依存の増大といった共感の"不発"による悪影響があるだろう。われわれはすべての治療的介入——解釈であれ，

共感的肯定であれ，質問への無反応であれ——には敏感性，思いやり，適切なタイミングが必要であるということに気づかされる。分析家は患者の差し迫った要求と，分析の発達プロセスとの両方に関心を向けねばならない。分析家の共感的反応が逆説的に無言を引き起こす時がある。そのような時は，以下のことを思い出すとよいだろう。早期の養育と同様に，干渉しないことが探索行動を促進し，侵襲的でないことが発達を可能にすることがあるのだ。

四つ目の注意すべきポイントは最も重要だ。われわれはもっと知識が必要なのである。共感的応答性のプロセスは，それを心配する人がいるけれど，自然科学の外にあるのではない (Shapiro, 1981)。情緒的なコミュニケーションは増加している実証的調査のテーマとなっている (Campos et al., 1983 を参照)。従って，発達の基本的様式と治療的行為に関するこの小論文の定式化は，実証的な検証を乗り越えたとき，はじめて価値あるものとなるだろう。この定式化は適用の取り組みを導き，研究へとつながるに違いない。

文　献

Aichhorn, A. (1951). *Wayward Youth*. London: Imago.
Ainsworth, M. D. S., Blehar, M., Waters, E. & Wall, S. (1978). *Patterns of Attachment*. Hillsdale, N. J.: Erlbaum Associates.
Alexander, F. & French, T. M. (1946). The principle of flexibility. In *Psychoanaltic Therapy: Principles and Application*. New York: Ronald Press.
Arlow, J. A. (1969). Motor behavior as nonverbal communication. *J. Amer. Psychoanal. Assn.*, 17; 955-967.
Balint, M. (1952). New beginning and the paranoid and the depressive syndromes. *Int. J. Psychoanal.*, 33; 214-224.
Basch, M. F. (1983). Empathic understanding: a review of the concept and some theoretical considerations. *J. Amer. Psychoanal. Assn.*, 31; 101-126.
Benedek, T. (1970). Parenthood during the life cycle. In *Parenthood: Its Psychology and Psychopathology*, ed. E. J. Anthony & T. Benedek. Boston: Little, Brown, pp. 185-206.
— (1973). *Adaptation to Reality in Early Infancy. Psychoanalytic Investigations*. New York. Quadrangle.

Beres, D. & Arlow, J. A. (1974). Fantasy and identification in empathy. *Psychoanal. Q.*, 43; 26-50.

Blum, H. P. (1979). The curative and creative aspects of insight. *J. Amer. Psychoanal. Assn.*, 27 (Suppl.); 41-69.

Bowlby. J. (1969). *Attachment and Loss, Vol. 1, Attachment.* New York: Basic Books.

— (1988). Developmental psychiatry comes of age. *Amer. J. Psychiat.*, 145; 1-10.

Bruner, J. (1983). *Child's Talk.* New York: Norton.

Campos, J. J., Barrett, K. C., Lamb, M. E., Goldsmith, H. H. & Stenberg, C. (1983). Socioemotional development. In *Handbook of Child Psychology, Vol. 2*, ed. P. H. Mussen. New York: Wiley.

Deutsch, H. (1926). Occult processes occurring during psychoanalysis. In *Psychoanalysis and the Occult,* ed. G. Devereux. New York: Int. Univ. Press, 1953, pp.133-146.

Eissler. K. R. (1950). The Chicago Institute of Psychoanalysis and the sixth period of the development of psychoanalytic technique. *J. General Psychol.*, 42; 103-157.

— (1953). The effect of the structure of the ego on psychoanalytic technique. *J. Amer. Psychonnal. Assn.*, 1; 104-143.

Emde, R. N. (1980). A developmental orientation in psychoanalysis: ways of thinking about new knowledge and further research. *Psychoanal. Contemp. Thought*, 3; 213-235.

— (1981). Changing models of infancy and the nature of early development: remodeling the foundation. *J. Amer. Psychoanal. Assn.*, 29; 179-219.

— (1983). The prerepresentational self and its affective core. *Psychoanal. Study Child*, 38; 165-192.

— (1988). Development terminable and interminable: I. Innate and motivational factors from infancy. *Int. J. Psychoanal.*, 69; 23-42.

Engel, E. (1962). Anxiety and depression withdrawal: the primary affects of unpleasure. *Int. J. Psychoanal.*, 43; 89-97.

Erdelyi, N. H. (1984). *Psychoanalysis: Freud's Cognitive Psychology.* San Francisco: W. H. Freeman.

Erikson, E. H. (1950). *Childhood and Society.* New York: Norton.

Fenichel, O. (1941). *Problems of Psychoanalytic Technique.* New York: Psychoanal. Q.

Ferenczi, S. (1928). The elasticity of psychoanalytic technique. In *Problems and Methods of Psychoanalysis.* New York: Basic Books, 1955, pp. 7-102.

Ferreira, A. J. (1961). Empathy and the bridge function of the ego. *J. Amer. Psychoanal. Assn.*, 9; 91-105.

Fleming, J. (1975). Some observations on object constancy in the psychoanalysis of adults. *J. Amer. Psychoanal. Assn.*, 23; 743-759.

—& Benedek. T. (1966). *Psychoanalytic Supervision*. New York: Grune & Stratton.

Fliess, R. (1953). Countertransference and counteridentification. *J. Amer. Psychoanal. Assn.*, 1; 268-284.

Fraiberg, S., Adelson, E. & Shapiro, V. (1975). Ghosts in the nursery. *J. Child Psychiat.*, 14 (3); 387-421.

Freud, S. (1893). A case of successful treatment by hypnotism. *S. E.*, 1.

— (1918). Lines of advance in psycho-analytic therapy. *S. E.*, 17.

Friedman, L. (1978). Trends in the psychoanalytic theory of treatment. *Psychoanal. Q.*, 47; 524-567.

Gitelson, M. (1962). The curative factors in psycho-analysis. I. The first phase of psycho-analysis. *Int. J. Psychoanal.*, 43; 194-204.

Glover, E. (1931). The therapeutic effect of inexact interpretation: a contribution to the theory of suggestion. *Int. J. Psychoanal.*, 12; 397-411.

— (1955). *The Technique of Psychoanalysis*. New York: Int. Univ. Press.

Goldberg, A., Ed. (1978). *The Psychology of the Self. A Casebook*. New York: Int. Univ. Press.

Greenson, R. R. (1960). Empathy and its vicissitudes. *Int. J. Psychoanal.*, 41; 418-424.

Horowitz, M. J. (1988). *Introduction to Psychodynamics: A New Synthesis*. New York: Basic Books.

Jacobs, T. J. (1973). Posture, gesture, and movement in the analyst: cues to interpretation and countertransference. *J. Amer. Psychoanal. Assn.*, 21; 77-92.

Kaye, K. (1982). *The Mental and Social Life of Babies*. Chicago: Univ. Chicago Press.

Kernberg, O. F. (1976). *Object Relations Theory and Clinical Psychoanalysis*. New York: Aronson.

Kihlstrom, J. F. (1987). The cognitive unconscious. *Science*, 237; 1445-1452.

Klinnert, M. D., Campos, J., Sorce, J. F., Emde, R. N. & Svejda, M. J. (1983). Social referencing: emotional expressions as behavior regulators. In *Emotion: Theory, Research. and Experience. Vol. 2: Emotions in Early Development*, ed. R. Plutchik & H. Kellerman. Orlando, Fla.: Academic Press, pp. 57-86.

Kohut, H. (1959). Introspection, empathy, and psychoanalysis: an examination of

the relationship between mode of observation and theory. *J. Amer. Psychoanal. Assn.,* 7; 459-483.
―(1971). *The Analysis of the Self.* New York: Int. Univ. Press.
―(1977). *The Restoration of the Self.* New York: Int. Univ. Press.
Kris, E. (1952). *Psychoanalytic Explorations in Art.* New York: Int. Univ. Press.
Lipton, S. D. (1977). The advantages of Freud's technique as shown in his analysis of the Rat Man. *Int. J. Psychoanal.,* 41; 16-33.
Little, M. (1951). Counter-transference and the patient's response to it. *Int. J. Psychoanal.,* 32; 32-40.
Loewald, H. W. (1960). On the therapeutic action of psycho-analysis. *Int. J. Psychoanal.,* 41; 16-33.
―(1971). On motivation and instinct theory. *Psychoanal. Study Child,* 26; 91-128.
―(1980). Reflections on the psychoanalytic process and its therapeutic potential. In *Papers on Psychoanalysis.* New Haven: Yale Univ. Press, pp. 372-383.
Mahler, M. S., Pine, R. & Bergman, A. (1975). *The Psychological Birth of the Human Infant: Symbiosis and Individuation.* New York: Basic Books.
Main, M., Kaplan. N. & Cassidy. J. (1985). Security in infancy, childhood, and adulthood: a move to the level of representation. In *Growing Points in Attachment Theory and Reseach,* ed. I. Bretherton & E. Waters. *Monogr. Soc. Res. Child Devel.,* 50; 66-104.
Mandler, J.(1983). Representation. In *Handbook of Child Psychology, Vol. 3,* ed. P. H. Mussen. New York: Wiley, pp. 420-494.
Nelson, K. (1986). *Event Knowledge.* Hillsdale , N. J.: Erlbaum.
Ogden, T. H. (1979). On projective identification. *Int. J. Psychoanal.,* 60; 357-373.
Papousek, H. & Papousek, M. (1979). Early ontogeny of human social interaction: its biological roots and social dimensions. In *Human Ethology: Claims and Limits of a New Discipline,* ed. K. Foppa, W. Lepenies & D. Ploog. Cambridge: Cambridge Univ. Press, pp. 456-489.
Racker, H. (1958). Psychoanalytic technique and the analyst's unconscious masochism. *Psychoanal. Q.* 27; 555-562.
Reik, T. (1936). *Surprise and the Psychoanalyst.* London: Kegan Paul.
Ricks, M. H. (1985). The social transition of parental behavior: attachment across generations. In *Growing Points in Attachment Theory and Research,* ed. I. Bretherton & E. Waters. *Monogr. Soc. Res. Child Deuel.,* 50; 211-227.
Robbins, M. (1983). Toward a new mind model for the primitive personalities. *Int. J. Psychoanal.,* 64; 127-148.
Rogoff, B. (1987). The joint socialization of development by young children and

adults. In *Social Influences and Behavior*, ed. M. Lewis & S. Feinman. New York: Plenum, pp. 57-82.

Rothenberg, A. (1987). *The Creative Process of Psychotherapy*. New York: Norton.

Sameroff, A. J. (1983). Developmental systems: contexts and evolution. In *Handbook of Child Psychology, Vol. I*, ed. P. H. Mussen. New York: Wiley, pp. 237-294.

—& Emde, R. H., Eds. (in press). *Relationship Disturbances in Early Childhood: A Developmental Approach*. New York: Basic Books.

Sander, L. W. (1985). Toward a logic of organization in psychobiological development. In *Biologic Response Styles: Clinical Implications*, ed. K. Klar & L. Siever. Washington, D.C.: Amer. Psychiat. Press, pp. 20-36.

Sandler, J. (1960). The background of safety. *Int. J. Psychoanal.*, 41; 352-365.

— (1976). Countertransference and role-responsiveness. *Int. Rev. Psychoanal.*, 3; 43-47.

— (1988). Psychoanalytic technique and "analysis terminable and interminable." *Int. J. Psychoanal.*, 69; 335-345.

—& Sandler, A.-M. (1978). On the development of object relationships and affects. *Int. J. Psychoanal.*, 59; 285-296.

Schafer, R.(1959). Generative empathy in the treatment situation. *Psychoanal. Q.*, 28; 342-373.

Settlage, C. F. (1980). Psychoanalytic developmental thinking in current and historical perspective. *Psychoanal. Contemp. Thought*, 3; 139-170.

Shapiro, T. (1981). Empathy: a critical reevaluation. *Psychoanal. Inq.*, 1; 423-448.

Sharpe, E. F. (1930). The analysand. In *Collected Papers on Psychoanalysis*. London: Hogarth Press, 1950, pp. 22-37.

Sorce, J. F., Emde, R. N., Campos, J. & Klinnert, M. D. (1985). Maternal emotional signaling: its effect on the visual cliff behavior of one-year-olds. *Devel. Psychol.*, 21; 337-341.

Spitz, R. A. (1956). Transference: the analytical setting. *Int. J. Psyclwanal.*, 37; 380-385.

Stolorow, R. D., Atwood, G. & Lachmann, F. (1981). Transference and countertransference in the analysis of developmental arrests. *Bull. Menninger Clin.*, 45; 20-28.

—Brandchaft, B. & Atwood, G. E. (1987). *Psychoanalytic Treatment: An Intersubjective Approach*. Hillsdale, N. J.: Analytic Press.

Thomä, H. & Kächele, H. (1987). *Psychoanalytic Practice*. New York: Springer.

Vygotsky, L. S. (1934). *Thought and Language*. Cambridge, Mass.: M.I.T. Press, 1962.
— (1978). *Mind in Society: The Development of Higher Psychological Processes*. Cambridge, Mass.: Harvard Univ. Press.
Wertsch, J. V. (1985). *Vygotsky and the Social Formation of Mind*. Cambridge, Mass.: Harvard Univ. Press.
Winnicott, D. W. (1953). Transitional objects and transitional phenomena: a study of the first not-me possession. *Int. J. Psychoanal.*, 43; 89-97.
— (1958). The capacity to be alone. In *The Maturational Processes and the Facilitating Environment*. New York: Int. Univ. Press, 1966, pp. 29-36.
— (1960). The theory of the parent-infant relationship. *Int. J. Psychoanal.*, 41; 585-595.
Wolf, E. (1980). On the developmental line of selfobject relations. In *Advances in Self Psychology*, ed. A. Goldberg. New York: Int. Univ. Press, pp. 117-130.

情緒応答性の研究における次のステップ

　情緒応答性は，臨床家にとって興味をそそられる関係性の構成概念である。この概念は，その特別な有効性ゆえに精神分析や小児科の現場において，1970年代から1980年代に発達した（Emde, 1980; Emde & Easterbrooks, 1985; Emde, Graensbauer, & Harmon, 1981; Mahler, Pine, & Bergman, 1975）。しかしまた，情緒応答性という構成概念は，重要な理論的根拠ゆえに発達したともいえる。そのため，この特集号がもたらすさまざまな貢献についてコメントする前に，その理論的背景のいくつかを再検討することが適当と思われる。

情緒理論と情緒応答性

　情緒応答性は，心理学において理論モデルが変化しつつある時代に清新的な考えとして登場した。20世紀半ば以後の20年間に支配的だった見解では，情緒を混乱を招くような状態とみなしてきたが，その代わりに情緒を適応的過程とみなす方向へと変化した。この見解はチャールズ・ダーウィン（Charles Darwin, 1872）による100年前の枠組みにより近いものであった。情緒を適応的過程とみなす見解は，さらに一般的な視点の変化にも組み込まれるものであった。すなわち，発達を受動的な刺激－反応モデルによって考えることから，より能動的な有機体モデルによって考えることへの変化である。この視点からすると，早期の発達過程は，能動的であり，次第に複雑さが組織化

し，養育環境の中で個人が変化するという力動的な交流を伴うものとして評価される。その結果，情緒はこの新しい枠組みの中で捉えられることとなった。情緒は能動的な精神生物学的システムであり，以下の二通りの方法で適応をもたらすと考えられる。それはすなわち，(1)（一個人が接近したり，回避したりする）動機づけによる適応，そして（2)（重要な他者に対する要求や意図を信号で伝えるための基礎となる）コミュニケーションによる適応である。思考においてひとたび上記のような思考の転換が起こると，調節の原理が活動し始める。まさに他の適応的精神生物学的システムと同じように，調節は情緒システムにとっても中心的なものと見なされたのである。これは調節が，予測される情緒機能の適応的な中央域だと考えると共に，過小，または過剰に機能する調節障害という両極端な域が存在しうることをも意味していた。情緒理論のさらなる転換は，適応的な交流についてのいろいろな意味合いに関係していた。個人のさまざまな情緒は，環境との関連でその個人が持つ目的を通してのみ理解されうるものなのである（Campos, Mumme, Kermoian, & Campos, 1994; Lazarus, 1991)。

　こうした情緒理論を背景として，情緒応答性についての思索が明確となり，情緒応答性は関係性の概念として評価されるようになった。情緒信号とそれに対応する目的を含む，調節的で適応的な交換が養育者と乳幼児との間にそのときどき起こることがわかり，さらにこのような交換は，発達にとって不可欠で重要な側面として評価されるようになった。発達中の一個人は，時と共に，他者との関係の中で自己がもつ期待に有益な情報を蓄積すると共に，情緒につながった目的と結果についての経験を蓄積していく。そしてまた他者からの情緒信号は，社会的参照をする中で不確実性を解消するために利用されるので，それらの経験に対して重要な貢献をもたらす。すなわち，情緒信号によって自分自身の情緒を他者の期待と目的に関連づけることができるのである（Sorce & Emde, 1981; Sorce, Emde, Campos, & Klinnert, 1985)。発達の一部分である情緒交換の本質的な性質を考えてみると，"情緒的栄養補給"や"情緒的燃料補給"という隠喩が養育という文脈の中で時として

思い起こされるであろう（Biringen, Emde, Campos, & Appelbaum, 1995; Mahler et al., 1975）。当然のことながらその後臨床家や研究者たちは個人差に興味を持つようになった。情緒応答性の質に見られる観察された変数は，どの程度養育の二者関係の中で蓄積された経験についての歴史の指標となるのだろうか？ そのような変数のどの程度が養育的な関係性のより広い側面を反映するのだろうか？

時を待たずして，情緒応答性の構成概念——特に早期発達に適用される時——が愛着理論と一致し，そうした理論をより豊かにするであろうと多くの人々が考えるようになった。この号で論じられているように，ボウルビー（John Bowlby）の愛着理論もまた適応過程に基礎づけられ，洗練された精神生物学的理論として存在している。愛着は乳幼児にとっての生物学的機能であるだけではなく，早期の養育者との相互作用や経験の本質的特徴をもつものであった。愛着のパターンが特定され，そのことによって愛着研究と愛着理論のおもだった関心として個人差に焦点が当たるようになった。ボウルビーの理論形成のいくつかの側面に，エインズワース（Ainsworth）とその同僚らの操作的研究によって明確に実体化され（Ainsworth, Blehar, Waters, & Wall, 1978），そこでは母親の敏感性という概念が，情緒応答性の概念と極めて近い結びつきがあるように示された。そのときどきに特徴づけられる母親と乳幼児との適応的な交換は，こうした母親の敏感性と応答性によって，乳幼児の愛着の安定に貢献することが予測される。実際，オリジナルとなるエインズワースと同僚らが行ったボルチモア（Baltimore）研究以来，たくさんの研究がなされ，早期乳幼児期に測定された母親の敏感性と2年目に測定された愛着の安定性との関連が示されるようになった。最も印象的なのは，この関連を確証したドゥウォルフとアイゼンドールン（DeWolff & van IJzendoorn, 1997）による，メタ分析の研究である。明敏な読者は，さらなる研究の必要性を提示したこの研究からの問題をもっと知りたいと思うのではないだろうか。まず第一に，この関連性の中で説明されている変数はあまり多くない。このことは母親の敏感性以外に愛着の安定性をもたらす他

の重要な影響がある可能性を暗に示しているといえる。それらの影響とは何だろうか？　第二に，愛着に加えて，情緒交換を含め，他の重要な側面が養育関係にとってあるのではないかということである。

　そこで，この号では，評価について論を導いていこうと思う。情緒応答性に関する評価には，愛着の評価にはふつう含まれていない関係性という別の側面が組み込まれている。すなわち，養育者側の構造化や侵襲性についての側面と，子ども側の反応性や関与についての側面である。情緒応答性は関係性の構成概念としてはっきり定義され，そこでは両者からの貢献度合いが評価されるのである（Biringen & Robinson, 1991）。それでは，情緒応答性と愛着の安定性との関連はどのようなものなのだろうか？　もし関連があるのなら，違った年代や違った愛着測定にもそれは当てはまるのだろうか？

情緒応答性と愛着

　この号の寄稿では，数々の印象深い場面で情緒応答性の評価が愛着の評価と関連していることが実証されている。さまざまな評価と場面設定を要約することには価値がありそうである。六つの研究すべてにおいてなされた情緒応答性の評価は，ビリンゲン（Biringen）とその同僚らによって考案された観察評価尺度を使用するとともに，そこでは個別の報告内容によるいくつかの修正がなされている。観察された情緒応答性の評価は六つの研究にわたって行われ，12カ月から7歳までの年齢の範囲に及んでいる。愛着の評価は以下の三通りであり，ストレンジシチュエーション法が三つの研究において，母親のAAI（成人愛着面接）が二つの研究において，そして親の愛着面接が一つの研究において実施された。三つの研究では子どもに対する愛着の評価が12カ月から18カ月の間に行われ，両親に対する愛着の評価はターゲットとなる子どもが3歳半から5歳の時に行われた。三つの研究では，低リスク母集団に対して行われ，また三つの研究では親の養育がハイリスクであると確認された母集団に対して行われた。研究のうちの四つは横断的測定を実

施し,二つの研究は縦断的測定を実施した。さらに,四つの研究がアメリカ合衆国で行われ,一つはイスラエルで,一つはカナダで行われ,そのうち四つの研究は大都市地域,二つはそれより小さい都市で行われた。

　情緒応答性の評価と愛着の評価との間の関連とは何なのだろうか？　三つの研究では,観察された情緒応答性の評価がストレンジシチュエーション法を用いた愛着の評価と有意に関連していることを実証している。一つの研究では,12カ月における安着の安定性／不安定性とのそうした関連を実証しており,一方別の研究では18カ月におけるそのような関連が実証されている。三つ目の研究では,7歳で評定され観察された情緒応答性と,それに先駆けて行われた18カ月の時のストレンジシチュエーション法における愛着との関連が実証されている。

　他の三つの研究は,子どもの母親がもつ表象的水準での愛着の評価との有意な関連性を実証している。これらのうちの二つの研究は,観察された情緒応答性と成人愛着面接を用いてその関連を実証しており,一つは,子どもが5歳の時,そしてもう一方は子どもが18カ月から42カ月の時に行われた。三つ目の研究は,子どもの年齢が18カ月から39カ月の間の三つのポイントにおいて縦断的に観察され,観察された情緒応答性と親としての母親の自己表象との間の関連性を示している。

　興味深いことに,情緒応答性のコード化におけるさまざまな特性が愛着の評価測定と統計的に有意な関連を示していたが,六つのうち五つの研究で,母親の敏感性がそれらの特性の中の一つであったことは,注目すべきである。これらの研究により,愛着評価との関連という観点から,観察された情緒応答性のコード化の有用性を証拠づける一定のパターンが見いだされたのは大変満足のいくことであった。このようにして,一群の研究は,情緒応答性のコード化に収束的妥当性を付け加えるものとして評価されうるものである。しかしながら,それらの研究は,愛着測定に関連のない多くの一致しないものが存在することも示している。一つの構成概念としての情緒応答性は確かに愛着との重なり合いがある。しかしその向こうには何が起こっているのだ

ろうか？　言い換えれば，情緒応答性が早期乳幼児－養育者関係の他の側面に関連することを期待すべきではないのだろうか？　このような側面には以下のような事柄を含むかもしれない。たとえばしつけと統制，混乱と統制，学習と教育，警戒と保護，遊ぶことなどがあげられる（Emde, 1989）。臨床家の視点から言うと，観察された情緒応答性は興味をそそられるものである。なぜなら，情緒応答性は，関係性の中で物事がどれくらいうまくいっているのか（またはうまくいっていないのか）を示す指標として役立つからである。そのために次の章では，情緒応答性の研究について次のステップを探索したいと思う。

次のステップ：四つの文脈で情緒応答性の変数を調査すること

　構成概念としての情緒応答性の有効性に関して，明らかに多くのことが調査されないままであるようだが，それは，記入式評価尺度の有効性についても同様である。私としては多くの異なる文脈で変数を研究する必要があると考える。

　まずはじめに，正常変動という文脈に関することである。情緒についての人間生物学上の普遍的特性が明らかにされている一方，情緒表現や情緒の適応的な利用法には文化的な差をみることが重要な点であろう。たとえば，よく知られている違いをあげてみよう。北欧と，南欧すなわち地中海文化との違いである。周知のように，前者は情緒表現がより抑制的であり，後者は表現がより豊かである。そして，ジフ（Ziv）らが論文で議論したように，表現の文化的な違いは，疑いもなくストレンジシチュエーション法の下位グループにある出現率の差に寄与している。文化はどのように情緒応答性の変数に影響を及ぼしているのだろうか？　この分野での意味のある研究が必要とされており，違う地域を比較することだけではなく，その国の中にある変動を調査することによっても，こうした研究の可能性があることをわれわれは覚えておくべきである。この号で研究が行われた国々――イスラエル，ア

メリカ合衆国，カナダ——は，文化的にまったく異なっているため，このような変数を考える上で大いに期待される。

　情緒応答性の変数についての類似の研究は，発達研究に関してもその機会を提供する。そしてこの号での数々の研究報告によって，研究着手への動機が高まるだろう。7歳時の観察でコード化された情緒応答性は，よちよち歩きのより早期での観察にきわめて有意に関係しているように思われる（Easterbrooks et al., 本論文）。18カ月から36カ月の期間に縦断的に研究されコード化された情緒応答性の中で見いだされた異なる側面は，40カ月における母親表象と関連している。興味深いことに，この年齢期の早期には母親の敏感性が重要であったものが，後期では母親の構造化が重要となるという外観上の転換が見られるのである（Biringen et al.）。情緒応答性のコード化は，異なる年齢での異なる発達的文脈の中で予測される変数のデータから明らかに恩恵を得るだろう。

　さらに正常変動への理解は，気質に関する研究によって進められるであろう。情緒表現は気質によって異なることが知られている。たとえば，見知らぬ人々の中で行動抑制を見せる子どももいれば，それとは対照的に外向的で，元気にあふれた表情を見せる子どももいる（Kagan, 1994）。情緒応答性の評価は子どもたちの気質によってどのように違うのだろうか？　そのような評価は特定の養育環境に適合していることにどのように関連しているのだろうか？　情緒応答性は，「相性」を考える際の有効な指標になり得るのだろうか？（Thomas & Chess, 1980）

　研究を必要とする変数のもう一つの文脈は，危機介入と予防的介入という条件での情緒応答性に関するものである。この号のスワンソン（Swanson）らの論文では，観察された情緒応答性は，周産期の薬物暴露のケースについての研究に有効かもしれないとされており，イースターブルックス（Easterbrooks）らの論文では，産褥期のうつ状態への有効性が示唆されている。より多くの研究が行われる必要があり，（早産を含む）生物学的リスクの条件下と，（貧困とそれに付随する複数のストレッサーを含む）環境

的リスクの条件下の両方における研究が必要である。情緒応答性を評価するための臨床上の理論的根拠を考えると，この分野での変数は，予防的介入のために，ますます関心が向けられるべきである（Robinson, Emde, & Korfmacher, 1997）。

　研究を必要とする変数のもう一つの文脈は，病理の鑑別とそれによる代替的な発達経路に関係している。以下の事柄に関する変数を知ることが有効であろう。「それらは，発達的な障害や，診断的分類で記述されている自閉症，調節障害，外傷後ストレス障害，早期の感情障害などのような早期にあらわれる精神障害である」（Zero to Three, 1994）。コード化の修正は，このような病理的文脈において行う必要があるのだろうか？　関係性障害を特定し類型化する上で，観察された情緒応答性の評価はどの程度まで有効になるのだろうか？（Sameroff & Emde, 1989）

　情緒応答性の変数についての第四の文脈は，表象に関するものである。この号の論文の数々は，この分野で最も有望な出発点を提供する素晴らしいものである。二つの論文はAAI（成人愛着面接）を用いて表象を扱い，一つは親の愛着面接を用いている。それらの論文は，（多様な関係性の文脈における）親－表象の適応的な変動についての研究に価値をおくと共に，生産的研究に向けた次なる一連のステップに光を当てているようである。「このことは，他者との関係の中で情緒的に応答可能な自己について，その子どものもつ表象を調査する必要性と関係している。」現代研究は未就学期にはストーリー・ステム ナラティブ（story-stem narratives）（Oppenheim, Emde, & Warren, 1997; Warren, Oppenheim, & Emde, 1996）を使用し，標準化された評価によって子どもから直接的に得られる表象の研究を行うことの可能性を提示している。これらの表象を特定の関係性（たとえば母親と父親）によって観察された情緒応答性の測定結果に関係づけることだけではなく，より重要なのはそのような表象的測定結果を，病理学および成人の場合と同様にセラピーへの関与に結びつけられるのではないかということである（Emde, 1999）。その結果，さまざまな関係性の文脈で情緒応答性についての表象の

研究を行うことができるであろう。世代を超え，時間を超え，家族や親しい友人の関係性を超えたさまざまな変数もまた，組織的学問を必要としている現在の学問にとって最先端の素材である。たくさんの機会が開かれている。何であろうとも，この論点を実験的に開始することで探索への新しい展望のとびらが開かれるであろう。

文　献

Ainsworth, M. D. S., Blehar, M., Waters, E., & Wall, S. (1978). *Patterns of attachment: A psychological Study of the Strange Situation.* Hillsdale, NJ: Erlbaum.

Biringen, Z., Emde, R. N., Campos, J. J., & Appelbaum, M. I. (1995). Affective reorganization in the infant, the mother, and the dyad: The role of upright locomotion and its timing. *Child Developnment,* 66 (2); 499-514.

Biringen, Z., & Robinson, J. (1991). Emotional availability in mother-child interactions: A reconceptualization for research. *American Journal of Orthopsychiatry,* 6; 258-271.

Campos, J. J., Mumme, D. L., Kermoian, R., & Campos, R. G. (1994). A functionalist Perspective on the nature of emotion (Commentary). In N. A. Fox (Ed.), The development of emotion regulation. *Monographs of the Society for Research in Child Development,* 59 (2-3, Serial No. 240).

Darwin, C. (1872). *The expressions of emotions in man and animals.* London: John Murray.

DeWolff, M., & van IJzendoorn, M. (1997), Sensitivity and attachment: A metaanalysis on parental antecedents of infant attachment. *Child Development,* 68; 571-591.

Emde, R. N. (1980). Emotional availability: A reciprocal reward syslem for infants and parents with implications for prevention of psychosocial disorders. In P. M. Taylor (Ed.), *Parent-infant relationships* (pp. 87-115). Orlando, FL: Grune & Stratton.

Emde, R. N. (1989). The infant's relationship experience: developmental and affcctive aspects. In A. J. Sameroff & R. N. Emde (Eds), *Relationship disturbances in early childhood: A developmental approach.* New York: Basic Books.

Emde, R. N. (1999). Moving ahead: Integrating influences of affective processes for development and for psychoanalysis. *International Journal of Psycho-Analysis,* 80 (2); 317-339.

Emde, R. N., & Easterbrooks, M. A. (1985). Assessing emotional availability in early development. In W. K. Frankenburg, R. N. Emde & J. W. Sullivan (Eds), *Early identifcation of children at risk: An international perspective* (pp. 79-101). New York: Plenum.

Emde, R. N., Gaensbauer, T. J., & Harmon, R. J. (1981). Using our emotions: Some principles for appraising emotional development and intervention. In M. Lewis & L. Taft (Eds), *Developmental disabilities in preschool children* (pp. 409-424). New York: S. P. Medical & Scientific Books.

Kagan, J. (1994). *Galen's prophecy: Temperament in human nature.* New York: Basic Books.

Lazarus, R. S. (1991). *Emotion and adaptation.* New York: Oxford University Press.

Mahler, M. S., Pine, F., & Bergman, A. (1975). *The psychological birth of the human infant: Symbiosis and individuation.* New York: Basic Books.

Oppenheim, D., Emde, R. N., & Warren, S. (1997). Children's narrative representations of mothers: Their development and associations with child and mother adaptation. *Child Development,* 68 (1); 127-138.

Robinson, J. L., Emde, R. N., & Korfmacher, J. (1997). Integrating an emotional regulation Perspective in a program of prenatal and early childhood home visitation. *Journal of Community Psychology,* 25 (1); 59-75.

Sameroff, A. J., & Emde, R. N. (Eds) (1989). *Relationship disturbances in early childhood: A developmental approach.* New York: Basic Books.

Sorce, J. F., & Emde, R. N. (1981). Mother's presence is not enough: Effect of emotional availability on infant exploration. *Developmental Psychology, 17* (6); 737-745.

Sorce, J. F., Emde, R. N., Campos, J. J., & Klinnert, M. D. (1985). Maternal emotional signaling: Its effect on the visual cliff behavior of 1-year-olds. *Developmental Psychology, 21* (1); 195-200.

Thomas, A., & Chess, S. (1980). *The dynamics of psychological development.* New York: Brunner/Mazel.

Warren, S. L., Oppenheim, D., & Emde, R. N. (1996). Can emotions and themes in children's play predict behavior problems? *Journal of the American Academy of Child and Adolescent Psychiatry, 34* (10); 1331-1337.

Zero to Three/National Center for Clinical Infant Programs (1994). *Diagnostic classification: 0-3.* Diagnostic classification of mental health and developmental disorders of infancy and early childhood. Arlington, VA: Zero to Three/National Center for Clinical Infant Programs.

解　題

ロバート・エムディ先生の世界

はじめに

　ロバート・エムディ博士とはどのような人か？　まず米国の乳幼児を中心とする母子保健の臨床家はすかさず「いい人だ」と笑顔になる。かつて筆者は英国精神分析協会独立派の長老のジョン・パデル先生に「毎日精神分析を受ける究極の目標は何か」と尋ねると，すかさず "To be a nice person." と答えられた。現在コロラド大学医学部精神科名誉教授で 300 以上の論文を出版している巨匠である以上に，まず素晴らしくいい人なのである。

　筆者はエムディ先生に会いに，1985 年にコロラド大学のスピッツ研究所を訪れたが，その時は不在で，共同研究者 Campos（キャンポス）教授に「視覚断崖 visual cliff」の実験室を案内してもらったことが懐かしい。この研究はエムディ先生の「情動的自己の発達」における「情緒的応答性」の機能を調べる研究の一つであった。1 歳にならない乳児が，母の内心の情動を見抜き，作り笑いの場合には，表情との本音のずれを察知し，決して断崖にわたされたガラス張りの廊下はわたらないのである。これは日本の育児不安のお母さんと子どものこじれた状態を理解する上でとても役立つとその時思った。エムディ先生はその時私あてに「ぜひ 1986 年のストックホルム大会にいらっしゃい」とのメッセージを残してくれていた。そして私は 1986 年に当時世界乳幼児精神医学会 WAIPAD と呼ばれた会に参加し，32 年経つ今もエムディ先生の指導を受け続けている。

より開かれた精神分析へ

　発達研究者としての視点と精神分析家としての視点から，エムディ先生は人の子がいつからどのように意識，自意識，自己感，人格の核などを形成するかを，系統的に研究し続けている。エムディ先生はスターンらとともに，エネルギッシュな旋風を全世界の精神心理の世界に巻き起こし，精神分析学理論を果敢に塗り替えていった。忘れもしない 1987 年，モントリオールで国際精神分析学会が開催された時のこと。日本からは小此木啓吾先生を団長とする精神分析学会員がグループで参加し，筆者と故丸田俊彦先生は同時通訳者の役割を与えられた。その折スターンは，乳幼児発達研究の実証データから，認知機能より情動機能が一義的であり，認知は情動状態の影響を受けることを発表し，世界から集まった精神分析家が呆然としたのを覚えている。この学会でエムディ先生は，この本にも訳出されている有名な「終わりある発達と終わりなき発達」の基調講演をして大旋風を巻き起こした。

　エムディ先生の瞳はいつも宇宙と未来に注がれている。筆者は初めてエムディ先生に会った時の印象と変わらぬものを，30 年経った今も感じる。エムディ先生は，乳幼児発達研究，乳幼児精神保健，児童精神医学と精神分析学を統合し，垣根を越えた連携による，オープンな学際的人間科学を発展させた先駆者である。また乳幼児期に安心して瞳を輝かせて生きることが，一人の人間の生涯の基盤にいかに大切か，それは人類の存続にも重要な「乳幼児の権利」であることを認めるよう世界に訴え，国連にも働きかけている。

　この「エムディ選集」の邦訳出版と時を同じくして，エムディ先生は北海道旭川で開催する第 21 回日本乳幼児精神保健学会 FOUR WINDS で，過去 57 年間の臨床と研究の結果，到達した新しいビジョンを講演される。30 年前にこの地でエムディ先生は，北海道大学の三宅和夫先生と，「愛着」の日米比較研究をされた。

　そして今，世界の臨床家と研究者との緊密なネットワークのもと，ボウルビーの愛着理論と土居健郎の「甘え」理論の理解を深め，人には乳幼児期から共生の原理としてのモラルの発達があることをつきとめている。モラルに

は①互恵性 Reciprocity，②共感 Empathy，③価値 Value の要素があり，頭文字をとり「REV 理論」として有名である。さらに今，心の関係性の解明には，遺伝－環境相互作用とエピジェネシスの細胞生物学的レベルの検討も絡んでいることが，明らかにされている。地球の生態系をこれ以上破壊せず，ものいえぬ乳幼児のいのちと幸せな発達を守るために，私たちが垣根を越えて連携し，共に育ちあうことが必要であると主張する。

発達的思考においては，乳幼児精神保健の領域における私たちの知識が，より詳細緻密になるにつれますます進歩し，発達の組織化された複雑性に対しての新たな質問が生まれ続ける。その結果，新たな地平が切り拓かれ，診断と治療にとり，深い意義をもつ研究成果がこれから生まれてくるであろう。

また，エムディ先生は精神分析の発達を促し，その最前線にいる臨床家・研究者であり，以下の認識を近年の精神分析にもたらしてきた。それは精神分析が二者関係心理学（転移，逆転移相互作用）であること，より広い範囲の無意識の精神機能（遂行機能，暗黙の了解の側面）を含むこと，そしてますます発達的なオリエンテーションをもつようになっていることである。つまり未来を志向し，かつ実証性のあるエビデンスに基づいた結末にいたる側面をもつことである。その中でも発達的なオリエンテーションについての現在の精神分析の最前線における課題は，早期のモラル発達であると述べている。

よりよい人間理解とこころの臨床に向けて

エムディ先生の REV 理論は，私たちをより深く広い人間理解に導いてくれる。関係性の関係性への響きあいを　私たちが頭ではなく体で理解することが，乳幼児精神保健の臨床の基礎となる。母子の愛着形成と世代間連鎖には，REV 理論の示すように，発達促進的な情緒とその正反対の葛藤的な情緒の両極性が内在する。胎児が胎内で新生児に発達する時に進化の系統発生をくりかえすように，乳幼児は鋭敏な間主観性を生まれながらにもち，母子の愛着形成も人知を超えた言葉ではないエネルギーに属し，常に明暗の極性をもつ。日本には内輪のもめごとや家での負のできごとを「恥」として隠し，

烙印を恐れて隠し，口を閉ざす傾向がある。乳幼児－親精神療法は，その語られない問題を明るみにだす窓口のような役割を果たしてくれる。ビデオで録画された症例を通じ，関係性の関係性への響きあいの世界を学ぶことができる。関係性に内在する時空間を越えた響き合いを理解することにより，子どもの発達に有害な負の世代間伝達を防いでいくことができるのである。

　本書の序文にあるように，エムディ先生の存在の中には，スピッツの教えが継承されている。スピッツは精神分析の基本に乳幼児期精神保健があることを明らかにした。スピッツの「依託抑うつ anaclitic depression」は，母親から切り離された乳児の，暗く沈んだ瞳によりわきあがる自分自身の感情を梃にして，客観的な生態行動学的観察力と自分の逆転移の融合により，ものいえぬ乳児の絶望と悲嘆を洞察したのである。精神分析的訓練を受けた臨床家と研究者であるスピッツと共に，エムディ先生の乳幼児期の発達研究は，人間学そのものとなった。今日の最先端の遺伝学におけるゲノム解析は，意外な事実を明らかにしている。遺伝子ではなくその周辺要素の環境が，疾患発生機序の謎をとくものであり，環境が遺伝子機能のオンとオフに大きく作用しているというのである。

　はてしなく続く関係性の時空間，エムディ先生はつねに次の言葉を繰り返している。

　魚は水の中に，水は魚の中に
　The fish is in the water and the water in the fish.

　この言葉はまるで禅問答のような謎めいた響きで筆者の腑に落ちた。人間としての私たちの存在も，その根底には宇宙の銀河系の太陽系の惑星の一つの地球におけるいのちの誕生とつながっている事実である。胎児は胎内で系統発生をくりかえす。いのちが太古の地球の海の中に，細胞として生まれてきて，悠久の宇宙空間で進化の道のりを進んでいる。何億もの細胞の集積体

である私たち人間は，あまたの生物と全く同様，祖先からのいのちを引き継ぎながら，宇宙の二度と戻ることのない時間を進んでいるのである。エムディ先生により人間の感情の世界がより深く豊かに解明され，多様化する地球の次世代の問題への解決に，もののあわれやこまやかな感性による共生の精神風土を培ってきた私たち日本人が，底力を発揮し根本から取り組む意欲を高めるものとなることを願う。

「開かれた世界で手をつなぎあって共に学んでいこう」，と私たちに呼びかけている。

2018年9月

渡邊久子

あとがき

　詳細は解題に譲りますが，ロバート・ニューカム・エムディは，コロラド大学精神科のレジデントの時に，ルネ・スピッツの薫陶を受け，その後，コロラド大学健康科学センター精神科の教授を勤めながら，「乳幼児発達心理学」，「乳幼児精神保健」の幅広い研究分野で活躍してきました。彼はスピッツの理論を受け継ぎながら，独自の「生物行動学的」視点と「精神分析学」を統合した新たな研究方法によって，「乳幼児精神保健」を国際的な学問分野に発展させることに大きく貢献してきました。彼はこの分野でのオルガナイザーであり，国際的にも高い知名度を誇っています。しかし，日本では「乳幼児精神保健」への関心があまり高くなく，彼の知名度も決して高くないのが現状です。実際，これまでにかれの理論をまとまった形で紹介している本はほとんど出版されておらず，一般の読者が彼の理論に接する機会はなかったと言えます。発展しつつある「乳幼児精神保健」の重要な論文が紹介されていない現状は，極めて不都合なことであり，なんとかこの状況を改善したいと考えておりました。

　そんな折，2008年パシフィコ横浜での世界乳幼児精神保健学会で，エムディ先生にお目にかかって翻訳の許可をいただきことができ，先生も日本での出版を大変喜んでおられました。早速翻訳のための読書会を設置して，続けてきましたがなかなか出版の目途がたたず，時間が過ぎて行きました。そのような中，金剛出版の編集者中村奈々さんに声をかけたところ，立石正信社長と相談の上，出版を快諾していただきました。後でお伺いしたところで

は立石社長がずっと前にエムディの翻訳を企画したことがあり，その時には実現せず，関心を持たれていたとのことでした。また，そのあとに出版が決まって間もない2018年1月に渡辺久子先生より，秋にエムディ先生が来日されるので，それに間に合わせてはどうかという一報が入りました。にわかに出版が早まり，間に合わせるために，渡辺久子先生にご無理を申し上げて解題とエムディ先生との翻訳をめぐる詰めの作業をお願いしました。

　こうして，慌しい中でなんとか出版原稿をまとめることができました。なお索引は東京サイコセラピーセンターの内藤桃子さんにお願いし，原稿の取りまとめは児玉教育研究所の北村洋子さんにお骨折りいただきました。出版にこぎつけられましたのもさまざまな方々の協力の賜物であります。中でも金剛出版の立石社長，編集者の中村奈々さん，いろいろと御助力をいただきました渡辺久子先生に深く感謝致します。なお，短時間で仕上げましたので，翻訳上の不備もあるかもしれません。そのような点がありましたら，ご指摘いただければ誠に幸甚に存じます。

2018年8月

高橋　豊
中久喜雅文

索　引

人名

アイゼンク　134
アレクサンダー　246
イザール　70
ヴィゴツキー　79, 109, 249, 259, 268
ウィニコット　62, 101, 131, 132, 248, 251, 258
ウォルフ　125, 281
ヴント　69, 169
エインズワース　81, 101, 257, 281
エリクソン　98, 150, 190, 215, 254, 304
小此木啓吾　14
カーンバーグ　103, 104, 106, 113, 146, 147, 222, 263
狩野力八郎　14
カント　25
キャノン　151
クライン　45, 79, 139
クリス　251
コフート　103, 106, 110, 112, 113, 131, 230, 246, 253, 254, 259, 263, 265
サンダー　26, 63, 94, 98, 106, 107, 190, 213, 246, 263
サンドラー　97, 104, 106, 107, 111, 147, 148, 221, 256, 258, 267
ジェイコブソン　95, 266, 269
シェイファー　95, 250, 251, 252
スターン　17, 21, 23, 24, 26, 80, 95, 99, 130, 218, 222, 223, 224, 231
スピッツ　3, 4, 5, 8, 13, 14, 18, 24, 95, 96, 97, 98, 125, 126, 150, 180, 182, 190, 209, 215, 248, 260, 295
スペンサー　69, 169
ダーウィン　26, 169, 217, 249, 279
土居健郎　7, 13, 14, 15, 37, 267
中久喜雅文　296
ハーロウ　143
パイン　104
パプセク　18, 20, 26, 249
バリント　109, 111, 264
ハルトマン　63, 73, 94, 95, 150, 215
ピアジェ　63, 80, 126, 139, 151, 152, 181, 182, 214
ビューラー　123
フェヒナー　150
フォナギー　17, 18, 19, 223, 226
フライバーグ　20, 62, 103, 109
ブラゼルトン　17, 20, 26, 81, 132, 210
ブルーナー　27, 75, 213, 250
フロイト　3, 4, 5, 6, 7, 51, 52, 53, 54, 55, 69, 71, 82, 93, 94, 95, 96, 98, 104, 108, 111, 112, 113, 114, 121, 122, 123, 132, 149, 150, 151, 169, 182, 204, 205, 215, 260, 271, 304, 305
ヘッブ　143
ベルタランフィ　63, 65
ペンフィールド　141
ボウルビィ　67, 99, 100, 101, 102
マーラー　70, 81, 104, 170, 184, 211, 213, 257
丸田俊彦　38
ミード　79
三宅和夫　14
メイン　30, 226
ラカン　103, 131, 265
ラパポート　150
レーワルド　106, 109, 110, 112, 150, 250, 260, 262, 263, 264, 265, 266, 268, 269
渡辺久子　14, 17, 18, 19, 296

あ

愛着対象　101
愛着パターン　102
愛着理論　99, 281
アイデンティティ　98
赤ちゃん部屋のお化け　20, 62, 103

足場づくり 259, 260
甘え 7, 16, 17, 19, 33, 37, 38, 39, 40, 41, 42, 43, 44, 45, 46, 47, 48, 111, 267, 303
安全基地 81, 102, 257
育児 13, 17, 18, 20, 21, 32, 256
意識 6, 7, 18, 24, 37, 38, 39, 40, 44, 56, 66, 67, 94, 98, 103, 106, 107, 111, 113, 144, 149, 165, 167, 168, 171, 186, 201, 204, 206, 212, 220, 221, 222, 223, 230, 231, 232, 233, 250, 254, 255, 256, 260, 261
依存 16, 17, 20, 24, 27, 37, 45, 46, 57, 61, 65, 70, 75, 136, 153, 168, 174, 209, 262, 271
一貫性 28, 41, 52, 61, 62, 69, 99, 101, 133, 140, 164, 168, 169, 170, 179, 191, 192, 215, 216, 217, 218, 219, 220, 223, 250
偽りの自己 102
遺伝可能性 134
遺伝子 55, 56, 58, 59, 105, 114, 208, 234
遺伝的影響 56, 57, 58, 59, 60, 65, 105
意味の共有 81, 99, 106, 130, 139
エントロピー 55, 149, 151, 154, 214
黄金律 26, 74, 135
オペラント行動 76
親-乳幼児関係 111, 248
オルガナイザー 150, 295

か

解釈 16, 56, 58, 133, 169, 172, 223, 229, 230, 235, 245, 246, 257, 260, 261, 266, 268, 269, 271
解放 108, 110, 121, 122, 124, 140, 149, 269
外発的微笑 126, 182
抱える環境 259
覚醒 65, 67, 72, 141, 166, 180, 181, 182, 207, 210
家族関係 132, 214
家族療法家 149
活性化 18, 19, 44, 53, 61, 65, 66, 69, 79, 109, 111, 124, 126, 129, 142, 145, 154, 169, 208, 221, 222, 224, 228, 229, 230, 245, 249, 263, 264, 265, 271
葛藤 19, 20, 42, 48, 72, 73, 75, 76, 78, 94, 96, 97, 107, 108, 137, 138, 147, 188, 205, 213, 227, 228, 231, 250, 252, 261, 265, 268, 269, 270
活動性 40, 41, 58, 63, 65, 66, 68, 80, 82, 97, 98, 99, 100, 105, 111, 152
眼球運動 64, 65, 125
関係性障害 286
間主観性 17, 20, 21, 75, 100, 130, 216
間主観的かかわりあい 99
間主観的自己 80
気質 47, 48, 58, 60, 61, 62, 104, 105, 133, 134, 140, 153, 172, 174, 175, 206, 212, 219, 285
基本的信頼感 256
脚本 78, 79, 121, 146, 147, 148, 149
強化 21, 24, 30, 63, 64, 65, 72, 100, 143, 145, 183, 271
共感 6, 13, 17, 25, 26, 27, 41, 42, 43, 44, 46, 47, 74, 75, 78, 103, 106, 109, 110, 111, 112, 136, 137, 138, 153, 164, 189, 190, 191, 192, 208, 212, 230, 231, 245, 246, 247, 248, 249, 250, 251, 252, 253, 254, 255, 256, 257, 261, 262, 263, 266, 268, 270, 271, 272, 303
共感的応答性 245, 272
共感的態度 251
恐怖 19, 134, 144, 148, 153, 163, 206, 207, 215, 233, 257, 269
共有体験 255, 261
禁止 27, 42, 44, 45, 73, 75, 76, 77, 78, 79, 97, 105, 137, 138, 139, 212, 257, 259, 262
苦痛 20, 26, 27, 42, 43, 47, 58, 68, 71, 72, 74, 101, 102, 103, 107, 108, 109, 124, 132, 136, 142, 146, 148, 167, 178, 179, 183, 184, 207, 208, 210, 212, 218
欠損 23, 30, 31, 59, 66, 107, 108, 153, 166, 270
牽引 109, 138, 249, 259, 260, 268
検閲 96

索　引　299

原型　37, 45, 138, 218, 223, 224
幻想　121, 251, 252
攻撃性　74, 104, 134, 154, 174, 178, 189
向社会的行動　47, 73, 74, 136, 189, 208
肯定感　254
肯定的情動　76, 78, 94, 130, 131, 133, 134, 137, 142, 148
行動遺伝学　56, 61, 62, 133, 304
行動システム　65, 166
行動的調節　129, 130, 131, 132, 133
個人差　39, 46, 47, 48, 51, 56, 57, 58, 59, 62, 65, 68, 81, 106, 130, 133, 140, 153, 189, 210, 226, 263, 281
個体化　165, 185, 265
個体発生　98
固着　15, 51, 113, 146
古典的精神分析　6
コンテイン　259

さ

罪悪感　97, 137, 163, 187, 188, 215, 233
再体制化　173, 266, 269
三者関係　261
自我　45, 51, 52, 73, 77, 79, 94, 95, 96, 97, 98, 109, 113, 139, 146, 150, 180, 204, 249, 260, 263, 264, 265, 266, 271
視覚的断崖　129, 257, 269
自我心理学　146
自己愛　80, 96, 103, 107, 113, 250, 267
自己愛性パーソナリティ障害　107
自己意識　98, 107, 186
自己心理学　131, 254, 262
自己表象　254, 283
思春期　31, 57, 150, 154
自尊心　94, 111, 130, 205
しつけ　178, 184, 284
実行的我々　265, 267
児童期　19, 22, 57, 58, 60, 61, 66, 171, 174, 186, 188, 209, 212, 222, 247
児童虐待　19, 101, 153
自発性　106, 109

社会性　58, 59, 107, 134, 183, 213
社会的参照　6, 27, 39, 44, 45, 71, 75, 78, 81, 106, 107, 109, 129, 130, 133, 137, 171, 184, 191, 212, 216, 218, 257, 262, 266, 269, 280
社会的相互作用　43, 45, 67, 72, 74, 75, 80, 126, 135, 167, 180
社会的適合　40, 42, 66, 67, 73, 80, 82, 105, 166
社会的微笑　125, 126, 127, 181, 182
就学前児　74, 173
修正感情体験　109, 246, 270
修正共感体験　246, 270
集団遺伝学　56, 58, 59, 105
情緒応答性　17, 19, 21, 70, 71, 72, 82, 100, 104, 107, 108, 109, 110, 111, 112, 114, 115, 131, 132, 133, 152, 153, 164, 170, 171, 216, 217, 218, 227, 228, 246, 247, 250, 257, 258, 262, 265, 266, 279, 280, 281, 282, 283, 284, 285, 286, 303
情緒信号　70, 71, 75, 81, 94, 129, 133, 164, 188, 209, 210, 211, 213, 215, 216, 280
情緒性　58, 133, 139, 219
情緒的コミュニケーション　7, 44, 127, 212, 217, 230
情緒的補給　185, 257
焦点化　73, 183
衝動　43, 122, 214
情動信号　100, 188, 189, 205, 209, 230, 233, 250, 251, 255, 259, 261
情動調律　43, 72, 75, 112, 130, 222, 231
情動的核　39, 41, 68, 70, 82, 105, 106, 107, 108, 164, 168, 171, 190, 191, 216, 217, 219, 220, 221, 224, 262
情動的自己　100, 107, 163, 164, 168, 171, 180, 186, 192, 303
情動モニタリング　41, 44, 68, 80, 82, 105, 152, 167
初期経験　19, 53, 55, 61, 106, 109, 153
自律性　16, 97, 98, 99, 165, 184, 187, 212, 228, 260

進化論 8, 52, 65, 105, 249
神経症 4, 5, 51, 54, 103, 107, 108, 114, 258, 264, 265
神経症的反復 51, 103, 114
睡眠 65, 67, 72, 126, 166, 182, 304
スキーマ 97, 170, 181, 221, 222, 223, 224, 225, 226, 227, 228, 229, 230, 231, 233, 253, 254
ストレス 19, 54, 78, 81, 133, 134, 153, 154, 189, 250, 286
ストレンジ・シチュエーション 101
成人愛着面接 282, 283, 286
成人期 165, 222, 247
精神障害 57, 59, 60, 61, 286
精神性的発達 98, 150
精神病理学 101, 103, 153, 263
生成的共感 250, 252
生物学的準備性 28, 40, 63, 69, 135, 217, 249
生物行動学 80, 100, 164, 180, 295
生理システム 127
世界乳幼児精神保健学会 7, 14, 30, 31, 295, 304
世代間伝達 20, 102, 103
接近行動 142
摂食障害 19
ZERO TO THREE 30, 31
宣言的知識 38, 268
早期介入 24, 28, 304
早期児童期 61, 66, 171, 212
相互依存 16, 17, 20, 24, 45, 46, 262
相互交換 67, 167
相互作用 13, 18, 20, 21, 24, 26, 28, 39, 40, 41, 43, 45, 47, 48, 60, 66, 67, 72, 74, 75, 80, 96, 98, 101, 105, 109, 110, 111, 114, 126, 135, 140, 149, 166, 167, 175, 179, 180, 189, 203, 204, 206, 207, 208, 211, 213, 218, 220, 222, 227, 233, 234, 252, 260, 263, 266, 281
相互作用ガイダンス 21
相互性 17, 37, 39, 42, 45, 46, 47, 48, 60, 74, 78, 106, 109, 112, 135, 138, 218, 248, 265, 266, 267, 271
喪失 4, 19

た

ターンテイキング 26, 135
退行 228, 248, 261, 265
対象関係 95, 99, 100, 146, 147, 205, 262, 264, 268
対象関係論 100, 146, 147, 262
対人関係 16, 99, 208, 222, 265
妥当性 23, 56, 102, 122, 283
探索行動 152, 251, 257, 270, 272
知性化 271
中枢神経システム 63, 68
中立性 112, 268
超自我 96, 97
調節 13, 16, 18, 20, 40, 41, 43, 44, 65, 66, 67, 68, 71, 72, 75, 76, 80, 82, 94, 95, 96, 97, 98, 99, 100, 105, 106, 110, 127, 129, 130, 131, 132, 133, 137, 150, 151, 152, 166, 167, 189, 191, 202, 205, 206, 207, 210, 213, 217, 250, 256, 257, 259, 261, 280, 286
調節障害 202, 280, 286
直面 26, 27, 43, 54, 78, 125, 136, 166, 190, 191, 234, 257, 265
治療行為 245, 259, 261, 262, 265, 270, 271
追跡調査 28
償い 136, 137
ディアトロフィック 112, 248, 249, 256
抵抗 79, 105, 106, 113, 122, 139, 225, 252, 265, 271
定式化 40, 61, 62, 73, 82, 94, 104, 114, 121, 140, 150, 220, 222, 227, 231, 245, 246, 252, 263, 264, 272
敵意 96, 107
適応 6, 8, 14, 15, 17, 25, 28, 40, 46, 51, 53, 54, 60, 63, 66, 68, 81, 82, 94, 99, 100, 102, 103, 106, 107, 108, 125, 127, 130, 132, 133, 134, 140, 141, 149, 153, 163,

索　引　301

166, 167, 175, 181, 185, 186, 205, 206, 207, 210, 221, 225, 229, 234, 235, 246, 262, 267, 279, 280, 281, 284, 286
結合性　16
転移　7, 111, 112, 113, 225, 227, 228, 230, 231, 235, 246, 249, 250, 252, 253, 255, 258, 262, 264, 265, 268, 269, 270
転機　53, 80, 98, 100, 164, 180, 181, 182, 183, 185, 189
同一化　78, 96, 97
動因　6, 63, 143, 145
動因低減　143
投影同一視　258, 262
闘技場　73, 75, 140
動機づけ　26, 27, 37, 38, 41, 42, 51, 52, 63, 64, 65, 67, 68, 70, 71, 73, 74, 77, 81, 82, 93, 97, 100, 101, 103, 104, 105, 106, 107, 109, 115, 121, 123, 132, 137, 140, 143, 144, 145, 146, 148, 149, 152, 206, 222, 246, 247, 262, 263, 265, 280
統合失調症　57, 58
洞察　6, 20, 114, 146, 151, 245, 260
道徳規範　26, 27, 43, 44, 72, 73, 75, 76, 138, 140, 189
道徳性発達　13, 14, 25, 26, 27, 28, 29, 32, 303
道徳的調節　44, 96, 97, 137
動物行動学　25, 140, 249
特定行為　76, 137, 145
共‐自我　77, 79, 97, 109, 113, 139
トラウマ　19, 51, 53, 95, 108, 146, 153, 172
取り入れ　96, 114, 262, 267, 270

な

内在化　16, 17, 26, 27, 28, 39, 40, 41, 42, 44, 45, 46, 61, 62, 69, 72, 73, 75, 77, 78, 79, 82, 96, 97, 98, 102, 103, 105, 106, 109, 135, 136, 137, 138, 140, 146, 154, 172, 188, 189, 204, 218, 220, 221, 222, 226, 247, 262, 264, 266, 267, 271
内的作業モデル　101

内発的動機づけ　63
内発的微笑　125, 126
泣き叫び　125, 127, 178
ナラティブ　27, 78, 138, 214, 286
二者関係　281
乳幼児精神医学　14, 21, 29, 30, 304
乳幼児精神保健　4, 5, 7, 8, 11, 13, 14, 17, 18, 19, 20, 21, 22, 23, 25, 27, 28, 29, 30, 31, 32, 295, 303, 304
認知的同化　27, 41, 43, 127, 152, 214
ネグレクト　23, 31
ネゲントロピー　55, 121, 149, 150, 151, 214, 215

は

恥　44, 58, 60, 76, 137, 138, 163, 187, 188, 189, 213, 215, 233
パーソナリティ障害　107
罰　96, 144, 189
発達心理学　23, 80, 114, 249, 295
発達精神病理学　153
発達生物学　52, 55, 82, 93, 149, 304
発達的共感　249
発達的調節　68
母親の敏感性　281, 283, 285
母親表象　285
母子分離　142
ピーク　146, 147
非意識　7, 24, 38, 39, 221, 223, 254, 255, 261
ひきこもり　19, 20, 132
非言語的なコミュニケーション　24
微笑　4, 33, 68, 78, 124, 125, 126, 127, 131, 135, 137, 141, 167, 175, 179, 181, 182, 183, 184, 187, 210, 211
否定的情緒　7, 71, 72, 78, 127, 128, 129, 130, 131, 132, 133, 134, 136, 137, 140, 141, 145, 146, 154, 215
否定的情動　131, 134, 142
一人の赤ん坊などは存在しない　62
否認　101, 102

表現型 59
表象 20, 38, 66, 76, 100, 101, 109, 146, 147, 148, 149, 164, 165, 166, 167, 169, 172, 187, 191, 218, 220, 221, 222, 223, 224, 227, 233, 247, 254, 261, 283, 285, 286
敏感期 61
不安障害 57
ファンタジー 255, 256
フィードバック 100, 127, 151, 185, 186, 206, 207, 214, 232
不快-快原則 122, 149
不確実性 44, 55, 71, 76, 108, 129, 184, 186, 234, 235, 257, 267, 280
複雑性 53, 55, 60, 63, 98, 149, 150, 151, 165
不適応 54, 102, 103, 107, 235
分化 43, 98, 99, 129, 150, 190, 191, 204, 252, 268
分裂 263, 269
防衛的排除 103
報酬 13, 18, 19, 100, 140, 143, 144, 145, 183, 185
報酬中枢 144
保護 23, 56, 94, 96, 102, 185, 251, 284, 304
誇り 44, 76, 132, 135, 136, 137, 138, 139, 189
ホメオスタシス 143, 144, 150, 151

ま
マイクロ分析 67
未熟児 125
ミラリング 103, 131, 223, 259, 265, 269
無意識 7, 18, 67, 94, 103, 111, 149, 167, 204, 220, 221, 230, 231, 254, 255, 256
メタサイコロジー 55, 93, 122, 147, 150
目的論的観点 126
物語軸 138
模倣 17, 24, 66, 67, 78, 184

や
誘因的動機づけ 145, 152

ユーモア 4, 132, 252
良い母親 252
養育行動 40, 67, 167
養育者 4, 19, 21, 24, 26, 27, 41, 43, 44, 45, 48, 60, 61, 62, 68, 70, 72, 73, 75, 76, 77, 81, 82, 97, 98, 99, 100, 101, 104, 105, 106, 109, 110, 111, 124, 127, 130, 131, 132, 135, 136, 137, 139, 140, 146, 147, 152, 153, 164, 170, 175, 179, 182, 184, 185, 210, 211, 212, 217, 218, 221, 222, 226, 227, 246, 247, 248, 250, 260, 262, 263, 266, 280, 281, 282, 284
養育障害 107
幼少期 51, 57, 96, 105, 166, 167, 174, 186, 204, 248, 254, 259, 261, 268, 270
幼稚園児 137, 138
抑うつ 4, 5, 94, 142, 163, 188, 202, 205, 215
よちよち歩きの幼児 26, 27, 42, 45, 73, 74, 98, 131, 132, 133, 136, 137, 185, 187, 208, 212, 213, 218
欲求不満 95, 101, 146, 153, 205, 213, 216

ら
ライフサイクル 98
リスク 22, 23, 28, 81, 114, 130, 282, 285, 286
理想化 102, 271
リビドー 104, 146, 150
良心 96, 97
ルール 24, 27, 42, 43, 46, 73, 74, 75, 76, 77, 78, 79, 96, 106, 109, 135, 138, 171, 245, 262
恋愛 62
連続性 53, 55, 59, 60, 61, 62, 69, 70, 72, 82, 93, 101, 102, 104, 105, 106, 107, 114, 140, 163, 164, 165, 168, 169, 170, 171, 172, 173, 174, 175, 179, 180, 186, 187, 188, 190, 203, 209, 216, 218, 219, 225, 229, 230, 246, 253, 254, 269, 303

論文名一覧

① Potentials for Infant Mental Health: Congress Themes and Moral Development（2011）
「乳幼児精神保健に潜在する力—〜学会のテーマと道徳性発達—」
若山須賀子

② Amae, Intimacy, and the Early Moral Self（2006）
「甘え，親密性，および早期の道徳的自己」
坂倉 涼

③ Development terminable and interminable. I. Innate and motivational factors from infancy（1988）
「終わりある発達と終わりなき発達Ⅰ—乳幼児期からの生得的動づけ的要因—」
高橋 豊

④ Development terminable and interminable II. Recent psychoanalytic theory and therapeutic considerations（1988）
「終わりある発達と終わりなき発達Ⅱ—最近の精神分析的理論と治療的考察—」
高橋 豊

⑤ Positive emotions for psychoanalytic theory: Surprises from infancy research and new directions（1991）
「精神分析理論のための肯定的情緒—乳幼児研究からの驚くべき事実と新たな方向性—」
高橋 豊

⑥ The Affective Self: Continuities and Transformations from Infancy（1985）
「情動的自己　乳幼児期からの連続性と変容」
渡邉直樹

⑦ Moving Ahead: Integrating influences of Affective Processes for Development and for Psychoanalysis（1999）
「前進へ向けて—発達と精神分析に対する情動過程の統合的影響—」
生地 新

⑧ Mobilizing Fundamental Mode of Development Empathic Availability and Therapeutic Action（1990）
「発達の基本的様式の動員—共感的な応答性と治療的行為—」
諏訪絵里子

⑨ Next Steps in Emotional Availability Research（2000）
「情緒応答性の研究における次のステップ」
若山須賀子

■著者略歴
ロバート・エムディ博士　Robert N. Emde
　現在コロラド大学医学部精神科名誉教授。以下の分野で 300 以上の論文を出版：早期の社会的情緒的発達、睡眠研究、乳幼児精神保健、診断分類、早期のモラル発達、乳幼児期の早期介入評価、精神分析、行動遺伝学、研究指導法。ダートマス大学卒業後，コロンビア医科大学を卒業（M.D.1960）し、コロラド大学医学部で精神科と精神分析研修を終了した。その後同大学で教鞭をとる。4 カ所の国際多職種研究組織の長を務め、3 か所の学術雑誌編集長、副編集長を歴任した。人生早期の発達研究プログラムについて、大勢の研究者や NIH 常勤科学者を指導し、膨大な博士号取得者と科学賞受賞者を輩出し、そのほとんどは現在大学の要職で活躍している。米国外では世界 23 カ国で講演し、世界乳幼児精神保健学会賞、米国精神分析学会賞、米国精神分析学会賞、コロラド州精神医学協会賞、コロラド州乳幼児精神保健学会賞を受賞。また世界乳幼児精神保健学会名誉会長、フランクフルトのジグムント・フロイト研究所名誉会員、およびエリクソン研究所より人文名誉博士号を授与された。
　定年後は悠々自適の生活を送りつつ、執筆、講演を行い、諸学会理事会顧問を務め、コロラド公衆衛生院アメリカンインディアン・アラスカ土着民族センターで、早期幼児期介入プロジェクトを指導する。また発達生物学、乳幼児精神保健、精神分析の研究者の指導も行う。現在は国際精神分析協会リサーチ訓練プログラム部の副部長を務める。

■監訳者略歴
中久喜　雅文
　1930 年生まれ。東京大学医学部卒。医学博士。精神科専門医指導医。コロラド大学精神科レジデント終了，東京大学医学部講師，東大病院精神科病棟医長，コロラド大学精神科臨床助教授，聖マリアンナ医科大学客員教授を経て，現在東京サイコセラピーセンター所長。

高橋　豊
　1948 年生まれ。日本大学文理学部心理学科卒業。日本大学大学院博士前期課程修了，人間科学修士。臨床心理士。精神保健福祉士。中央大学法学部兼任講師，更正保護法人飛鳥病院心理室長を経て，現在児玉教育研究所所長。

生地　新
　1981 年山形大学医学部卒業。1986 年山形大学大学院医学研究科博士課程修了。 山形大学医学部附属病院講師，日本女子大学人間社会学科助教授，北里大学大学院医療系研究科教授を経て，2014 年 4 月より北里大学附属臨床心理相談センター長（兼任）。精神科専門医指導医，日本精神分析学会認定精神療法医スーパーバイザー，日本児童青年期精神医学会認定医。

渡邊　久子
　慶應義塾大学医学部卒業。専門は小児精神医学，精神分析学，乳幼児精神医学。現職は，慶應義塾大学医学部小児科学教室専任講師，渡邊醫院 Watanabe Clinic，世界乳幼児精神保健学会副会長（アジア地区担当），児童青年精神医学心理ジャーナル編集顧問。

■訳者略歴

坂倉　涼
　1979年生まれ。慶應義塾大学文学部哲学科卒業。千葉大学大学院人文公共学府博士後期課程修了。博士（文学）。現在，文教大学非常勤講師。

諏訪　絵里子
　1978年生まれ。アンナ・フロイトセンター　MScPsychoanalytic Developmental Psychology 修了。ローハンプトン大学　The British Association of Play Therapists プレイセラピスト認定過程修了。大阪大学大学院　連合小児発達学研究科修了。博士（小児発達学）。臨床心理士。現在,大阪大学キャンパスライフ健康支援センター　特任講師。

若山　須賀子
　1961年生まれ。日本女子大学文学部国文学科卒業。駒沢女子大学大学院人文科学研究科臨床心理学専攻修士課程修了。臨床心理士。精神保健福祉士。現在，児玉教育研究所　心理療法センター主任研究員。

渡邉　直樹
　1943年生まれ。ハイデルベルグ大学社会学専攻マギスター（修士）取得。弘前大学医学部卒。医学博士。臨床心理士。聖マリアンナ医科大学精神療法センター勤務，同大精神科客員教授。青森県立精神保健センター所長。2008年関西国際大学人間科学部人間心理学科教授。現在，メンタルホスピタルかまくら山　名誉院長。

精神分析と乳幼児精神保健のフロンティア

2018年10月10日　印刷
2018年10月20日　発行

著　者　ロバート・エムディ
監訳者　中久喜雅文・高橋豊・生地新
発行者　立石正信

印刷・製本　太平印刷社
装丁　岩瀬聡

株式会社　金剛出版
〒112-0005　東京都文京区水道1-5-16
電話 03（3815）6661（代）
FAX03（3818）6848

ISBN978-4-7724-1655-9　C3011　　Printed in Japan ©2018